编委会

主　编：冯亚宏　代　波
主　审：王淑斌
副主编：杜翠忠　张真瑜
编　委：高迎春　马晓玲　毛建玲
　　　　张艳春　张晓静　吴晓婷
　　　　王　昭　韩　兴

王淑斌临证经验
及医案荟萃

冯亚宏　代　波●主编

黄河出版传媒集团
阳光出版社

图书在版编目（CIP）数据

王淑斌临证经验及医案荟萃 / 冯亚宏, 代波主编
. -- 银川 : 阳光出版社, 2019.11
ISBN 978-7-5525-5143-3

Ⅰ.①王… Ⅱ.①冯… ②代… Ⅲ.①中医妇产科学
－中医临床－经验－中国－现代②中医妇产科学－医案－
汇编 Ⅳ.①R271

中国版本图书馆CIP数据核字(2019)第265872号

王淑斌临证经验及医案荟萃　　　　冯亚宏　代　波　主编

责任编辑　李少敏
装帧设计　赵　倩
责任印制　岳建宁

 黄河出版传媒集团 阳 光 出 版 社 出版发行

出 版 人　薛文斌
地　　址　宁夏银川市北京东路139号出版大厦（750001）
网　　址　http://www.ygchbs.com
网上书店　http://shop129132959.taobao.com
电子信箱　yangguangchubanshe@163.com
邮购电话　0951-5014139
经　　销　全国新华书店
印刷装订　宁夏银报智能印刷科技有限公司
印刷委托书号　（宁）0015745

开　　本　880mm×1230mm　1/32
印　　张　9
字　　数　210千字
版　　次　2019年11月第1版
印　　次　2019年12月第1次印刷
书　　号　ISBN 978-7-5525-5143-3
定　　价　36.00元

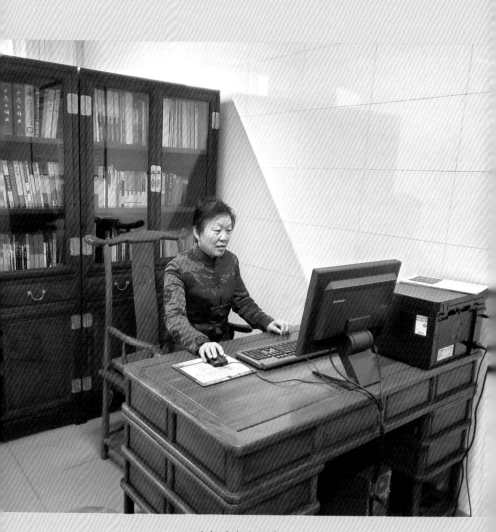

王淑斌主任医师

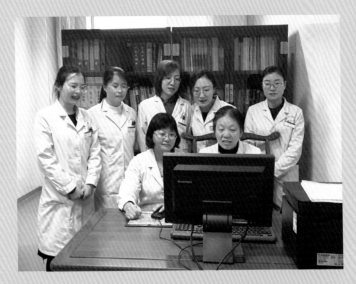

王淑斌主任医师带领科室医师讨论病案

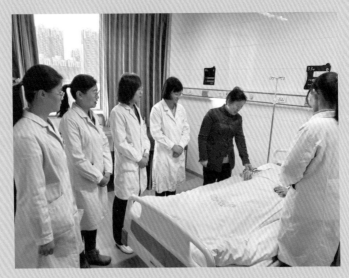

王淑斌主任医师带领科室医师查房

前　言

中医的理论体系大都是在总结前人经验的基础上形成的，而如今在学习中最缺乏的就是临床经验以及上一辈的指导和答疑，致使学习完全理论化，太过抽象而不能结合实际让理论知识更加扎实。中医学之精髓，不仅在于理论体系的完善，更在于临床治病的独特疗效。历代医家在长期的实践中积累了丰富的临床经验，同时总结升华了中医学理论，这些理论又反过来指导临床实践。这种相互促进使得中医理论和临床水平有了很大的提高。

为了继承和发扬祖国医学遗产，总结交流学术经验，促进宁夏中医药学术水平的提高，2015年3月9日至5月8日王淑斌主任医师和李培润主任医师作为第三批全国中医临床优秀人才进京跟师，在这两个月中，跟随孙光荣、危北海、张炳厚、李乾构、张松柏老师学习，被各位老师精益求精的态度所感动，各位老师处方用药辨证准确、灵活变通，让跟师者获益匪浅。

本书分为跟师体会、临证经验及医案两部分，并附部分公开发表的论文。

　　编写本书，只是想将王淑斌主任医师 30 多年来的临床治愈病例及临床经验与医学同道进行交流、分享，希望对大家有所裨益。由于编写时间仓促，加之编写水平有限，难免有欠妥和错误之处，恳请读者批评指正。

代　序

大医精诚　大爱无疆
——王淑斌主任医师先进事迹

语云："大象无形、大音稀声、大医精诚、大爱无疆。"医者，驱患除痛，解万民于水火也。宁夏中医医院暨中医研究院中医妇科主任医师王淑斌正是用自己三十多年如一日的行动来阐释大医精诚，用对患者无微不至的仁者之心来描绘大爱无疆。

王淑斌，女，1964年11月出生，农工民主党党员。1988年7月毕业于上海中医药大学。毕业后分配到宁夏中医医院，从事妇产科临床工作至今。1988年至1996年，师承于全国著名中医妇科专家侯玲玲。1997年7月至2000年7月拜第二批全国名老中医贾占清为师，是贾占清主任医师的学术经验继承出师弟子。第三批全国中医临床优秀人才，第二届凤城名医。任中国中西医结合学会第七、八届妇产科专业委员会委员，宁夏中医药学会常务理事，宁夏中医妇科专业委员会副主任委员，宁夏不孕不育专业委员会副主任委员，中医膏方专业委员会委员。

大医之梦　皆从幼年

并非出自"中医世家"的王淑斌，从小就有一个从医的梦想，而这个梦想源自身边的亲人。"小时候，爷爷奶奶非常疼爱我，但他们的身子骨不好，经常生病。我那时候就感觉医生很神圣，他们妙手回春，关心患者疾苦。"这些感受在王淑斌的心里深深扎下了根。于是，她从小便暗下决心：要成为心存仁爱的优秀医生，让亲人不再饱受病痛之苦。

然而，在实现梦想的道路上，并非每个人都愿意为之付出努力，于是梦想常成为幻想。王淑斌则不同，在实现梦想的路途中，她是一个名副其实的实践者。在梦想的支撑下，王淑斌坚持不懈，刻苦读书，于1983年如愿考入上海中医药大学，成为村里第一个走出去的大学生。

"本想靠自己所学治好爷爷奶奶的病。可没想到大学期间他们相继病逝。"王淑斌说。没有将自己的医技用在亲人身上，她感到有些遗憾，但正是因为经历过亲人患病的痛楚，才更加坚定了她行医为人的梦想和决心。

1988年，王淑斌以优秀毕业生的身份分配到宁夏中医研究院妇产科工作。刚刚接触医院临床工作，脑海中还是一片茫然，面对患者不知所措，遣方用药无从下手。那时幸遇妇科名医侯玲玲，侯老师见她心地善良、勤奋好学，且胸怀大志，于是将自己毕生经验毫无保留地传授给了她。王淑斌适时抓住机遇，不断刻苦学习，认真总结，在短时间内积累了不少妇科诊疗经验，通过多年的跟师学习，将侯老师的经验和学术思想传承下来，为自己以后治病救人打下了坚实的基础。

情系患者 大爱无疆

在三十余载的从医生涯中，她勤勤恳恳，淡泊名利，甘于奉献，励精图治。工作中，她精医术、熟医技，存仁心、施仁爱，运用中西医结合的方法在不孕不育诊治上摸索出了一套别具特色的诊疗方法。多年来，她以精湛的医术使无数不育不孕家庭收获了福音，享受到了天伦之乐。因此，她一直被区内外患者及其家属美誉为"送子观音"。

家住彭阳县红河乡的虎某，结婚八年不育不孕，在当地看过西医，也看过中医，住过医院，也用过不少偏方。吃过的中药用他们的话说可以装几麻袋，可就是怀不上孩子。婆婆见抱孙子无望，常明里暗里要他们离婚。可是他们夫妻关系甚好，共同承受着来自多方压力而没有离弃对方。后来经多方打听，听说自治区中医研究院的王淑斌能治不孕不育症，2017 年 2 月刚过完春节，他们抱着最后一线希望找到王主任，哭诉他们多年来艰辛的求子之路。王主任耐心地听着他们的诉说，一页页地看完他们多年来的检查单，经过认真的分析，认为一方面女方身体确实有问题，另一方面还是压力太大所致。考虑到患者家比较远，来去看病调方不方便，再则住在原来的环境里患者压力较大，所以建议他们来银川一边打工一边看病，这样两不耽误。他们听了王主任的话，一边打工一边治病。经过三个月的精心调治和耐心开导，虎某终于如愿以偿地怀孕了，当她看到检验单时激动得热泪盈眶，紧紧握着王主任的手说：我终于怀孕了，你是我的救命恩人。

无私奉献　不计得失

三十多年如一日，辛勤地耕耘在医疗服务第一线，王主任年门诊量达上万人次，因此很少有完整的节假日，用同事们的话来说就是"从来没休过安静的节假日"。在诊治抢救患者的过程中，一两顿饭顾不得吃是常有的事。可是不管有多苦多累，她都坚持每天下班之前详细查看每一位患者的情况，掌握患者病情的变化，以便更好地进行治疗。在工作中她具有强烈的服务意识，不分上下班、节假日，以高度负责的态度，一丝不苟地做好每一件事情。她积极参加院内外的下乡义诊及对口帮扶活动，送医送药到偏远地区为当地患者诊疗。平日里由于门诊就诊人数较多，患者很多都是远道而来，为了确保每个前来就诊的患者都能看到病从而及早解除痛苦，她经常加班加点，常常忘记了用餐时间，忘记家中也还有患病的家人等待照顾，从来不计较个人得失。她始终坚持全方位为广大群众提供医疗、保健和健康教育优质服务，始终坚持"以人为本，在乎所托，精益求精，追求卓越"的理念，以"诚心、细心、耐心和关心"赢得患者的"信心、放心和安心"。

终劳成疾　无怨无悔

王主任说，这么多年来，她跟患者的目标、压力是一样的。患者因为不孕，迫切希望生儿育女的心情，尤其是女性，因为不能生育在家庭中备受冷落，她都感同身受。作为一名不孕治疗专家，她唯一的目标就是帮助患者成功受孕。而患者迫切希望生育的念头毫无疑问转换成压力落在了她的身上。白天上门诊要全身心地投入到患者身上，下班回到家她还要翻阅大量医学书籍不断充实自己，使自己不断掌握新知识、新疗法、新思路，在医学的道路上不断创新和提高，不断满足不同患者的需要。所以，她的神经每天都绷得紧紧的，数十年来因饮食无常、艰辛劳作、压力过大，她积劳成疾，先后罹患高血压、冠心病、糖尿病、颈肩综合征等顽疾。但她为了工作很少顾及自己的病痛，很少离岗请假治病。她常说："我不能离岗，我要是不在，我的那些患者怎么办呢？我怎么能让那些期盼的眼神失望呢？"

精诚所至　大医所成

从医三十多年来，王主任坚持行医遵医德、做人守人格，以传承大医精诚、严谨仁爱之风骨赤诚济世，用爱岗敬业的实际行动为实现自己心中的梦想不断前行。多年来经过不断的艰辛努力，她赢得了领导、同事和患者的一致好评。1997—2018年她多次被评为院先进工作者，2006年当选为院内巾帼建功先进个人，2010年2月被评为全区维护妇女儿童权益先进个人，2012年3月被自治区卫生厅评为巾帼建功先进个人，2013年3月荣获自治区三八红旗手荣誉称号，2016年完成第三批全国优秀中医临床人才研修项目，2018年1月被评为银川市第二届凤城名医。

荣誉、成绩属于过去，在以后的工作中，她将继续秉承团结向上的拼搏精神、忠于职守的敬业精神，全心全意为广大患者服务。

目 录

第一部分　跟师体会

一、策论

1.冲任之本在于肾

该观点源于《素问》。《素问·上古天真论》云："女子七岁，肾气盛，齿更发长；二七而天癸至，任脉通，太冲脉盛，月事以时下，故有子……七七，任脉虚，太冲脉衰少，天癸竭，地道不通，故形坏而无子也。"这从生理上阐明了肾气的盛衰是决定冲任盛衰的关键。明朝钱国宾在《备急良方》中指出："经本于肾，旺于冲任二脉。"王冰亦曰："肾气全盛，冲任流通，经血渐盈，应时而下。"

2.冲任与肾的关系

肾为先天之本、元气之根，主藏精气，为人体生殖发育之源。精能生血，血能化精，精血同源而互相资生，是月经的物质基础。肾又为封藏之本、一身阴阳气血之所系，肾气的强弱除了与冲任的通盛有关外，还影响到冲任的固藏功能。因冲任二脉皆起于胞中，而胞脉系于肾，胞宫的藏泄作用与肾密切相关。故医家傅青主认为"经水出诸肾"。冲脉是足少阴肾经的大络，在腹部和胃经相并，挟脐旁而上。而且冲脉没有自己的穴位，大部分的穴位依附于肾经。

妇女最主要的生理、病理特点是月经和妊娠，而与之关系最密切的是肾气、天癸、冲任。女子以血为本，月经乃以血为用，若任脉通畅，冲脉充盛，月经便可以时而下。女子到了14岁左右，肾气始盛，天癸至，使之聚脏腑之血而充于冲脉，为月经之源流。《景岳全书·妇人规》中说："经本阴血，何脏无之？惟脏腑之血，皆归冲脉，而冲为五脏六腑之血海，故经言太冲脉盛，则月事以时下，此可见冲脉为月经之本也。"月经之产生始于肾气盛。肾所藏先天之精和后天之精充足，则血海满盈，冲脉盈、泻有时，月经定期而至。冲脉既受先天肾气的支持，又靠后天水谷精气的滋养，先后天之精气皆汇于冲脉，对维持妇女特殊生理起着重要的作用。冲脉和任脉同起于胞中。冲脉能调节十二经脉的气血，有"冲为血海"之称。任脉与妊娠有关，故称"任主胞胎"。因此，人体气血通过冲任二脉的调节，注入子宫，平时可发生月经，孕时则养育胎儿。

3. 冲任受损是妇科病的主要发病机理

历代中医名著已阐明了妇科病的病机，认为其多责于冲任受损。清朝徐灵胎在《医学源流论》中曰："冲任脉，皆起于胞中……为经脉之海，此皆由之所以生，而胎之所由系，明于冲任之故，则本原明悉；而后其所生之病，千条万绪，可以知其所从起。"《临证指南医案》说："产后淋滞，都是冲任奇脉内怯，最有崩漏劳损淹缠之虑。"《医学衷中参西录》说："血瘀冲任则可闭经。"《胎产心法》说："产妇冲任血旺，脾胃气壮则乳足。"《圣济总录》说："冲任不能循流，血气蕴积，冷热相搏，故成带下也。"《傅青主女科》说："血海太热则血崩，寒湿搏结冲任则病痛经。"《妇人良方》云："妇人月水不利者，由劳伤气血，体虚而风冷客于胞内，伤于冲任之脉故也。"又云："妇人病有三十六种，皆由冲任劳损而致。"这充分阐明了妇科病的发病机理是冲任虚损，但其病因复杂多端，有肾气虚弱，先天不足；有后天房事不节，劳伤肾精；

有脾胃虚弱，化源不足；还有肝气郁结、气滞血瘀以及手术创伤等。

4. 冲任二脉与妇科疾病

冲任二脉间的功能不是孤立的，必须相互依存、相互协调、相互统一，如有一方偏盛偏衰，就是冲任失调。临床表现如下：肾失封藏，冲任失养，导致不孕症、胎漏、胎动不安、月经过少、月经过多、痛经、崩漏等；冲任虚损，阴血不能内守，导致崩漏下血、月经过多、淋漓不尽；冲任二脉血寒可见月经过少、痛经、月经后期、闭经、不孕、产后腹痛等；冲任二脉血热可见月经先期、月经过多、经期延长、崩漏、经行吐衄、经行风疹、经断复来、产后发热、带下病、不孕等；冲任瘀阻可见月经先期、月经后期、痛经、崩漏、闭经、癥瘕、恶露不尽等；冲任痰湿凝结可见痛经、带下、崩漏、癥瘕等；冲任不固可见月经先期、月经过多、崩漏、胎漏、胎动不安、恶露不尽、带下等。妇科疾病的产生与冲任二脉功能的失调有密切关系，大凡冲任之为病，不外乎两个方面，一是脏腑、气血和其他经络的病变，影响冲任的机能；二是各种致病因素（三因）直接损伤冲任。

经间期出血也是妇科常见病之一，但由于历史条件所限，本病在古代医籍中未有专论，而是散见于月经先期、月经量少、经漏、赤白带下等有关论述中。随着中医学的发展，经间期出血作为一个独立的病症逐渐被认识，从上述病症中分离出来。经间期出血的发病原因，通常认为是肝肾阴虚，精亏火旺；湿热蕴结，损伤冲任；瘀血阻滞，损伤胞络。但笔者认为本病发生的根本原因是肾阴亏虚。因本病发生在月经中间期氤氲之时（即排卵期），此期是阳生阴长、阳气发动之时，若肾阴亏虚，阴不制阳，阴阳失衡，阳气内动，虚火损伤冲任，则出现经间期出血。故肾阴虚、水亏火旺、损伤冲任是本病的主要发病机理，治疗应以滋阴补肾为主，壮水以制火，阴平阳秘，病自消矣。临床上王主任用两地汤加减治疗该病。

两地汤出自《傅青主女科》，原用于治疗月经先期。方中生地黄滋阴清热，玄参、麦冬滋阴壮水，白芍、阿胶养血柔阴，本方只专补水，重在壮水制火。傅青主曰："水既足而火自消矣，亦既济之道也。"再加女贞子、旱莲草滋阴补肾，生地榆滋阴凉血，荆芥穗炭清血中之热以止血。全方不在止血，而重在滋阴，水盛而火自灭，阴生而阳自秘，则出血自止。

本病的治疗还应掌握有效的用药时间。根据本病的特点及发病原因，一般在月经周期的第7天开始用药较为合适。因此时为月经期后，阴血较虚，根据月经周期的阴阳消长规律，正是阴长时期，此时期给予滋阴壮水之品，有助于阴长，使肾阴充盛，至排卵期阳气内动之时，则能保持阴阳平衡，水盛火自平，从而达到治疗目的。

根据上面所述，可以看出：凡是由于脏腑等病变影响冲任的，可以依照它所表现出的症状进行诊断。例如胎漏、胎动不安，前期有腰酸、小便清长等征象时，属于肾虚的类型；如果后来阴道流血显著，则属于冲任固摄无权的类型。凡是由于三因直接影响冲任的，例如经期同房引起的崩漏，人流或者诊刮后引起的小腹疼痛和阴道少量流血等，都属于冲任损伤或虚弱的类型。月经不调与肾、冲任二脉关系甚为密切，三者共同保证月经、生育、胎产的正常。肾精充沛，冲任脉盛，则月经、生育正常；肾精亏损，冲任脉虚，则月经不调，甚则不孕。

冲任二脉属于奇经八脉，有关冲任二脉对女性的重要性，早在《素问·骨空论》中即有论述，如"任脉为病，男子内结七疝，女子带下瘕聚"。用"女子带下瘕聚"来概括妇科疾病，包括带下、少腹肿块、月经不调、经闭、崩漏、流产、不孕、乳少等；"男子内结七疝"可见阴囊疝气，睾丸上缩入腹，阴缩或睾丸坠胀疼痛，或阳痿、阴囊湿疹、潮湿，阴部发痒疼痛，阴囊肿块，或小便挟精，淋漓不畅等。上述病症都与冲任二脉有关。

妇科病是比较复杂的，病情常虚实杂见，除肾以外，与肝、脾、心、肺也有一定的联系。妇科病一般是虚者多而实者少，尤以肾脾两虚者为常见。因为人体功能的物质基础来源于肾、脾（肾为先天之本，脾为后天之本），但机体功能的维持和调节是肝起着枢纽作用。月经的周期性来潮，经血的基本恒定，都靠肝的疏泄和藏血功能来调节。气血通过经络方能作用于子宫，其中冲任二脉尤为重要。妇女宫腔内放置节育环而导致月经淋漓不净者称"环漏"，它影响着妇女的工作和身心健康。在此情况下，西医只能取环、诊刮，再一次使妇女饱尝痛苦；中医则根据临床症状辨证分型论治，往往收到良好效果。

妇女以血为本，月经以血为用，月经的主要成分是血。妇女宫腔内放置节育环直接损伤冲任二脉（冲任二脉皆起于胞中），冲任不固导致气血失调，人体阴阳失衡，阴虚则生内热，热迫血液妄行而导致环漏。贾占清主任医师用两地汤加减重在滋肾水，水足而火自平，阴生而阳自秘，则月经正常，环漏自愈。用中医药治疗此病不但可使周期、经期正常，而且可以提高人体的抵抗力，充分体现了中医辨证施治的整体观。

贾主任"女子主血""女子以肝为先天""女子以冲任为本"等说法，都是相对而言，从不同角度强调某一方面的重要性，而肾为五脏之本，"五脏之伤，穷必及肾，此源流之必然，即治疗之要着"，故滋肾温肾法为妇科所常用。"冲任之本在于肾"也就成了妇科诊治的要领。

随着男性病学的兴起，患者对自身疾病的认识有所提高。中西医结合的研究表明，睾丸是产生精子和分泌男性激素的生殖腺，冲任二脉起始于男子睾丸，从生理病理、病因病机以及临床症状都可以看出，调和冲任在男性病的治疗中具有重要地位。

《素问·上古天真论》曰："任脉通，太冲脉盛，月事以时下。"冲任二脉起于胞中，冲主血脉，任主胞胎，冲为血海，隶属阳明，胞脉系于肾，冲任与肝肾关系甚为密切。肾为水火之脏，人身之真阴真阳积聚于内，如果肾阳不足，则下焦之肝脉也因之而寒，寒气凝滞于肝脉，胞宫即失去气血的温煦和濡养，故不能有子，这种无子，冲任不足是标，肾气虚寒是本。临床上可见月经过少、月经后期、闭经、月经先后不定期以及不孕症等。

冲脉为血海，广聚脏腑之血，使子宫满盈；任脉为阴脉之海，使所司精、血、津液充沛。任脉通、冲脉盛，月事以时下，若任脉虚、冲脉衰，则经断而无子，故冲任二脉直接关系月经的潮止。然而冲任的通盛以肾气盛为前提，故冲任之本在于肾。

二、跟师体会

中医临床学习是理论与实践相结合的过程，如何把自己所学的理论知识运用到临床实践中并很好地掌握，是每个进入临床阶段的学生所期盼达到的。但是学生进入临床后会发现临床学习与理论学习有很大的差别，一时很难掌握，总有每天看病抄方匆匆忙忙但收获甚微的感觉。以下是王主任跟师过程中的经验总结。

1. 要注意培养动手能力

中医的动手能力，即望、闻、问、切四诊的锻炼。中医的四诊绝对不是简单的一照、一查就可以取代的"高级技术"。四诊时要求把过去的知识与当下的病症结合起来，与患者即时、随机地进行交流。同时，要能准确表达。记载于书本上的"明知识"只是一小部分，人类更多的知识是那些只可意会而难于言传的东西。俗语说："真传一句话，假传万卷书。"通过跟师学习，通过老师的言传身教，学生才会掌握中医的精髓。望诊尤其重视望舌，临床实践证明，在疾病的发展过程中，舌的变化迅速而又鲜明，它犹如内脏的一面镜子，脏腑的虚实、气血的盛衰、津液的盈亏、病情的浅深、预后的好坏，都能较为客观地从舌象上反映出来，成为医生诊病的重要依据。若见淡白舌，多是气血两虚或者阳虚；若见红舌，多是热证；若见紫舌，多是血行不畅。临床需仔细观察，以便获取准确信息。问诊应讲究技巧，跟师学习就要学会老师问诊的方法和技巧，这是一个长期的训练过程。中医问诊有主有次，有取有舍，全凭医生的理论水平和临床功底。问诊主要是确诊某病某证或排除某病某证。至于脉诊，首先要掌握脉象特征。如浮脉的脉象特征是脉位表浅，轻取即得，重按稍减而不空，如水漂木，反映的是疾病的病位在表；沉脉的脉象特征是脉位较深，轻取不应，重按使得，如石沉水底，反映的是疾病的病位在里。掌握了脉象特征之后再在临床中细细体会，最好在切脉经验比较丰富的老师指导下进行，先从浮、沉、数、弦、细脉等几种常见的、简单的脉象入手。其次要经常体会。学习切脉好比打球，强调"手感"，必须持之以恒，经常有意识地训练，久而久之，必有所悟。王主任说她第一次跟着老师上门诊时，老师指着一位高血压的老人要她诊脉，看是什么脉象，书本上的二十几种脉象特征她都能脱口而出，《濒湖脉学》她也熟读过，可是一旦上临床就"心中了了，指下难明"，只好怯怯地说"脉好硬，像绷紧的绳子一样"，老师笑着说"像绷紧的绳子不就是弦脉吗"，她才恍然大悟，弦脉不就是"端直以长，如按琴弦"吗？从此以后她对弦脉就不陌生了，而且体会到中老年人弦脉，特别是左关脉弦劲有力，直上寸口，多半是肝阳上亢，甚至肝风欲动的前兆，必须采用大剂量平肝潜阳、镇肝熄风之品以防患于未然。

2. 要做好病案记录

每天跟师出门诊都应做好病案记录，记录的原则是能详则详，包括舌脉，以备以后查阅。一些常见病可以简单记录，疑难病、罕见病则要详细记录，包括老师药物用法都要详细记录。认真做好病案记录是收集原始资料最好的途径，临床遇到棘手的疾病时，把以前记录的病案重温几遍，往往会茅塞顿开，找到一些好的解决办法。

3. 要勤于思考

门诊跟师要用心问病史，用心切脉，用心记录及思考老师的处方。应在四诊之后考虑某种病是什么证型，该用什么主方，怎样加减，然后看和老师的辨证思路是否一致、选方用药是否相同。如果相同，则知道自己的辨证思维和老师的基本一致，如果不相同则要考虑自己的差距在哪里，甚至请老师指点迷津。有时候老师特殊的用方用药或者特殊剂量更要仔细揣摩。

4. 要学会与患者相处

视患者如亲人，体贴患者，这样患者才会更好地配合你，让你做检查，回答你提出的问题。

此外，要"用心读书，用心看病，用心总结，用心做人"。这些读书、临证、做人的经验是在课堂以及书本上很难学到的。

　　跟师学习并不在于老师一字一句地教，而是在潜移默化中徒弟感受老师的思维和智慧的火花，三思之后仍无法明白，可找其他同事探讨，仍无答案，再找一合适机会请教老师，此时老师字字是真言。在跟师前，首先要对老师有一个全面了解，做到"两要"，这是跟师学习取得成功的必备条件。一要了解老师所在医院及所在学科的发展现状，师从何人，是家传还是师承，对哪家医论有所精研，医疗特色是什么等。掌握了这些情况，就能了解其学术源流及学术思想。这样，总结其经验时，就有所依据。二要了解老师的学术特长和经验特色，并围绕这方面问题，广泛收集资料，这是将来进行学术经验整理的基本素材和依据。为了做到上述"两要"，在日常跟师学习中，就要做到"六多"。多发问：对于学习中遇到的一些关键性问题，要多向老师请教，深入提出问题，把问题尽量搞清楚，例如一个经验方，由哪几味药组成、配伍特点是什么、用量变化如何、煎服法有什么要求、如何加减化裁、对什么情况适用、对什么情况不适用、有何禁忌、根据什么制定处方等。在学习过程中，多问是使问题深入的重要做法。老师虽有多年经验，但并不一定每次都将问题讲透。有些问题，老师自己认为是司空见惯的事，但其他人不一定知其中之妙。因此，要追根问底，深究其妙。在此过程中，学习者还要经常向自己发问：掌握了老师的哪些经验、临床上是否会用。要勤于向患者发问：患者服用药物后症状是否改善、有何变化、有无不适反应。这样才能体会到老师治疗经验的精妙之处。多聆听：在跟随老师临证或听其讲述时，要多听听老师对每个问题的看法，掌握其思维方法、治学思想和学术观点，摸清辨证、用药规律，这是第一手材料的重要组成部分之一。多阅读：对老师临证诊病、处方及其论文、著述等，要多看，反复体会其学术思想在临床上的应用。同时，要根据其学术渊源，翻阅对其影响较大的前贤的医论、医著，以溯本求源，掌握理论依据；阅读与本学科相关的现代医学书籍，熟练掌握中西医理论，将知识进行融会贯通；阅读与自己所学专业相关的各种文献材料，了解医学源流。多记录：要将听到、看到的内容随时记录下来，这是搜集资料的重要手段。一种是即时记录，即随听、随看、随记录；另一种是追记，即将听到、看到的内容，通过回忆记录下来。多使用：跟师过程中要勤于临证，每次遇到相似病历，敢于处方用药，甚至可以照搬老师的方法，发现问题及时请教，这样医技会迅速提高。多思考：将上述问、听、看、记、用的内容分门别类，有条理、有系统地在脑子里反复分析、归纳，以找出其规律，这就是老师经验中的精华部分。"学而不思则罔，思而不学则殆"。整理老中医经验，既是工作，也是学习。要想将老师的经验传承下来，必须在学和思上下功夫。多交流：交流是多问的延伸，跟师过程中多与老师交流，请教老师一些临床问题，可以增进师生关系；亦可与身边的医师进行学业交流，成功的例子一起分享。最后作为现代中医，应利用多种交流方式，如微博、邮件等，将一些学习心得体会、老师的经验总结及不解之惑与医学同道进行交流、分享。

（一）跟师贾占清体会

1.活血化瘀治崩漏，辨证求因疗效好

崩漏的治疗方法较多，常用的有活血化瘀疗法，贾主任在治疗崩漏时，能针对病因，结合病机，辨证求因，合理组方，因而可达到良好的治疗效果。

瘀血是引起崩漏的重要原因之一，而久崩、久漏的原因很多，临床上多兼瘀滞，因此在治疗时要辨证求因，审证论治，若妄用固摄收涩之品，有"闭门留寇"之意，会使瘀上加瘀，而生他患。

如有一患者，女，35岁，工人，人流术后阴道流血40余天，在外院用固摄收涩之剂共10剂，阴道流血仍时多时少，不能干净，多时有块，少时腹痛，且伴有口苦、胁肋胀，求治于贾主任。贾主任查看后发现，该患者舌暗，舌尖有瘀点，舌体左边有一2 cm×1 cm大小的瘀斑，舌下静脉迂曲，脉滑。贾主任认为该患者属人流术后瘀血未清，瘀久化热，久郁伤肝，用活血化瘀、疏肝理气之法。方用当归30 g、川芎15 g、柴胡10 g、生麦芽20 g、橘叶10 g、生蒲黄（包煎）12 g、三棱6 g、莪术6 g、郁金10 g、川楝子12 g、玄胡12 g、益母草15 g。3剂后口苦、胁胀、腹痛减轻，血量渐少，血色变淡，后用益气固经、化瘀止血之法使瘀血除而崩漏止、经自调。

贾主任指出："冲任损伤，瘀血留滞，变证百出，祛瘀生新，不止血而血自止。这就是中医药运用之妙。"

2. 明确病机，病证结合治疗月经病

跟师第一个月，按照老师的指示复习了月经病的生理、病理特点及月经并发症的内容。随师门诊体会到：治病首先要明确病机，而后病证结合方能奏效。如月经不调伴浮肿患者，外院中西医结合疗效不显，疾病反复发作，缠绵难愈，患者甚是痛苦，经贾主任明确本病由肾阳不足、痰湿阻滞引起后，用温补肾阳、化痰除湿之法奏效。

按：脾为后天之本，肾为先天之本，脾主运化水谷精微，须借助肾中阳气的温煦，肾脏精气亦有赖于水谷精微的不断补充与化生。肾阳不足，不能温煦脾阳，脾的运化功能减退，水湿停聚，清阳不升，月事不能以时下，故见浮肿及月经不调。贾主任用熟地黄、山药、山茱萸、仙灵脾、杜仲、枸杞子、菟丝子、肉苁蓉、鹿角霜温肾阳，补肾阴，清半夏、枳壳、陈皮、茯苓、甘草、制南星化痰除湿健脾，诸药相配，体内阴阳平衡，疾病得愈。

3. 谨守病机，辨证施治

病机指疾病发生、发展与变化的机理。疾病的过程，也就是正邪斗争的过程。正邪斗争，不仅关系着疾病的发生，而且影响着疾病的发展与转归。故决定妇科疾病发生、发展与变化的还是机体内部脏腑、气血、经络的变化，因此妇科疾病的病机可概括为脏腑功能失常、气血失调以及冲任督带损伤三个方面。妇科疾病的治疗无不从以上三个方面进行辨证施治。妇女以血为本，以血为用，而血化生统摄于脾，藏受于肝，总属于心，宣布于肺，施泄于肾，源源不绝，灌溉濡养全身。脏腑功能正常，气顺血和，任通冲盛，则体健经调，疾病无由以生。若因某种原因致使脏腑功能失调，则可引起妇科疾病。

贾主任指出："病机的分析与确定，是中医辨证施治的核心，也是中医的灵魂。人的机体与大自然时刻保持协调统一的动态平衡状态。疾病的发生、发展、转归是一个动态失衡过程。因此，正邪虚实、表里寒热、气血痰湿等诸多情况皆不可偏颇，更不可教条化，具体人、具体病、具体分析，方能得心应手，恰到好处。"

4. 辨证求因，药到病除

《素问·上古天真论》曰："任脉通，太冲脉盛，月事以时下。"冲任二脉起于胞中，而肝与冲任关系密切。足厥阴肝脉过阴器、抵小腹、布胁肋，与冲任二脉相通。厥阴条达，任通冲盛，月事以时下。如肝失藏血，不得疏泄，枢机发生故障，月经病则接踵而至。或因肝郁不达，气血逆乱致月经周期紊乱；或因气滞血瘀，冲任不通而痛经、闭经；或因疏泄太过而崩中漏下等。贾主任根据患者的临床表现，辨证求因，审因论治，使药到病除。

例：方某，女，22岁，农民。

2012年10月5日初诊，患者自诉月经先后不定期，每逢经前十天左右则感乳房胀痛，心烦头晕，经行则胀痛更甚，行经艰涩，曾在当地医院医治无效。舌淡，苔薄白，脉细弦而沉，证属肝失疏泄，血随气乱而滞于冲任，致月经先后不定。方用香附10 g、丹参12 g、青皮10 g、川牛膝10 g、柴胡10 g、乌药10 g、川芎10 g、红花10 g、厚朴6 g、益母草15 g、茺蔚子10 g，3剂，水煎服，每日一剂。2012年10月9日复诊，药后第四天月经来潮，较前通畅，余证悉除。

贾主任指出："冲任为妇女第二生命线。古代女性多郁，现代女性多激。临床辨证需慎之而慎。"

5. 乳房疾病，增生多见，本虚标实

随师门诊，掌握乳房疾病的扣诊常规并整理临床治疗病例。通过整理病例发现，乳房疾病尤以乳房小叶增生者多见。乳腺增生病是乳房部一种非炎症性疾病。其特点是：乳房肿块经前肿痛加重，经后减轻。好发于30~40岁妇女，是较为常见的疾病，属于祖国医学"乳癖"的范畴。《疡科心得集》曰："乳中结核，形如丸卵，不疼痛，不发寒热，皮色不变，其核随喜怒而消长，此名乳癖。"临床以乳房疼痛及乳房肿块为主，且多与月经周期、情志变化、劳累过度等因素有关，或伴乳头痛、溢液。中医认为肝肾两经与乳房关系最密切，其次是冲任两脉。肝郁气滞、情志内伤在乳癖的发病过程中有重要影响。平素情志抑郁，气滞不舒，气血周流失度，蕴结于乳房胃络，乳络经脉阻塞不通，不通则痛而引起乳房疼痛；肝气横逆犯胃，胃气不降，脾气不升，脾失健运，痰浊内生，气滞血瘀挟痰结聚为核，循经留聚乳中，故乳中结块。在治疗乳房疾病时，贾主任首先借助红外线扫描、B超及钼靶X摄片等诊断，明确是增生还是肿瘤。如属肿瘤即可手术治疗，若为乳腺增生，则运用周期疗法依照妇女的月经周期，运用疏肝理气、软坚散结、化瘀散痛以及补肝肾、调冲任之法使患者痛止块消而达到治疗目的。

如有一患者，乳房疼痛伴肿块2年余，查肿块右7 cm×6 cm，左8 cm×8 cm，经前7天疼痛加重并肿大，贾主任据月经周期治疗2个月块消痛止。

贾主任指出："乳腺疾病与肝、肾、冲任关系密切，自古至今历代医家的认识也在不断深化，疗效不断提高。近年来受现代医学的影响，动态平衡观崭露头角，给冲任理论罩上时代的面纱，使得中医药优势更好地发挥出来。"

6.明确病因、辨证准确、用药精当是病愈的关键

有一患者因阴道干痛不能同房多年，在外院中西医治疗后效果不佳，月经量少，色暗红，求治于贾主任，用滋补肾阴之法，使患者病愈。

肾阴为一身阴液之根本，能滋补形体脏腑、充养脑髓骨骼、抑制阳亢火动以维持正常的生长发育与生殖等机能活动，肾阴亏损，形体脏腑失去滋养则精血骨髓日益不足，则阴道干痛，经量少，肾阳命门火失其制约可出现上述症状。贾主任用知柏地黄丸加减，在方中加入温阳行气之鹿角霜、乌药、香附等，滋阴不忘阳，达到"阴平阳秘，精神乃治"之目的。

贾主任指出："五脏之阴均依赖于肾阴的滋养，五脏之阳亦均依赖于肾阳的温煦。阴阳互根，临床施治，必须掌握阴阳盛衰、

阴生阳长的理论，阴中求阳，阳中求阴，方可效验。"

7. 治疗月经病当分病及经不调的先后

月经病的治疗原则，重在治本以调经。"妇人有先病而后致经不调者，有因经不调而后生诸病者。如先因病而后经不调，当先治病，病去则经自调；若因经不调而后生病，当先调经，经调则病自除。"贾主任在临床辨证过程中又根据"急则治其标，缓则治其本"的原则，灵活运用。如腹痛剧烈当以止痛为主；血崩暴下，当以止血固脱为先。治法有理气、扶脾、固肾之不同。理气在于通调气机，以开郁行气为主，气行则血行，气顺则血顺，郁开气行则经自调；但不宜过用辛香燥烈之品，以免耗津伤阴。扶脾在于益血之源，以健脾升阳为主；但不宜过用辛燥、甘润之药，以免劫灼脾阴或湿困脾阳。补肾在于填补精血以固本，肾中阴阳平衡，精血俱旺，则经自调。

经期用药则用热不用寒，寒则滞留其血，"使浊秽不尽，带淋瘕满，所由作矣"。薛立斋曰："经行之际，禁用苦寒辛散之药。"然病情确需苦寒辛散之品时，绝不能墨守成规而贻误病情。

8. 治疗癥瘕当"衰其大半而止"

癥瘕是指腹内有结块，或满，或胀，或痛的一种病症。癥的特点是坚硬成块，固定不移，推移不散，痛有定处，病属血分；瘕的特点是痞满无形，时聚时散，推之可动，痛无定处，病属气分。前者如子宫肌瘤或炎性包块等，后者如卵巢囊肿、胃肠痉挛等。

治疗本病时首先要分清气病、血病、脏腑及阴阳虚实，随证施治。病于血者，以化瘀消积为主，佐以行气；病于气者，以行气散结为主，佐以活血；痰湿阻滞者，以燥湿化痰为主，兼以行滞消积。又当结合病程新久、体质强弱，采取不同的治疗方法。在用药过程中要谨守"大积大聚，其可犯也，衰其大半而止"，不可猛攻以伤正，正气若伤则邪气反固。一般新病邪实者正若不虚，宜先攻其邪，继以扶正以达邪；若病久正虚邪实者，宜先补后攻，或寓攻于补，或攻补兼施，若正气大衰则先扶正，继以扶正攻邪。贾主任在治疗子宫肌瘤与卵巢囊肿的过程中，遵从上述原则并运用行气活血、化瘀利水、软坚散结之法，使块消痛止，疾病得愈。

贾主任指出"用药如用兵"，强调不要过多地损伤正气，注意养正除疾。这是现代肿瘤治疗中中医的优势所在。

9. 发挥中药复方的特长，全面照顾，增强疗效（以止血药为例）

中药复方配合微妙，能随着病情的复杂变化，使药既重点突出，又全面照顾，故善治大症、重症及疑难杂症。如止血药可相对分为以下几组。

（1）清凉止血：旱莲草、大蓟、小蓟、侧柏叶、地榆、槐花、茅根等。

（2）收敛止血：仙鹤草、棕榈炭、花蕊石、白及、乌贼骨、藕节等。

（3）化瘀止血：三七、蒲黄、茜草、莲房炭等。

（4）补虚止血：阿胶、鹿角胶等。

这几组药除在止血上有其共性之外，又各有自己的特点，可发挥互相配合的作用。血热妄行，用（1）的清凉之性使其归经；血络破伤，用（2）的收敛之性使其弥补；大出血留瘀，新血不得归经，则用（3）的化瘀之性，扫除障碍；失血伤阴，血虚质淡而流溢更易，则用（4）的补虚之性使其转浓。

贾主任指出："中药复方，组合有序，君臣佐使，配合微妙，疑难杂症，虚实互见，抓住病机，把握一切，多而勿杂，得心应手，全面照顾，增强疗效。"他在治疗功能性子宫出血（崩漏）时，根据患者的月经周期、出血时间的长短，运用止血药时多则 2~3 组，甚则 4 组药皆可用之，往往药到血止，疾病得愈。

（二）跟师侯玲玲体会

侯玲玲老师在治疗免疫性不孕症方面以活血化瘀为主，配合清热解毒药，采取局部或全身用药的方法，使某些患者的局部或血清抗精子抗体阳转阴，并已经妊娠。侯玲玲老师认为本病患者孕后极易流产，中药不能中断治疗，应以益肝肾、调冲任、安胎元为主，保胎治疗。

1. 盆腔炎性癥块应分不同情况进行治疗

盆腔炎性癥块指盆腔出现包块并伴下腹疼痛，其治疗较为棘手，一般多从活血化瘀着手。侯玲玲老师则根据炎性癥块的不同情况进行治疗。因为这些不同的情况反映了不同的病机，所以对该证的治疗，除应从脉证表现辨证论治外，还应结合癥块的硬度、大小、性质、位置来进一步灵活施治。

如果癥块质地较软而范围较大，并且发热，腹痛较为明显，说明热毒存在，癥块处在可逆阶段，可能消散，也可能进一步瘀结。治当"以消为贵"，用金银花、连翘、败酱草、牡丹皮、赤芍等药清热解毒，活血消肿。如果癥块质地较硬，表示癥块瘀结深沉，寒滞僵化。此时不能用清热解毒之品，以防伤害阳气、损伤气机而造成癥块进一步僵化，应活血化瘀以攻之，温阳化气以通之。辨证用药时加桂枝、茯苓、三棱、莪术等，对此种癥块要加走窜及穿透力强的药，如穿山甲、皂角刺等。癥块质地不硬但有囊性感说明痰湿留滞，在活血化瘀的基础上加除痰饮、疏冲任、行水湿的茯苓、半夏、薏苡仁、益母草、桂枝等，但攻瘀之品不能多用。还有的癥块质地不硬，但属脓肿性质，则要排脓祛毒，脓液不去，则不能祛瘀生新，药用皂角刺、薏苡仁、冬瓜仁、桔梗等。

此外，癥块的位置对诊疗用药也有一定的指导意义，如位置近腹壁的可用药外敷，部位较深的则外敷药多难奏效。

2. 炎性癥块治疗时应酌加扶正之品

炎性癥块总的来说偏于血瘀实证，但已内结说明有正气不足之处，故不论癥块表现为何种形式，都不同程度地存在着实中夹虚。所以治疗应采取攻补兼施之法，酌加扶正之品，尤其是参、芪之类，才能更好地达到扶正祛邪、加速炎症癥块消散的目的。

例：患者反复下腹疼痛 3 个月，近 20 天腹部持续隐痛，恶寒发热。腹部检查：耻骨联合上方触及一形态不规则的包块，中等硬度，压痛（＋）。妇科检查：宫颈举痛（＋），于耻骨上中央可触及一 18 cm×17 cm×10 cm 的包块，局限于前穹隆，囊性感，宫体与包块相连，活动差。WBC 24000/ mm³，中性粒细胞百分比 90%，体温波动在 37~39℃之间，西医诊断为盆腔脓肿，呈败血症症状，经多种抗生素治疗均未奏效。

由于脓肿较大，呼吸困难，西医欲行手术切除。但又考虑包块位于前穹隆，不宜从阴道手术，而从腹部手术又恐不易愈合。在此情况下让侯玲玲老师会诊。她不但详审患者腹痛寒热、口渴多饮、唇燥少津、全身乏力、纳差、脉数无力、苔薄黄夹黑、舌质紫等脉证，也很重视患者的血象及妇科检查结果。据脉证合参和检查结果，诊断为热毒壅盛、正邪交争，进而化腐成脓，日久瘀而成癥。处方：败酱草 30 g、蒲公英 15 g、薏苡仁 12 g、当归 15 g、生蒲黄 15 g、皂角刺 9 g、炙穿山甲（冲服）15 g、黄芪 30 g、桔梗 9 g、甘草 9 g。本方在清热解毒、活血化瘀的基础上特别注意排脓药、走窜药的配用和扶正药的应用，又审包块距腹壁较近，同时采用独活、追地风、透骨草、川椒、当归、乳香、没药喷水蒸热后外敷。如此仅治疗 3 天，体温、血象即降至正常。随后据病情发展渐减清热解毒之药，酌增消癥之品。14 天后癥块明显缩小，其质转硬，表明证已由热瘀逐渐转化为瘀结偏寒，改用桂枝茯苓丸加三棱、莪术、皂角刺加减温通以消癥。30 天后包块已缩小到刚能触及的程度，又调理 12 日痊愈出院。治疗中侯玲玲老师在辨证论治的基础上注意结合癥块情况灵活施治，随症及时更方，癥块缩小明显，仅花 42 天即治愈本病，可谓神速！

3. 冲任理论在中医妇科中的地位

冲任是奇经八脉中的两脉，王冰说"冲为血海，任主胞胎"，《内经》认为冲脉为"十二经之海"，张景岳指出"冲脉为月经之本"。实际上，冲脉与妇女经、孕、产、乳等各项生理功能都有着极为密切的关系。病理上，妇科疾病的病机主要是冲任损伤。不论是感受寒热湿邪，还是生活所伤、内伤七情，或是体质因素所致的脏腑功能失常、气血失调，最终都会引起冲任损伤，导致妇科疾病的发生。中医妇科特别强调冲任，并将冲任治法列为妇科的重要治法之一。

人是一个有机的整体，冲任和其他任何组织一样不可能孤立存在，而且从整体观念出发，肾、肝、脾对冲任确有一定的影响，它们的功能失常与妇科疾病的发生有着密切的关系。如妊娠前脏腑机能不一定有明显异常，而妊娠后出现一系列证候，其主要病机是冲任功能失调。一旦终止妊娠，症状多可迅速消失。冲任同起于胞中，在腹部与足厥阴肝经相互交通，所以冲任失调就是指它们的功能出现障碍，导致妇科疾病，比如月经失调、痛经等。

冲任对脏腑来说并非从属关系，而是有明显的独立性，应该成为中医理论的核心。

4.中医辨证施治下的冲任疾病

侯玲玲老师在治疗妇科疾病时，以中医辨证施治为前提，把妇科疾病按冲任病机归类，目的是把冲任从肾、肝、脾等脏腑中独立出来，摆脱从属地位，恢复冲任理论在临床实践中的指导作用。下面将部分妇科疾病按冲任病机归类如下。

冲任失调：月经不调、月经前后及绝经前后诸证、癥瘕、子肿、子痫等。

冲任损伤：手术不慎所致的子宫损伤、子宫穿孔，难产导致的膀胱、直肠、阴道损伤等。

冲任虚损：崩漏、闭经、胎漏、胎动不安、阴挺、不孕等。

冲任瘀滞：慢性盆腔炎、盆腔脓肿、产后腹痛、恶露不净、带下、宫外孕等。

冲任恶变：生殖系统的癌症。

冲任气逆：恶阻、经行吐衄。

冲任伏火：与月经有关的口腔溃疡、外阴溃疡、外阴瘙痒。

5.输卵管慢性炎症引起的不孕

输卵管整体呈管状，左右各一条，长8~15 cm。每条输卵管都有两个开口：内侧开口位于子宫角部的宫腔内，称为输卵管—子宫口；外侧开口位于腹腔内，称为输卵管—腹腔口。输卵管由内口到外口，依据形态可分为四个部分：间质部、峡部、壶腹部和漏斗部。在自然状态下，输卵管峡部的内腔相对较小，一旦发生炎症，可能造成峡部变窄直至梗阻，表现出的症状就是输卵管堵塞。在门诊及手术中，输卵管堵塞最为常见的原因就是炎症。比如输卵管附近的器官有炎症,容易引起输卵管感染,从而导致输卵管发生充血、水肿、宫腔黏连等，最终可能造成输卵管堵塞。输卵管堵塞占女性不孕的25%~35%，一般来说，输卵管堵塞没有典型症状，最常见的表现是不孕。输卵管具有运送精子、摄取卵子及把受精卵运送到子宫腔的重要作用，输卵管堵塞后，阻碍精子与受精卵的通行，导致不孕或宫外孕，如果是盆腔炎症造成的输卵管梗阻，可以伴有下腹疼痛、腰痛、分泌物增多、性交痛等。目前西医治疗该病主要以抗生素和手术为主，抗生素只能缓解症状，而手术治疗效果并不完全满意，术后输卵管再次粘连的比率并不低，孕育率仍有待提高。侯玲玲老师认为输卵管慢性炎症引起的不孕治疗不能以抗感染为目的，使用抗生素也无意义，中医治疗有一定的优势，中西医结合可取得较好的疗效。

　　侯玲玲老师认为输卵管慢性炎症引起的不孕症，其病因病机是外邪内伤导致痰浊、瘀血、湿热等阻滞胞脉、胞络而不孕。瘀滞为主，日久正虚，病久及肾，冲任虚损。故侯玲玲老师以活血化瘀、化痰通络为主，兼以扶正、益肝肾、调冲任。药用红藤、败酱草、丹参、没药、王不留行、路路通清热解毒、活血通络、抗菌消炎，用于输卵管急性炎症或炎症引起的阻塞或通而不畅；夏枯草、浙贝母化痰散结，用于卵巢增大，或者附件增粗、增厚；黄柏、薏苡仁清热利湿，用于带下明显者；桂枝、吴茱萸用于腹部冷痛者；地龙、僵蚕化痰通络，促进输卵管蠕动；丝瓜络、橘络通经活络，防治盆腔粘连；穿山甲、皂角刺活血散结，穿透关窍，消痈溃坚，用于盆腔脓肿；鱼腥草、百部清热解毒、杀虫，用于结核性盆腔炎、输卵管炎。此外，侯玲玲老师以中药保留灌肠、中药热敷、局部按摩、心理治疗以及辅助生殖技术加中药治疗治愈了无数不孕症患者，临床疗效满意。

（三）跟师孙光荣体会

1. 孙光荣老师诊治疑难杂症

孙光荣老师提出插件学说，即每组药物都是一个插件（犹如机器的一个组件），针对某一种疾病而设，这组药物，既是辨证的应用，也是治病的需要，而且历经千万次临床验证，疗效确切，才可如此应用。

孙光荣老师所诊治的疑难杂症占门诊患者的一半，而肿瘤又居其一半。肿瘤患者赴中医处就诊，大都已经历西医手术及放化疗，病程处于中晚期，既有疾病本身的消耗，也有放化疗副作用的苦楚，还有素体慢性疾病的共存，更有肿瘤患者特有的情况、心理忧愁恐惧等，病情复杂，正虚邪实。此时用药颇为掣肘，补则恐滞，泻则恐伤，清则恐寒，温则恐热，治此则伤彼，顾彼则失此，甚是为难。今观孙光荣老师的大法是：有是证则用是药，各方兼顾，各个击破。

2. 孙光荣老师治疗疑难杂症的特色

孙光荣老师治疗疑难杂症，确有自身的特色。他观察患者，辨证论治，处方用药，三药一组，具有阴阳平衡、动静结合、气血并调、上下分消、开上导下的作用。"中和"思想用药还包括用药平稳、不一味追求大剂大量、中病即止、不伤正气等原则。临床上不以药量大为追奇，也不以药味多而示巧。这些原则需要在临床实践中认真摸索、细细体会，方能悟出"以平为期"的"中和"观点。例如，有一老妪，69岁，乳腺癌术后2个月，因颜面潮红多汗、口干、尿黄、睡眠不宁、胃胀纳差来寻孙光荣老师诊治。患者既往有高血压病史，即刻血压为160/100 mmHg，舌红苔少，脉洪滑。用方如下：

石决明20 g　　川杜仲12 g　　川牛膝12 g

老钩藤12 g　　净全蝎3 g　　西藁本10 g

猫爪草 10 g　山慈姑 12 g　菝葜根 10 g

广橘络 6 g　西砂仁 4 g　乌贼骨 10 g

共 7 剂，每日一剂，水煎，分 2 次服。

全方共计 12 味药，分为 4 组，每行 3 味。第一组：补益肝肾，平肝潜阳、降低血压；第二组：柔肝熄风止痉，预防脑卒中；第三组：清热解毒，软坚散结，抗击肿瘤；第四组：理气和胃，调理中州，保护脾胃。如石决明、川杜仲、川牛膝三药乃是平肝潜阳、降低血压的公认方药，屡用屡效。猫爪草、山慈姑、菝葜根均有清热、抗肿瘤的作用，三味相须使用，提高疗效。以上两组药针对两种病情。钩藤、全蝎、藁本柔肝熄风，在此具有治未病的思想，肿瘤患者免疫力下降、气血受损，在持续高血压的状态下极易中风，所以预防中风也是治疗的当务之急，不可小觑。患者病情复杂，新旧兼陈，中焦脾胃已伤，而以后的治疗及机体的气血充养，全赖脾胃的运化吸收，所以健脾护胃不可忘却，视症情表现可随证遣药，乌贼骨、砂仁、橘络理气和胃，以保中州。综观全方，审视分组，孙光荣老师在辨证的同时辨病，治病的药组具有辨证的前提，辨证立法又统领着治病的药组，既有针对性，又有疗效性。

（四）跟师李乾构体会

李乾构老师善用经方，全方药味一般不超过 16 味。李乾构老师是脾胃病专家，来投医者绝大多数是脾胃病患者，而脾胃病的发病规律决定了它的治疗有一定的共性。李乾构老师经过几十年的探索与研究，得出脾虚夹痰是各种胃病的发病基础，所以六君子汤是构方的基础，是治疗一切脾胃病的基本方剂。李乾构老师将补气健脾作为基本治法，在几乎所有的处方中都有党参、白术、茯苓、甘草、陈皮、半夏。但在具体的使用过程中，又有灵活的变化。一般情况下用甘温的党参；太子参，性平，寒热难辨时用；患者口干舌燥时改用北沙参；大便干燥时改用玄参养阴润燥；偏寒时用人参，虚证用西洋参。白术视病情而炮制，口干口苦，大便干燥，具有热象者用生白术；大便偏稀者用炒白术；大便溏者用焦白术；大便稀溏而排便次数多者用苍术；若为萎缩性胃炎则改用莪术（莪术 10 g 左右活血化瘀使肠壁化生逆转，改善血黏膜供应；15 g 以上破血）。茯苓健脾化湿，为佐药，若有水肿改用茯苓皮；兼有失眠改用茯神；口舌生疮或胃肠湿热者改用土茯苓。甘草一般用生品，伴恶心呕吐者宜减量用 3 g；大便干和脾虚者，可用炙甘草；胃肠湿热，舌苔黄腻者，用六一散；尿痛者用甘草梢。关于半夏的使用也有指征：见咳嗽痰多时，用法半夏；见呕吐反胃时，用姜半夏；反流性食管炎出现烧心、泛酸等症状时，用清半夏；见食欲不振、嗳气脘胀等消化不良时，宜选用半夏曲。旋覆花与代赭石用量一般是 10 g，且相等。大便秘结，难以排出者，处方中常常加入 5 g 玄明粉或芒硝，冲服，以助大便排出，属治标之法。慢性胃炎胃气不和，嗳气、呃逆者，处方中常常加入柿蒂 10 g、丁香 5 g。胃中有湿热，舌苔黄厚略腻者，常常茵陈与藿香联用，可增强其疗效。脾胃虚寒、胃脘疼痛者，可以温阳散寒数药联用，如桂枝、高良姜、附子、荜拔、干姜等同时出现在一张处方中有较好的疗效。慢性胃炎胃黏膜肠化和不典型增生以及食管 Barrett，处方中常使用薏苡仁、白花蛇舌草、莪术来抗黏膜癌变，有一定的效果。

（五）跟师张炳厚体会

张炳厚老师是京城名医，求诊患者众多，只缘其医术高超，功效卓著。张炳厚老师博览群书，知识渊博，精通经典，旁涉杂家，用方灵活，遣药特殊，临证能力强，辨证水平高，对于慢性肾炎、肾功能不全及其他疑难杂病都有妙法绝技。现专就精细辨证一角，略作归纳。

　　张炳厚老师之所以治病疗效好，除了处方用药的精到以外，精细辨证是其法宝。一个症状传达一种信息，是患者体内气血阴阳失调后向外表现出的现象，但是不同的体质和寒热虚实的性质又赋予这个症状一定的附加信息，这种附加信息恰好就是中医辨证论治的基本依据。例如头痛是一个症状，也是机体不正常以后向外发出的一个信息，传统的辨证方法就是辨别头痛的部位、头痛的性质、头痛发作的时间和诱因，如头痛有在眉楞骨痛，有在双颞侧痛，有在枕后疼痛，有胀痛，有刺痛，这些不同的部位和性质就是头痛这个主症的附加信息，张炳厚老师的精细辨证就是在这个附加信息上做足了文章。

　　例如高血压患者主诉头痛、头晕、头胀，张炳厚老师除了询问辨别上述常规内容外，还会问：这三个症状哪一个最重、哪一个最轻？以头胀明显者，多肝阳上亢，以头晕为主者，多肝肾阴虚。又比如，有患者主诉出汗较多，张炳厚老师除了问其自汗、盗汗外，还要问：哪个部位汗多，或是全身都有汗？出汗前发热吗，出汗后怕冷吗？出汗后容易感冒吗？同是出汗，但部位、量的多少、时间的不同就有不同的辨证意义。又例如，前列腺炎的患者常常阴囊潮湿，张炳厚会问：潮湿的同时是发凉还是刺痒？如果发凉属阳虚，如果刺痒属阴虚。又如患者主诉夜尿频数，张炳厚便问：如何频数？一夜是 1~10 次，还是 10~20 次，还是 10~30 次？又如过敏性鼻炎患者来诊，张炳厚会问：是鼻塞严重还是流涕严重，还是打喷嚏严重？是刚睡下严重还是早晨起床严重？容易感冒吗？……张炳厚老师对症状表现要求精细分析，详加辨证，对舌脉信息，也是如此。例如他将舌象描述为舌前无苔，中根黄厚，欠津，脉弦细，关上滑，或左侧寸浮等，将舌脉的画像由一维丰富为二维或三维，使舌象和脉象更加生动地传达了体内疾病的条条信息，为准确辨证、恰当用方遣药打下了坚实的基础，这就是张炳厚老师精细辨证法的冰山一角。

2015 年 3 月 9 日至 5 月 8 日王主任进京跟师，临证感触很多，收获也颇多。各位老师辨证准确，处方用药灵活变通，对患者认真负责，他们向患者认真交代中药的煎、服法及特殊用药法。尤其是李乾构老师，态度和蔼，远路而来的患者加号从不拒绝，基本上都能满足他们，虽然患者较多，但他还是让患者把服药方法逐条记录下来，并让患者做好治疗日志，以便发现问题及时纠正。危北海老师虽然年龄大了，但他对患者的检查单、化验单仔细阅读、认真分析后加减用药。张炳厚老师虽然脾气较大，但他对患者用药很严谨，要给患者交代清楚才放心，他对跟师者也要求严格，问诊不全面时他补充后要求跟师者必须记录下来。他说："我惯用成方，喜欢用成方加药，选药奇特，善用虫蚁药、毒麻药，加药注意有法。"孙光荣老师是第三批全国中医优秀人才研修班的班主任，他用药轻灵，君臣佐使，丝丝入扣。张松柏老师对患者和蔼可亲，书写病例仔细认真，尤其是将患者的 B 超、CT 及化验检查都一一记录在病历本上，每次看病时都要问清楚末次月经的时间，以便掌握患者月经周期，因时遣方用药。

第二部分　临证经验及医案

一、月经病

凡月经的周期、经期和经量发生异常，以及伴随月经周期出现明显不适症状的疾病，称为"月经病"。月经病是妇科临床的多发病之一。常见的月经病有月经先期、月经后期、月经先后无定期、月经过多、月经过少、经期延长、经间期出血、崩漏、闭经、痛经、经行发热、经行头痛、经行吐衄、经行泄泻、经行乳房胀痛、经行情志异常、经断前后诸证、经断复来等。

月经病发生的主要机理是脏腑功能失调，气血不和，导致冲任二脉损伤。其病因除外感邪气、内伤七情、房劳多产、饮食不节之外，还须注意身体素质对月经病发生的影响。

月经病的辨证着重月经的周期、量、色、质及伴随月经周期出现的症状，同时结合全身证候，运用四诊八纲进行综合分析。

月经病的治疗原则重在治本以调经。论治过程中，首辨他病与经病的不同。因他病致经不调者，当治他病，病去则经自调；因经不调而生他病者，当予调经，经调则他病自愈。次辨标本缓急的不同，急则治其标，缓则治其本。若痛经剧烈，应以止痛为主；若经崩暴下，当以止血为先；缓则审证求因治其本，使经病得到彻底治疗。再辨月经周期各阶段的不同。经期血室正开，大寒大热之剂用

027

时宜慎；经前血海充盛，勿滥补，宜疏导；经后血海空虚，勿强攻，宜调补，但总以证之虚实酌用补攻。这是月经病论治的一般规律。

月经病的治本大法有补肾、扶脾、疏肝、调理气血等。"经水出诸肾"，故调经之本在于补肾。补肾在于益先天之真阴，以填精养血为主，佐以助阳益气之品，阳生阴长，精血俱旺，则月经自调。即使在淫邪致病的情况下，祛邪之后，也以补肾为宜。扶脾在于益气血之源，以健脾升阳为主，脾胃健运，气血充盛，则源盛而流自畅。然而用药不宜过用甘润或辛温之品，以免滞碍脾阳或耗伤胃阴。疏肝在于通调气机，以开郁行气为主，佐以养肝之品，肝气得疏，气血调畅，则经病可愈。调理气血当辨气病、血病，病在气者，治气为主，治血为佐；病在血者，治血为主，治气为佐。气血来源于脏腑，补肾、扶脾、疏肝也寓调理气血之法。上述诸法，又常以补肾、扶脾为要，如《景岳全书》说："故调经之要，贵在补脾胃以资血之源，养肾气以安血之室，知斯二者，则尽善矣。"此外，不同年龄的妇女有不同的生理特点，治疗的侧重点也不同，应予考虑。

总之，月经病是常见病，病变多种多样，病证虚实寒热错杂，必须在充分理解"肾主司月经"的基础上，注意脾、肝以及气血等对月经的影响，全面掌握其治法，灵活运用。

（一）崩漏

1. 概念

妇女在非行经期间阴道突然大量出血，或淋漓下血不断者，称为"崩漏"，前者称为"崩中"，后者称为"漏下"。若经期延长达2周以上者，应属崩漏范畴，称为"经崩"或"经漏"。一般突然出血，来势急，血量多的叫"崩"；淋漓下血，来势缓，血量少的叫"漏"。崩与漏的出血情况虽不相同，但发病机理是一致的，而且在疾病发展过程中常相互转化，如血崩日久，气血耗伤，可变成漏，久漏不止，病势日进，也能成崩，故临床上常常崩漏并称。正如《济生方》说："崩漏之病，本乎一证，轻者谓之漏下，甚者谓之崩中。"本病属常见病，常因崩与漏交替，因果相关，致病缠绵难愈，成为妇科的疑难重症。本病相当于西医学的无排卵型功能失调性子宫出血病。生殖器炎症和某些生殖器肿瘤引起的不规则阴道出血亦可参照本病辨证治疗。

2.病因病机

本病的主要病机是冲任损伤，不能制约经血。引起冲任不固的常见原因有肾虚、脾虚、血热和血瘀。

（1）肾虚

先天肾气不足，少女肾气稚弱，更年期肾气渐衰，或早婚多产，房事不节，损伤肾气，若耗伤精血，则肾阴虚损，阴虚内热，热伏冲任，迫血妄行，以致经血非时而下；或命门火衰，肾阳虚损，封藏失职，冲任不固，不能制约经血，亦致经血非时而下，遂成崩漏。

（2）脾虚

忧思过度，饮食劳倦，损伤脾气，中气下陷，冲任不固，血失统摄，非时而下，遂致崩漏。

（3）血热

素体阳盛，或情志不遂，肝郁化火，或感受热邪，或过食辛辣助阳之品，火热内盛，热伤冲任，迫血妄行，非时而下，遂致崩漏。

（4）血瘀

或七情内伤，气滞血瘀，或感受寒、热之邪，寒凝或热灼致瘀，瘀阻冲任，血不循经，非时而下，发为崩漏。

3. 辨证论治

崩漏以无周期性的阴道出血为辨证要点，临证时结合出血的量、色、质的变化和全身证候辨明寒、热、虚、实。治疗应根据病情的缓急轻重、出血的久暂，采用"急则治其标，缓则治其本"的原则，灵活运用塞流、澄源、复旧三法。

塞流即止血。崩漏以失血为主，止血乃是治疗本病的当务之急。具体运用止血方法时，还要注意崩与漏的不同点。治崩宜固摄升提，不宜辛温行血，以免失血过多导致阴竭阳脱；治漏宜养血行气，不可偏于固涩，以免血止成瘀。塞流之药可酌用十灰散、云南白药、紫地宁血散等。

澄源即求因治本。崩漏是由多种原因引起的，针对引起崩漏的具体原因，采用补肾、健脾、清热、理气、化瘀等法，使崩漏得到根本的治疗。塞流、澄源两法常常是同步进行的。

复旧即调理善后。崩漏在血止之后，应理脾益肾以善其后。历代诸家都认为崩漏之后应调理脾胃，化生气血，使患者康复。近代研究指出，补益肾气，重建月经周期，才能使崩漏得到彻底的治疗。"经水出诸肾"，肾气盛，月事才能以时下，对青春期、育龄期的虚证患者，补肾调经则更为重要。当然复旧也需兼顾澄源。

总之，塞流、澄源、复旧既有区别，又有内在联系，必须结合具体病情灵活运用。

（1）肾虚型

①肾阴虚证

主要证候：经血非时而下，出血量少或多，淋漓不断，血色鲜红，质稠，头晕耳鸣，腰酸膝软，手足心热，颧赤唇红，舌红，苔少，脉细数。

证候分析：肾阴不足，虚火内炽，热伏冲任，迫血妄行，故经血非时而下，出血量少或多，淋漓不断；阴虚内热，故血色鲜红，质稠；肾阴不足，精血衰少，不能上荣空窍，故头晕耳鸣；精亏血少，不能濡养外府，故腰酸膝软；阴虚内热，则手足心热；虚热上浮，则颧赤唇红。舌红，苔少，脉细数，也为肾阴虚之征。

治疗法则：滋肾益阴，固冲止血。

方药举例：左归丸（《景岳全书》）去川牛膝，加旱莲草、炒地榆。

熟地黄、山药、枸杞子、山茱萸、菟丝子、鹿角胶、龟板胶

方中熟地黄、枸杞子、山茱萸滋肾阴而填精血；山药、菟丝子、鹿角胶补肾阳而益精气，寓阳生阴长之意；龟板胶、旱莲草、炒地榆育阴凉血止血。全方共奏滋肾益阴、固冲止血之效。

若阴虚有热者，酌加生地黄、麦冬、地骨皮。

本型也可用育阴汤（《百灵妇科》）。

熟地黄、山药、续断、桑寄生、山茱萸、海螵蛸、龟板、牡蛎、白芍、阿胶、炒地榆

方中熟地黄、山茱萸、续断、桑寄生补肾益精；龟板、牡蛎、海螵蛸育肾阴、固冲任，涩精止血；山药补脾阴，白芍敛肝阴，阿胶养血滋阴以止血，炒地榆凉血止血。全方既滋肾益阴，又固冲止血。

②肾阳虚证

主要证候：经血非时而下，出血量多，淋漓不尽，色淡质稀，腰痛如折，畏寒肢冷，小便清长，大便溏薄，面色晦暗，舌淡黯，苔薄白，脉沉弱。

证候分析：肾阳虚衰，冲任不固，血失封藏，故经乱无期，经血量多，淋漓不断；肾阳不足，经血失于温煦，故色淡质稀；肾阳虚衰，外府失荣，故腰痛如折，畏寒肢冷；膀胱失于温化，故小便

清长；肾阳虚不能上温脾土，则大便溏薄。面色晦暗，舌淡黯，苔薄白，脉沉弱，也为肾阳不足之征。

治疗法则：温肾助阳，固冲止血。

方药举例：大补元煎。酌加补骨脂、鹿角胶、艾叶炭。

（2）脾虚型

主要证候：经血非时而下，量多如崩，或淋漓不断，色淡质稀，神疲体倦，气短懒言，不思饮食，四肢不温，或面浮肢肿，面色淡黄，舌淡胖，苔薄白，脉缓弱。

证候分析：脾气虚陷，冲任不固，血失统摄，故经血非时而下，量多如崩，或淋漓不断；脾虚气血化源不足，故经色淡而质稀；脾虚中气不足，故神疲体倦，气短懒言；脾主四肢，脾虚则四肢失于温养，故四肢不温；脾虚中阳不振，运化失职，则不思饮食；脾失运化，水湿内停，水湿泛溢肌肤，故面浮肢肿。面色淡黄，舌淡胖，苔薄白，脉缓弱，也为脾虚之象。

治疗法则：健脾益气，固冲止血。

方药举例：固冲汤（《医学衷中参西录》）。

白术、黄芪、煅龙骨、煅牡蛎、山茱萸、白芍、海螵蛸、茜草根、棕炭、五倍子

方中黄芪、白术健脾益气以摄血；龙骨、牡蛎、海螵蛸固摄冲任；山茱萸、白芍益肾养血，酸收止血；五倍子、棕炭涩血止血；茜草根活血止血，血止而不留瘀。全方共奏健脾益气、固冲止血之效。

（3）血热型

主要证候：经血非时而下，量多如崩，或淋漓不断，血色深红，质稠，心烦少寐，渴喜冷饮，头晕面赤，舌红，苔黄，脉滑数。

证候分析：热伤冲任，迫血妄行，故经血非时而下，量多如崩，

或淋漓不断；血为热灼，故血色深红，质稠；邪热内炽，津液耗损，故口渴喜饮；热扰心神，故心烦少寐；邪热上扰，故头晕面赤。舌红，苔黄，脉滑数，也为血热之象。

治疗法则：清热凉血，固冲止血。

方药举例：清热固经汤（《简明中医妇科学》）。

生地黄、地骨皮、炙龟板、牡蛎粉、阿胶、黄芩、藕节、陈棕炭、甘草、焦栀子、地榆

方中黄芩、地骨皮、生地黄、阿胶清热凉血益阴；龟板、牡蛎育阴潜阳，固摄冲任；焦栀子、地榆清热凉血止血；藕节、陈棕炭涩血止血；甘草调和诸药。全方共奏清热凉血、固冲止血之效。

若肝郁化火者，兼见胸胁乳房胀痛、心烦易怒、时欲叹息、脉弦数等症，宜平肝清热止血，方用丹栀逍遥散加醋炒香附、蒲黄炭、血余炭以调气理血止血。

（4）血瘀型

主要证候：经血非时而下，量多或少，淋漓不净，血色紫黯有块，小腹疼痛拒按，舌紫黯或有瘀点，脉涩或弦涩有力。

证候分析：瘀滞冲任，血不循经，故经血非时而下，量多或少，淋漓不断；冲任阻滞，经血运行不畅，故血色紫黯有块，"不通则痛"，故小腹疼痛拒按。舌紫黯或有瘀点，脉涩或弦涩有力，也为血瘀之征。

治疗法则：活血祛瘀，固冲止血。

方药举例：逐瘀止崩汤（《安徽中医验方选集》）。

当归、川芎、三七、没药、五灵脂、丹皮炭、炒丹参、炒艾叶、阿胶（蒲黄炒）、龙骨、牡蛎、乌贼骨

方中没药、五灵脂活血祛瘀止痛；三七、丹皮炭、炒丹参活血

化瘀止血；当归、川芎养血活血；阿胶、炒艾叶养血止血；乌贼骨、龙骨、牡蛎固涩止血。

4.临证验案选

（1）崩漏（脾肾亏虚证）

姓名：王某某，性别：女，年龄：20岁。

初诊日期：2013年5月11日。

主诉：阴道淋漓出血20余天。

现病史：患者平素贪凉饮冷。近半年来，月经周期缩短，周期15~20天，量少，淋漓不断20天左右干净。末次月经4月17日，量少，色暗红，无血块，小腹微痛，淋漓至今未净。现面色苍白，头晕乏力，腰酸。舌质淡，苔白，脉沉细无力。

彩超：子宫及双附件区未见明显异常，内膜厚约6 mm。血常规：RBC 3.0×10^{12}/L，Hb 95 g/L，PLT 12×10^9/L。

辨证分析：肾为先天之本，脾为后天之本，患者为年轻女性，先天肾气不足，加之饮食不节、过食寒凉，损伤脾气，致使脾气虚弱，加之肾气不足，冲任内伤，故冲任不固，不能制约经血，发为崩漏。脾肾气虚则头晕乏力、腰酸，流血时间长、贫血则面色苍白。综合症状及舌脉，辨证属脾肾亏虚证。

中医诊断：崩漏（脾肾亏虚证）。

西医诊断：功能失调性子宫出血。

治法：健脾补肾，调冲止血。

方药：黄芪30 g，党参20 g，炒白术15 g，杜仲15 g，川续断30 g，山萸肉15 g，煅牡蛎30 g，仙鹤草30 g，益母草30 g，蒲黄炭（包煎）15 g，珍珠母（先煎）30 g，海螵蛸15 g，炙甘草6 g，狗脊15 g，7剂，水煎服，每日一剂。

二诊（2013 年 5 月 19 日）：自诉阴道出血停止，头晕乏力稍有减轻，余未见明显改善。守上方去煅牡蛎、海螵蛸、益母草、蒲黄炭，加升麻 12 g、柴胡 6 g、菟丝子 15 g、覆盆子 15 g、女贞子 15 g、墨旱莲 15 g，续用 7 天以巩固治疗。

三诊（2013 年 5 月 28 日）：自诉上述症状明显改善，无其他不适。继以上方调治。

四诊（2013 年 6 月 5 日）：月经来潮，给予少腹逐瘀汤加减。治疗 3 个疗程后回访，月经周期规律，经量正常。

按语：崩漏病本在肾，病位在冲任，变化在气血，表现在子宫的藏泄失常，常发生在青春期和更年期。肾为先天之本，脾为后天之本。肾虚则封藏失司，冲任不固，不能制约经血则发为崩漏。脾虚血失统摄，甚则虚而下陷，致血溢行于脉外则发为崩漏。又崩漏病程日久，气随血泄而常兼气虚之证。脾肾气虚，鼓动无力，致血行受阻，瘀滞于脉中而成瘀血；气虚夹瘀，瘀血阻滞，新血运行不畅，不能归经而溢于脉外，加重出血。因此，老师认为脾肾亏虚、瘀血阻滞是崩漏发生的重要病因病机。治崩漏应先调冲任，调冲任须从脾肾入手。《景岳全书·妇人规》指出："调经之要，贵在补脾胃以资血之源，养肾气以安血之室，知斯二者，则尽善矣。"老师认为补肾健脾、化瘀止血是治疗崩漏的主要大法，将固冲汤(张锡纯《医学衷中参西录》)加减用于崩漏出血期的治疗，取得满意的治疗效果。药物组成：黄芪、党参、炒白术、升麻、柴胡、杜仲、山萸肉、煅牡蛎、海螵蛸、仙鹤草、益母草等。其中，黄芪用量常在 30 g 以上，配用党参、炒白术健脾益气以摄血。《景岳全书·妇人规》曰："故凡见血脱等证，必当用甘药先补脾胃，以益发生之气。盖甘能生血，甘能养营，但使脾胃气强，则阳生阴长，而血自归经矣。"

又血能载气，大量出血的同时气随血泄，大剂量补气药不仅能摄血，减少出血，又能化生新血。升麻配柴胡升阳举陷，佐助补气药；杜仲、山萸肉益肾填精以固本培元；煅牡蛎、海螵蛸固涩止血；仙鹤草又称"脱力草"，收敛止血，无论寒热虚实均可使用；益母草化瘀止血，促进子宫内膜的脱落。对于出血时间长的患者，老师在以上药物的基础上喜用珍珠母来抑制子宫的兴奋性。诸药并用，标本兼治，是塞流、澄源、复旧三效合一的特色疗法。临证时根据不同的兼证加减用药。"少年治肾"，对青春期女性多配伍补肾填精药，如菟丝子、覆盆子、女贞子、旱莲草等；"老年治脾"，对更年期妇女多用健脾益气药，如茯苓、山药、焦三仙等；血止后给予八珍汤加减以善其后。

（2）崩漏（血热证）

姓名：陈某某，性别：女，年龄：20 岁。

初诊日期：2014 年 9 月 15 日。

主诉：经期延长 3 个月，阴道不规则流血 20 余日。

现病史：患者 14 岁月经初潮，经期 5~7 天，周期 25~28 天，量中，色红，有小血块，痛经（-），否认性生活史，素嗜辛辣。近 3 个月每次月经 20 日左右方净，量先少后多，色鲜红，质稠，时有血块，无明显腹痛。末次月经 8 月 23 日，曾经予西药止血剂治疗无效。刻下症见：阴道流血量多，色鲜红，有异味，心烦，口苦，小便量少，有灼热感，大便偏干，一日一次。舌质偏红，苔薄黄，脉细略数。

辅助检查：B 超示子宫附件无异常，内膜厚 0.8 cm。

辨证分析：患者素嗜辛辣，实热内蕴，冲任损伤，血海沸溢，迫血妄行，故经来不去；血为热灼，故血色红质稠。心烦、口干苦、溲赤便结及舌红、苔薄黄、脉细数均为血热崩中之证。

中医诊断：崩漏（血热证）。

西医诊断：功能失调性子宫出血。

治法：清热凉血止血。

方药：生地黄 15 g，白芍 10 g，牡丹皮 10 g，白茅根 30 g，茜草 10 g，地榆炭 10 g，生蒲黄（包煎）10 g，黄柏 10 g，黄芩 10 g，益母草 15 g，栀子 10 g，当归 10 g，5 剂，水煎服，每日一剂。

二诊（2014 年 9 月 20 日）：服药第 4 天血止，刻下症见：头晕乏力，口干无苦，溲赤好转，大便近常，舌质偏红，苔薄白，脉细略数。处方：旱莲草 15 g、枸杞子 10 g、山药 30 g、党参 15 g、白术 15 g、茯苓 15 g、当归 12 g、白芍 12 g、生地黄 12 g、川芎 10 g、续断 15 g、仙鹤草 30 g、山茱萸 15 g、炙甘草 6 g、阿胶（烊化）10 g，口服 7 剂，每日一剂。

三诊（2014 年 9 月 27 日）：患者 3 天前月经来潮，量多，色鲜红，有小血块，轻微口干，头晕，二便调，舌质偏红，苔薄白，脉滑数，继予固经汤 5 剂。

四诊（2014 年 10 月 4 日）：现患者月经已净，无头晕乏力，口干无苦，二便调，舌质淡红，苔薄白，脉细略数。继续予八珍汤口服，并嘱禁食辛辣。其后每于经期服用固经汤，非经期服用八珍汤，调理 3 个月而愈。

按语：《素问》："阴虚阳搏，谓之崩。"方约之云："血属阴，静则循经荣内，动则错经妄行。故七情过极，则五志亢甚，经血暴下，久而不止，谓之崩中。初用止血，以塞其流；中用清血，以澄其源；末用补血，以复其旧。若只塞其流而不澄其源，则滔天之势不可遏；若只澄其源而不复其旧，则孤阳无所根据。"患者辨证属血热证，治以清热凉血，止血调经。方中生地黄、黄芩、黄柏、栀子清热凉血；地榆炭、茜草、白茅根、生蒲黄凉血止血；患者子宫内膜厚 0.8 cm，以益母草、当归、牡丹皮活血化瘀以防血止留瘀。

二诊：患者血止，自觉口干乏力，此乃气血虚弱、营阴不足所致，治以调补三阴为要，予八珍汤加减澄源复旧。方中党参、山药、白术、茯苓、炙甘草益气健脾；生地黄、当归、川芎、白芍补血养血。张锡纯最善用山茱萸，在其所著《医学衷中参西录》中云"山萸肉：味酸性温。大能收敛元气，振作精神，固涩滑脱。因得木气最浓，收涩之中兼具条畅之性，故又通利九窍，流通血脉"。仙鹤草在《滇南本草》中别名"脱力草"，其味苦涩、性平，入肺、肝、脾经，具有很好的补虚扶正作用，二药合用在崩漏血止后的气血两虚证候中恰到好处。五脏相移，穷必及肾，故以续断、枸杞子、旱莲草补肾益阴；阿胶滋阴养血。三诊患者月经来潮，继续以清热凉血为主，凉血调经。四诊经后，继续以八珍汤澄源复旧，侧重调补脾胃，也是李东垣强调的"下血症须用四君子补气药收功"的发挥。

（3）崩漏（气虚肝郁血瘀证）

姓名：赵某，性别：女，年龄：39 岁。

初诊日期：2014 年 8 月 22 日。

主诉：阴道不规则流血 25 天。

现病史：患者平素月经规律，12 岁初潮，周期 25~27 天，经期 3~5 天，量中，色红，无血块，痛经（＋），需服止痛药。自 7 月 28 日阴道出血至今，前 3 天量中，如正常月经量，色红，有血块，余量少，仅用护垫。现乏力，胸闷，无腰酸，无乳胀，心烦，口干渴，纳一般，入睡困难，易醒，脱发，大便畅，每日 1 次，成形，小便调，无夜尿，舌暗，苔白，脉细弦尺弱。

既往史：1997 年巧囊破裂，开腹行巧囊剥除术；2002 年、

2008 年巧囊复发行腹腔镜手术治疗，术后病检示巧克力囊肿。

婚育史：23 岁结婚，G1P1，育有 1 子，体健。

辅助检查（2014 年 8 月 21 日于本院）：B 超示子宫前位，大小 3.8 cm×3.0 cm×2.4 cm，内膜厚 0.58 cm。尿 HCG 阴性。

辨证分析：肝主疏泄，性喜条达，五脏中，肝脏最易被情志所伤；又肝主藏血，是为血海，对血液有蓄溢和调节作用。妇人愤怒妒忌，性情偏颇，长期忧愁思虑，致肝气郁结，疏泄失常，久而化热化火，扰及冲任，使血海蓄溢失常，血气妄行发为崩漏。肝气郁结，气郁化火，见胸闷、心烦、口渴；肝郁克脾，脾虚失运则乏力，脾虚血不养心则入睡困难、易醒。综合症状及舌脉，辨证属气虚肝郁血瘀证。

中医诊断：崩漏（气虚肝郁血瘀证）。

西医诊断：功能失调性子宫出血。

治法：疏肝健脾，化瘀止血。

方药：仙鹤草 30 g，炒栀子 12 g，茯苓 15 g，白术 15 g，绿萼梅 10 g，三七（冲服）3 g，郁金 10 g，炙甘草 5 g，川牛膝 10 g，桑寄生 15 g，续断 30 g，桃仁 10 g，夜交藤 30 g，珍珠母（先煎）30 g，荆芥炭 10 g，太子参 20 g，水煎服，每日一剂，连服 7 剂。

二诊（2014 年 8 月 29 日）：服上方 1 剂后血止。刻下症见：带下量少，色淡黄，无异味及阴痒，时有腰酸，小腹坠痛，无乳胀，口干渴，纳欠佳，进食少，眠浅易醒，白天困倦，大便每日 1 次，成形，畅，小便黄，舌嫩紫暗，苔白，脉细弦。上方去川牛膝、桃仁、荆芥炭，加月季花 10 g、炙黄芪 30 g、生牡蛎 30 g，水煎服，每日一剂，连服 7 剂。

此后以疏肝健脾为主治疗，未再出现阴道流血淋漓不尽的症状。

　　按语：本例辨证属气虚肝郁血瘀证。初诊以太子参、炙甘草、茯苓、白术健脾益气；方中太子参味甘，微苦，性微寒，为清补之品，既能益气，又可养阴，用于此处补而不燥；仙鹤草、荆芥炭固涩止血；炒栀子、绿萼梅、郁金疏肝解郁；患者有血瘀之象，故以川牛膝、桃仁、三七活血化瘀，以防血止留瘀；桑寄生、续断补肾固涩止血；夜交藤、珍珠母安神定志。二诊血止后仍以疏肝健脾、化瘀固冲止血为主。上方去川牛膝、荆芥炭、桃仁，仅留三七活血止血，以防血止留瘀之弊；黄芪、茯苓、白术、炙甘草健脾益气；炒栀子、绿萼梅、郁金、月季花疏肝解郁；续断、桑寄生补肾益气；生牡蛎味咸、涩，有收敛固涩之效，其性寒质重，又有益阴潜阳之功。《本草备要》言其可"治遗精崩带"，《药性论》言其"主治女子崩中，止盗汗，除风热，止痛"。《医学衷中参西录》之安冲汤，用牡蛎配黄芪、白术、海螵蛸治脾虚之漏下。化瘀，老师喜用三七，《医学衷中参西录》："三七，诸家多言性温，然单服其末数钱，未有觉温者。善化瘀血，又善止血妄行，为吐衄要药，病愈后不至瘀血留于经络，为其善化瘀血，故又善治女子癥瘕，月事不通，化瘀血而不伤新血，允为理血妙品。"选续断、桑寄生以补肾，且补而不滞，实则益阴血；夜交藤、珍珠母养心安神，夜寐安方能达到阴阳调和之效。老师认为治疗疾病不可见痛止痛、见血止血，要善于抓住疾病的本质，看病重在辨证，首先应根据患者的舌、脉、症进行辨别。本案患者有气虚肝郁血瘀的病证，瘀血不去，则新血难以归经，此时单纯益气健脾、固涩止血恐难收效，反而会加重瘀血的情况，出血难止，故以川牛膝、桃仁、三七化瘀止血。老师处方用药抓住疾病病变的实质，整体调节，标本兼顾，使患者血止病愈。且老师在治疗过程中时时注意疏导患者情绪，劝其力戒急躁，终获良效。

（4）崩漏（脾虚证）

姓名：韩某，性别：女，年龄：24 岁，职业：学生。

初诊日期：2013 年 8 月 22 日。

主诉：阴道不规则流血 16 天。

现病史：患者诉 2013 年 2 月始阴道不规则流血 1 个月，服中药调理后血止。现又出现阴道不规则流血，始量中，色红，无不适，后于当地诊所服中药调理后量转多，色深，伴血块多，全身乏力。末次月经 8 月 7 日，始量少色红，后量多色暗，有血块，现阴道不规则流血 16 天，未净。食少不思饮食，寐可，小便可，大便稀溏，舌体胖大，边有齿痕，质淡，苔薄白，脉细无力。

月经史：16 岁初潮，周期 28~35 天，经期 7 天，量、色可，无不适。平素白带可。否认性生活史。

辅助检查：血常规示 Hb 90 g/L。妇科 B 超示子宫大小正常，内膜厚 0.6 cm，双附件未见异常。

辨证分析：《难经·四十二难》云"（脾）主裹血，温五脏"，脾主统血，血行脉中，患者忧思伤脾，脾气虚弱，失于统摄，冲任失调，故见下血不止，发为崩漏。脾气虚则见全身乏力，脾气虚弱，运化失司，故见不思饮食，大便稀溏。综合症状及舌脉，辨证属脾虚证。

中医诊断：崩漏（脾虚证）。

西医诊断：功能失调性子宫出血。

治法：健脾补气，固冲止血。

方药：炙黄芪 30 g，党参 20 g，炒白术 15 g，炒山药 30 g，茯苓 15 g，升麻炭 9 g，柴胡 6 g，当归 10 g，熟地黄 15 g，炒白芍 12 g，

陈皮 12 g，煅牡蛎 30 g，仙鹤草 30 g，海螵蛸 30 g，鸡内金 10 g，7剂，水煎服，每日一剂，分早晚两次温服。

二诊（2013 年 8 月 29 日）：自诉服上药 5 剂后血止，无不适，现血止第 3 天，末次月经 8 月 7 日。刻下症见：纳较前好转，眠可，大便质稀，量少，2~3 天一行，小便调，舌红，苔白，脉细滑。今日我院复查血常规示：Hb 87 g/L。患者虽已血止，但因流血过久过多导致崩漏后继发贫血，血止后当以澄源、复旧为主，治以益气养血，巩固止崩，兼顾贫血症状。前方基础上去煅牡蛎、海螵蛸，加山萸肉 15 g、旱莲草 15 g（7 剂，服法同前）。

三诊（2013 年 9 月 9 日）：服药平妥，自诉无不适，纳、眠可，二便调，舌淡红，苔白。患者现血止，月经尚未来潮，处于经前期，治以健脾固肾、补血活血促进月经来潮，故 8 月 29 日方去山萸肉、仙鹤草，加川芎 10 g、狗脊 15 g、杜仲 15 g、巴戟天 15 g、川牛膝 15 g、益母草 15 g，余药同前，7 剂。

四诊（2013 年 9 月 25 日）：患者自诉服上药后，月经于 9 月 10 日来潮，持续 7 天干净，量可，色红，有少量血块，经行伴小腹略痛，现无不适，纳、眠可，二便调，舌淡红，苔薄白，脉细滑。患者月经来潮后冲任血海空虚，治当滋肾填精，养血调经。患者 24 岁，治疗目的当为恢复并建立稳定的月经周期，使月经如期而至。方药在前方的基础上加菟丝子 15 g。

按语：该患者为学生，平时多忧思忧虑，日久伤脾，加之流血过多过久，气随血脱，脾气亏虚，失于统血，冲任受损，不能制约经血，使子宫藏泻失常，故经血非时暴下不止，或淋漓不断，发为崩漏。《妇科玉尺》云："思虑伤脾，不能摄血，致令妄行。"张景岳亦曰："调经之要，贵在补脾胃以资血之源，养肾气以安血之室，知斯二者，则尽善矣。"因此出血期治疗以补气健脾、固本止崩为首要。患者崩漏继发贫血，故血止后治疗当益气养血、补肾固冲，改善贫血症状，继而恢复脾肾功能，调理冲任。患者初诊时为出血期，当塞流、澄源，以益气升提为主，气能生血，气充而血沛，以固本止崩汤为基础方益气升提，其中黄芪配当归又含有"当归补血汤之意"，止血不忘补血，加仙鹤草、煅牡蛎、海螵蛸固涩止血，加鸡内金健胃消食。二诊澄源结合复旧，患者血止，故去具有固涩之效的海螵蛸、煅牡蛎，仍以健脾益气为主，结合舌红，考虑流血时间长，有伤阴之症，故在健脾益气为主的方药上加山萸肉滋补阴血，旱莲草滋补肝肾、凉血止血。《分类草药性》载旱莲草有"止血，补肾，退火，消肿。治淋、崩"之功效。余诊固本善后，复旧为要，澄源为辅，以恢复脾肾功能，以建立稳定的月经周期为治疗目的。继后应坚持服药调理，以达排卵功能正常、经血月月如期而至之最终目的。三诊患者月经延期尚未来潮，故去兼有固涩功效之仙鹤草、山萸肉，加补血活血、走而不守之川芎，活血化瘀之益母草、川牛膝，滋补肝肾之杜仲、狗脊、巴戟天。四诊患者月经可按时来潮，经期正常，仍以健脾固肾为主，故患者月经恢复正常。

（5）崩漏（气虚血瘀证）

姓名：谢某，性别：女，年龄：32岁。

初诊日期：2012年9月27日。

主诉：阴道不规则出血51天。

现病史：14岁初潮，自行经后月经则推后一周左右，末次月经8月8日，至今不净。刻下症见：头晕乏力，眼目昏花，心悸，腰麻，阴道流血时多时少，色淡质稀，有少量血块，纳欠佳，舌淡暗而胖，边有齿印及瘀斑，苔薄白，脉沉弱。

实验室检查：血常规示 Hb 80 g/L，WBC 7.2×10^9/L，N 0.75，L 0.25。

中医诊断：崩漏（气虚血瘀证）。

西医诊断：功能失调性子宫出血。

治法：益气化瘀止血。

方药：归脾汤加减。

党参 30 g，炙黄芪 45 g，炒白术 12 g，山药 30 g，阿胶（烊冲）12 g，当归 10 g，茯苓 12 g，乌贼骨 30 g，艾叶炭 12 g，煅牡蛎（先煎）30 g。5 剂，水煎服。嘱患者忌辛辣生冷刺激饮食，调畅情志，忌劳累，注意休息。

二诊（2012 年 10 月 4 日）：药后少腹胀痛，耳窍闭塞，苔脉同前，上方去阿胶、艾叶炭、煅牡蛎，加生蒲黄（包煎）10 g、五灵脂 10 g、三七末（冲服）5 g、山楂 15 g、益母草 15 g、赤芍 12 g、川芎 10 g，5 剂而愈。瘀血不去，新血不生，阿胶、艾叶炭温经止血，煅牡蛎收敛固涩止血，瘀血未去，止血只能瘀上加瘀，而致少腹胀痛、耳窍闭塞，故加用活血药。

三诊（2012 年 10 月 10 日）：上药服 2 剂后下血量多，色暗红有块，腹痛腰痛消失，耳窍开通，3 剂后阴道流血止，但觉头晕乏力，眼前发黑，神疲肢倦，心悸心慌，舌淡苔白，脉细。暂用健脾益气、益肾调冲之法，处方：党参 30 g，炙黄芪 45 g，炒白术 15 g，山药 30 g，阿胶（烊冲）12 g，当归 12 g，续断 15 g，菟丝子 15 g，枸杞子 15 g，山萸肉 30 g，补骨脂 20 g，炙甘草 15 g。

四诊（2012 年 10 月 17 日）：药后诸症悉除，唯觉乏力，要求服用成药。守原法治疗，归脾丸合六味地黄丸调理善后。

按语：气虚冲任不固，血失统摄，故出血时多时少，淋漓不断；

血失气煦，则色淡质稀；气虚不能帅血上行头目、濡养脏腑，可见头晕乏力、眼目昏花、心悸、腰麻；气虚推动无力则见有血块；气虚运化失常则纳欠佳。舌淡暗而胖，边有齿印及瘀斑，脉沉弱，皆为气虚血瘀之象。本例患者系气虚血瘀而致病，辨证准确，但用药急于固涩而使瘀上加瘀，致少腹胀痛、耳窍闭塞，加用活血化瘀之品，使诸症悉除，流血止，疾病得愈。如果祛瘀过急，易伤正气，益气固经，又碍血行，因此在临床治病时须掌握病因病机，审因论治，方可奏效。

（二）闭经

1. 概念

女子年逾 18 周岁，月经尚未来潮，或月经来潮后又中断 6 个月以上者，称为"闭经"，前者称"原发性闭经"，后者称"继发性闭经"，古称"女子不月""月事不来""经水不通""经闭"等。妊娠期、哺乳期或更年期的月经停闭属生理现象，不作闭经论，有的少女初潮 2 年内偶尔出现月经停闭现象，可不予治疗。本病属难治之症，病程较长，疗效较差，因此，必要时应采用多种方法综合治疗以提高疗效。因先天性生殖器官缺如或后天器质性损伤致无月经者，因药物治疗难以奏效，不属本节讨论范围。

2. 病因病机

发病机理主要是冲任气血失调，有虚、实两个方面，虚者因冲任亏败，源断其流；实者因邪气阻隔冲任，经血不通。导致闭经的病因复杂，有先天因素，也有后天因素，可由月经不调发展而来，也有因他病致闭经者。常见的分型有肾虚、脾虚、血虚、气滞血瘀、寒凝血瘀和痰湿阻滞。

（1）肾虚

先天不足，少女肾气未充，精气未盛，或房劳多产，久病伤肾，以致肾精亏损，冲任气血不足，血海不能满溢，遂致月经停闭。

（2）脾虚

饮食不节，思虑或劳累过度，损伤脾气，气血化生之源不足，冲任气血不充，血海不能满溢，遂致月经停闭。

（3）血虚

素体血虚，或数伤于血，或大病久病，营血耗损，冲任血少，血海不能满溢，遂致月经停闭。

（4）气滞血瘀

七情内伤，素性抑郁，或愤怒过度，气滞血瘀，瘀阻冲任，气血运行受阻，血海不能满溢，遂致月经停闭。

（5）寒凝血瘀

经产之时，血室正开，过食生冷，或涉水感寒，寒邪乘虚客于冲任，血为寒凝成瘀，滞于冲任，气血运行阻隔，血海不能满溢，遂致月经停闭。

（6）痰湿阻滞

素体肥胖，痰湿内盛，或脾失健运，痰湿内生，痰湿、脂膜壅塞冲任，气血运行受阻，血海不能满溢，遂致月经停闭。

3. 辨证论治

在确诊闭经之后，尚需明确是经病还是他病所致，因他病致闭经者先治他病然后调经。

辨证重在辨明虚实或虚实夹杂的不同情况。虚证者治以补肾滋肾，或补脾益气，或补血益阴，以滋养经血之源；实证者治以行气活血，或温经通脉，或祛邪行滞，以疏通冲任经脉。本病虚证多、实证少，切忌妄行攻破之法，犯虚虚实实之戒。

（1）肾虚型

①肾气虚证

主要证候：月经初潮来迟，或月经后期，量少，渐至闭经，头晕耳鸣，腰酸腿软，小便频数，性欲淡漠，舌淡红，苔薄白，脉沉细。

证候分析：肾气不足，精血衰少，冲任气血不足，血海不能满溢，故月经初潮来迟，或月经后期，量少，渐至停闭；肾虚不能化生精血，髓海、腰府失养，故头晕耳鸣，腰酸腿软；肾气虚，阳气不足，故性欲淡漠；肾虚不能温化膀胱，故小便频数。舌淡红，苔薄白，脉沉细，也为肾气虚之征。

治疗法则：补肾益气，养血调经。

方药举例：大补元煎加丹参、牛膝。

若闭经日久，畏寒肢冷甚者，酌加菟丝子、肉桂、紫河车；夜尿频数者，酌加金樱子、覆盆子。

②肾阴虚证

主要证候：月经初潮来迟，或月经后期，量少，渐至闭经，头晕耳鸣，腰膝酸软，或足跟痛，手足心热，甚则潮热盗汗，心烦少寐，颧红唇赤，舌红，少苔或无苔，脉细数。

证候分析：肾阴不足，精血亏虚，冲任气血虚少，血海不能满溢，故月经初潮来迟，或后期量少，渐至停闭；精亏血少，上不能濡养空窍，故头晕耳鸣；下不能濡养外府，故腰膝酸软，或足跟痛；阴虚内热，故手足心热；热劫阴液外泄，故潮热盗汗；虚热内扰心神，则心烦少寐；虚热上浮，则颧红唇赤。舌红，少苔或无苔，脉细数，也为肾阴虚之征。

治疗法则：滋肾益阴，养血调经。

方药举例：左归丸。

若潮热盗汗者，酌加青蒿、鳖甲、地骨皮；心烦不寐者，酌加柏子仁、丹参、珍珠母；阴虚肺燥、咳嗽咯血者，酌加白及、仙鹤草。

③肾阳虚证

主要证候：月经初潮来迟，或月经后期量少，渐至闭经，头晕耳鸣，腰痛如折，畏寒肢冷，小便清长，夜尿多，大便溏薄，面色晦暗，或目眶黯黑，舌淡，苔白，脉沉弱。

证候分析：肾阳虚衰，脏腑失于温养，精血化生之源不足，冲任气血不足，血海不能满溢，故月经初潮来迟，或后期量少，渐至停闭；肾阳虚衰，阳气不布，故形寒肢冷；肾阳虚，不足以温养血海、外府，故头晕耳鸣，腰痛如折；肾阳虚，膀胱气化失常，故小便清长，夜尿多；肾阳虚不能温运脾阳，运化失司，故大便溏薄；肾色为黑，肾阳虚，故面色晦暗，目眶黯黑。舌淡，苔白，脉沉弱，也为肾阳虚之征。

治疗法则：温肾助阳，养血调经。

方药举例：十补丸（《济生方》）。

熟地黄、山药、山茱萸、泽泻、茯苓、牡丹皮、肉桂、五味子、炮附子、鹿茸

方中鹿茸、炮附子、肉桂温肾壮阳，填精养血；熟地黄、山茱萸补肾益精血，更助山药以资生化之源；少佐泽泻、茯苓渗湿利水；牡丹皮清泄虚火，与温肾药配伍，使补而不滞、温而不燥；五味子助肉桂引火归原，纳气归肾。全方温肾助阳，滋养精血，肾气旺盛，任冲通盛，月事以时下。

（2）脾虚型

主要证候：月经停闭数月，肢倦神疲，食欲不振，脘腹胀闷，

大便溏薄，面色淡黄，舌淡胖有齿痕，苔白腻，脉缓弱。

证候分析：脾虚生化之源亏乏，冲任气血不足，血海不能满溢，故月经停闭数月；脾虚运化失职，湿浊内盛，故食欲不振，脘腹胀闷，大便溏薄；脾主四肢，脾虚中气不振，故肢倦神疲。舌淡胖有齿痕，苔白腻，脉缓弱，也为脾虚之征。

治疗法则：健脾益气，养血调经。

方药举例：参苓白术散（《太平惠民和剂局方》）加当归、牛膝。

人参、白术、茯苓、白扁豆、甘草、山药、莲子肉、桔梗、薏苡仁、砂仁

（3）血虚型

主要证候：月经停闭数月，头晕目花，心悸怔忡，少寐多梦，皮肤不润，面色萎黄，舌淡，苔少，脉细。

证候分析：营血亏虚，冲任气血衰少，血海不能满溢，故月经停闭；血虚上不能濡养脑髓清窍，故头晕目花；血虚内不养心神，故心悸怔忡，少寐多梦；血虚外不荣肌肤，故皮肤不润，面色萎黄。舌淡，苔少，脉细，也为血虚之征。

治疗法则：补血养血，活血调经。

方药举例：小营煎（《景岳全书》）加鸡内金、鸡血藤。

当归、熟地黄、白芍、山药、枸杞子、炙甘草

方中熟地黄、枸杞子、白芍填精养血；山药、鸡内金、炙甘草健脾以生血；当归、鸡血藤补血活血调经。诸药合用，养血为主，兼能活血通络。

若血虚日久，渐至阴虚血枯经闭者，症见月经停闭，形体羸瘦，骨蒸潮热，或咳嗽唾血，两颧潮红，舌绛苔少，甚或无苔，脉细数，治宜滋肾养血、壮水制火，方用补肾地黄汤（《陈素庵妇科补解》）。

熟地黄、麦冬、知母、黄柏、泽泻、山药、远志、茯神、牡丹皮、枣仁、玄参、桑螵蛸、竹叶、龟板、山茱萸

方中知柏地黄丸滋肾阴、泻相火；佐以玄参、龟板、桑螵蛸滋阴潜阳；竹叶、麦冬清心火；远志、枣仁宁心神。心气下通，胞脉流畅，月事自来矣。

（4）气滞血瘀型

主要证候：月经停闭数月，小腹胀痛拒按，精神抑郁，烦躁易怒，胸胁胀满，嗳气叹息，舌紫黯或有瘀点，脉沉弦或涩而有力。

证候分析：气机郁滞，气滞血瘀，瘀阻冲任，血海不能满溢，故月经停闭；瘀阻胞脉，故小腹胀痛拒按；气机不畅，故精神抑郁、烦躁易怒、胸胁胀满、嗳气叹息。舌紫黯或有瘀点，脉沉弦或涩而有力，也为气滞血瘀之征。

治疗法则：行气活血，祛瘀通络。

方药举例：膈下逐瘀汤（《医林改错》）。

当归、赤芍、桃仁、川芎、枳壳、红花、延胡索、五灵脂、牡丹皮、乌药、香附、甘草

方中枳壳、乌药、香附、延胡索行气活血止痛；赤芍、桃仁、红花、牡丹皮、五灵脂活血祛瘀止痛；当归、川芎养血活血调经；甘草调和诸药。全方行气活血，祛瘀行滞，故能通络。

若烦躁、胁痛者，酌加柴胡、郁金、栀子；挟热而口干，便结，脉数者，酌加黄柏、知母、大黄。

（5）寒凝血瘀型

主要证候：月经停闭数月，小腹冷痛拒按，得热则痛缓，形寒肢冷，面色青白，舌紫黯，苔白，脉沉紧。

证候分析：寒邪客于冲任，与血相搏，血为寒凝致瘀，瘀阻冲

任，气血不通，血海不能满溢，故经闭不行；寒客胞中，血行不畅，"不通则痛"，故小腹冷痛拒按；得热后血脉暂通，故腹痛得以缓解；寒伤阳气，阳气不达，故形寒肢冷、面色青白。舌紫黯，苔白，脉沉紧，也为寒凝血瘀之征。

治疗法则：温经散寒，活血调经。

方药举例：温经汤。

若小腹冷痛较剧者，酌加艾叶、小茴香、姜黄；四肢不温者，酌加制附子、仙灵脾。

（6）痰湿阻滞型

主要证候：月经停闭数月，带下量多，色白质稠，形体肥胖，或面浮肢肿，神疲肢倦，头晕目眩，心悸气短，胸脘满闷，舌淡胖，苔白腻，脉滑。

证候分析：痰湿阻于冲任，阻滞血海，经血不能满溢，故月经数月不行；痰湿下注，损伤带脉，故带下量多，色白质稠；痰湿内盛，故形体肥胖；痰湿困阻脾阳，运化不良，水湿泛溢肌肤，故面浮肢肿、神疲肢倦；痰湿停于心下，清阳不升，故头晕目眩、心悸气短、胸脘满闷。舌淡胖，苔白腻，脉滑，也为痰湿之征。

治疗法则：豁痰除湿，活血通经。

方药举例：丹溪治湿痰方（《丹溪心法》）。

苍术、白术、半夏、茯苓、滑石、香附、川芎、当归

方中苍术、半夏燥湿化痰；白术、茯苓健脾祛湿；滑石渗利水湿；当归、川芎、香附行气活血。痰湿去则冲任、血海自无阻隔，而获通经之效。

若胸脘满闷者，酌加瓜蒌、枳壳；肢体浮肿明显者，酌加益母草、泽泻、泽兰。

4.临证验案选

（1）闭经（肾气不足、湿浊阻滞证）

姓名：刘某某，性别：女，年龄：25 岁。

初诊日期：2013 年 2 月 26 日。

主诉：月经后错 18 年，闭经 4 个月。

现病史：患者平素月经规律，11 岁初潮，45~60 天行经一次，经期 7 天，量中，色红，血块（±），痛经（±），曾间断治疗仍后错。2011 年因闭经 3 个月到宁夏人民医院查激素及 B 超后诊断为多囊卵巢综合征，予达英 –35 口服 4 个月，服药期间，周期 27~40 天，行经 7 天，量、色可，停药后月经后错较前加重，周期 3~4 个月，行经 7 天，量、色可。2011 年起月经量较前减少，色暗，此后间断中药及中成药治疗至今，月经周期 45 天 ~3 个月，量少。现闭经 4 个月，前次月经 2012 年 8 月，末次月经 2012 年 11 月 5 日，量少，色红。刻下症见：带下量多，色白，无异味，时有阴痒，腰酸，无腹痛，无口干渴，无乳胀，纳可，眠易醒，不易再入睡，大便每日 1 次，成形，偏软，畅，小便调，近 1 年体重增加 25 kg，性欲减退，舌暗红，苔白，脉沉略细弦滑。

辨证分析：肾为先天之本，藏精，主生殖，肾精是人体生长发育的物质基础。肾气乃月经来潮的首发启动因子，肾虚精亏，天癸迟至，或冲任不通，而见月经延期不行或量少，甚则闭经不孕；肾主水，水泛亦为痰，痰之本无不在肾，若肾阳亏虚，气化不利，水液通调功能失常，水湿滞留，脂膏壅积，而见形体肥胖；湿浊阻滞停于下焦，则带下量多，肾气亏虚则腰酸。综合症状及体征，辨证属肾气不足、湿浊阻滞证。

中医诊断：闭经（肾气不足、湿浊阻滞证）。

西医诊断：多囊卵巢综合征。

治法：清利湿浊，调补肝肾，佐以通经。

方药：败酱草 30 g，茯苓 20 g，冬瓜皮 30 g，续断 30 g，桑寄生 30 g，夜交藤 30 g，珍珠母 30 g，绿萼梅 10 g，茜草炭 12 g，川芎 6 g，桃仁 10 g，黄芩 10 g，菟丝子 10 g，覆盆子 15 g，蒲公英 30 g，14 剂，水煎服，每日一剂。

二诊（2013 年 4 月 12 日）：经前基础体温（BBT）双相（前 4 天略低）。2013 年 4 月 7 日点滴出血 2 天，色鲜红，腰酸，口干渴，眠欠佳，易醒，大便 2~3 天 1 次，质偏黏，怕冷，余无殊。舌暗嫩，脉沉略细滑。处方：上方去茯苓、茜草炭、川芎、桃仁、黄芩、菟丝子、覆盆子、蒲公英，加茵陈 12 g、冬瓜皮 15 g、芦根 15 g、生牡蛎 30 g、枳壳 12 g、郁金 10 g、黄连 3 g，14 剂，水煎服，每日一剂。

三诊（2013 年 6 月 28 日）：末次月经 5 月 25 日，再次出现阴道流血。现腰酸，纳可，眠欠佳，易醒，大便 2~3 日 1 次，畅，小便调。舌嫩暗，苔薄白，脉细弦滑。处方：在上方的基础上加益母草 15 g、茯苓 20 g、桃仁 10 g、炙甘草 6 g，14 剂，水煎服，每日一剂。

四诊（2013 年 8 月 20 日）：7 月 19 日再次月经来潮，量、色可。经过治疗患者现体温已恢复双相，月经已恢复至 40 余天 1 行。继服 14 剂，水煎服，每日一剂，巩固疗效。

按语：老师认为多囊卵巢综合征的病因病机主要为脾肾阳虚、气滞湿阻。临床常见患者婚久不孕，月经量少，甚或闭经，腰膝酸软，体胖，胸闷泛恶，情志抑郁，乳房作胀。治疗原则当温肾健脾，行气利湿。首诊方中茯苓、冬瓜皮健脾利湿；败酱草、黄芩、蒲公英清利中焦湿热；绿萼梅疏肝解郁；茜草炭、川芎、桃仁活血化瘀；桑寄生、续断、菟丝子、覆盆子补肾益气；夜交藤、珍珠母养心安神。二诊 BBT 已双相，口干渴表明有肝郁化热伤阴的表现，故去健脾利水之茯苓，清热燥湿之黄芩、蒲公英；去温燥之覆盆子、川芎以防进一步伤阴；以芦根清热养阴；月经已来潮，故去桃仁、茜草炭。大便黏滞，以冬瓜皮健脾利水；败酱草、黄连清泻湿热；茵陈、生牡蛎、绿萼梅、郁金疏肝泻热；续断、桑寄生补肾益气；夜交藤、珍珠母养心安神；枳壳理气行滞。治疗有效，三诊考虑月经即将来潮，予茯苓健脾益气；益母草、桃仁活血祛瘀；炙甘草调和诸药。四诊继续按上方加减治疗。对于多囊卵巢的肥胖之人，老师认为单纯的节食、运动减肥虽然有一定的效果，过度则不宜，又因个人的体质不同、耐受程度不同，减肥效果也存在差异，故一定要因人而异，量力而行，否则会因食入不足，加之耗损过度，出现气血乏源致气血不足；运动过度，过劳伤筋，筋伤致肝血不足；运动多汗，伤及津液，津血同源，筋亏亦致血少。诸因素叠加作用，至血海无继，月事不来，治宜养肝健脾、益肾调经。

（2）闭经（肝郁痰湿证）

姓名：李某某，性别：女，年龄：28 岁。

初诊日期：2016 年 5 月 4 日。

主诉：月经稀发 2 年，停经 3 个月。

现病史：近 2 年月经稀发渐至闭经，就诊时已停经 3 月余，末次月经 1 月 25 日。刻下症见：形体肥胖，胸闷泛恶，易叹气，平素痰多食少，神疲肢重，寐佳，二便调，带下黏腻，舌淡胖，苔白腻，脉弦滑。

辅助检查（2016 年 5 月 4 日于本院）：尿 HCG 阴性；B 超示

内膜厚 0.6 cm，子宫及双附件未见异常。

既往史：无特殊病史。

辨证分析：患者素性抑郁，气机不畅，痰浊瘀滞，从而导致气血运行障碍，胞脉不通，则闭经；痰湿阻滞，胃气上逆，则胸闷犯恶，痰多；肝气不舒则叹气；痰湿困脾则神疲肢重。综合症状及舌脉，辨证属肝郁痰湿证。

中医诊断：闭经（肝郁痰湿证）。

西医诊断：闭经。

治法：化痰燥湿，疏肝活血通经。

方药：苍术 10 g，香附 15 g，陈皮 10 g，姜半夏 10 g，茯苓 15 g，胆南星 10 g，枳实 10 g，鸡内金 15 g，藿香 15 g，生山楂 30 g，川牛膝 15 g，姜厚朴 12 g，紫苏叶 15 g，7 剂，每日一剂，水煎，分 2 次服。

二诊（2016 年 5 月 13 日）：服药 7 剂，痰量明显减少，月经来潮，量少，继服前方加丹参 30 g、刘寄奴 15 g，水煎服，每日一剂，14 剂。

三诊（2016 年 6 月 30 日）：服 14 剂后，经量如常，经后继服此方加减调理 2 个月，月事如常。

按语：方中苍术芳香燥烈，辛宣芳化，既燥里湿又散外湿而开上焦；姜半夏辛开苦降，温化痰湿，诚如仲景言"病痰饮者，当以温药和之"；胆南星清热燥湿化痰；藿香温化痰浊；紫苏叶行气宽中，陈皮、枳实、姜厚朴燥湿降浊，四药辛开苦降，畅达中焦，燥湿化痰；茯苓健脾渗湿，使痰湿从下焦而走。诸药开上、畅中、渗下，分消走泄。气不动则痰湿不走，用香附疏肝理气，香附与枳实，一疏肝郁，一行气导滞，气行则痰行。鸡内金、生山楂消食健胃，川牛膝活血调经，引诸药下行。总之，老师治疗此类证型的闭经抓住肥胖患者痰、气、血瘀这三个重要环节，集健脾、化痰、利气、祛瘀诸法于一体，通调三焦，运行气血，通里达表，配合饮食、运动、综合疗法，从而改善痰湿体质，其他生理指标也得到改善，月经恢复正常。

（3）闭经（寒湿瘀阻证）

患者，女，35岁，已婚，G2P1，工具避孕。

初诊日期：2017年10月11日。

主诉：闭经6月余。

现病史：患者平素月经周期不规律，近1年月经周期错后，周期2~3个月，经期4~5天，量少，色暗红，无痛经。末次月经2017年3月3日。1年前无明显诱因出现月经错后，2个月未至，就诊于当地诊所，查尿妊娠试验阴性，给予黄体酮胶囊，连服5天后月经来潮。次月月经仍逾期未至，继予黄体酮胶囊口服。此后每月均以黄体酮胶囊口服维持正常行经。半年前，患者自行停药，至今未行经。刻下症见：患者形体中等，面色晦暗，小腹畏寒喜暖，手足不温，带下量多，色白质稀，食少，多梦，大便稀溏，小便正常，舌淡黯，舌体胖大，苔白腻，脉沉细。

辅助检查：2017年10月11日盆腔彩超示，子宫大小、形态未见异常，内膜厚0.6 cm，双附件区未见异常。性激素六项中，促黄体生成素（LH）12.05 mIU/ mL，卵泡刺激素（FSH）7.16 mIU/ mL，雌二醇（E$_2$）：38.23 pg/ mL，催乳素（PRL）：15.63 ng/ mL，血清睾酮（T）：0.65 nmol /L，血清孕酮（P）1.51 ng/ mL。

中医诊断：闭经（痰湿瘀阻证）。

西医诊断：闭经。

治法：温经化湿，祛瘀调经。

方药：小茴香6 g，干姜9 g，肉桂10 g，当归10 g，川芎10 g，赤芍 10 g，鸡血藤 15 g，丹参 30 g，苍术 12 g，香附 12 g，陈皮 6 g，厚朴 10 g，茯苓 15 g，半夏 10 g，佛手 10 g，熟地黄 15 g，菟丝子 15 g，桑寄生 15 g。7 剂，每日一剂，水煎 200 mL，分早晚饭后温服。

二诊（2017 年 10 月 17 日）：小腹怕凉缓解，手足渐温，带下量减少，纳可，多梦，二便正常，舌淡黯，舌体胖大，苔薄白略腻，脉沉细。守原方加续断 15 g、太子参 15 g，7 剂，水煎服，每日一剂。

三诊（2017 年 10 月 24 日）：患者于 2017 年 10 月 22 日月经来潮。

按语：《女科经纶》中曰："血得温则宣通，得寒则凝泣。若月水不来，因冷于胃府。"本患者近一年来月经常错后，需借助黄体酮胶囊口服行经，停药后现已停经半年余。冲任虚寒，寒湿阻络，血为寒凝，则见经血逾期不至。寒湿之邪克于胞宫、四肢，则见小腹畏寒喜暖、手足不温、带下量多、色白质稀。寒湿困脾，脾失健运，则食少、大便稀溏；生化乏源，气血亏虚，不能上荣，则面色晦暗；心神失养，则多梦。故其病机以寒湿瘀阻为主，病性属本虚标实，予少腹逐瘀汤加减。方中小茴香、干姜、肉桂温经散寒，当归、鸡血藤活血养血，川芎、赤芍活血化瘀，丹参活血调经，香附理气调经，苍术、半夏燥湿，厚朴行气祛湿，佛手、茯苓、陈皮健脾理气祛湿，熟地黄补肾填精，菟丝子、桑寄生补益肝肾。诸药合用使寒湿之邪俱散，胞脉瘀阻通畅，气血调和，经水方来。

（三）经期延长

1. 概念

月经周期正常，经期超过 7 天以上，甚或 2 周方净者，称为"经期延长"，又称"经事延长"。本病相当于西医学排卵型功能失调性子宫出血病的黄体萎缩不全、盆腔炎症、子宫内膜炎等引起的经期延长。宫内节育器和输卵管结扎后引起的经期延长也按本病治疗。

2. 病因病机

发病机理主要是冲任不固，经血失于制约。常见的分型有气虚、虚热和血瘀。

（1）气虚

素体虚弱，或劳倦过度，损伤脾气，中气不足，冲任不固，不能制约经血，以致经期延长。

（2）虚热

素体阴虚，或病久伤阴，产多乳众，或忧思积念，阴血亏耗，阴虚内热，热扰冲任，冲任不固，不能制约经血，以致经期延长。

（3）血瘀

素体抑郁，或大怒伤肝，肝气郁结，气滞血瘀；或经期交合阴阳，以致外邪客于胞内，邪与血相搏成瘀，瘀阻冲任，经血妄行。

3. 辨证论治

以经期延长而月经周期正常为辨证要点。治疗以固冲调经为大法，气虚者重在补气升提，阴虚血热者重在养阴清热，瘀血阻滞者以通为治，不可概投固涩之剂，犯虚虚实实之戒。

（1）气虚型

主要证候：经行时间延长，量多，经色淡红，质稀，肢倦神疲，气短懒言，面色㿠白，舌淡，苔薄，脉缓弱。

证候分析：气虚冲任不固，经血失于制约，故经行时间延长，量多；气虚火衰不能化血为赤，故经色淡而质稀；中气不足，故肢倦神疲，气短懒言；气虚阳气不布，故面色㿠白。舌淡，苔薄，脉缓弱，也为气虚之征。

治疗法则：补气升提，固冲调经。

方药举例：举元煎（《景岳全书》）加阿胶、艾叶、乌贼骨。

人参、黄芪、白术、炙甘草、升麻

方中人参、白术、黄芪、炙甘草补气健脾摄血，升麻升举中气，阿胶养血止血，艾叶暖宫止血，乌贼骨固冲止血。全方共奏补气升提、固冲止血之效。

若经量多者，酌加生牡蛎、五味子、棕榈炭；伴有经行腹痛，经血有块者，酌加三七、茜草根、血余炭；兼血虚者，症见头晕心悸、失眠多梦，酌加制首乌、龙眼肉、熟地黄。

（2）虚热型

主要证候：经行时间延长，量少，经色鲜红，质稠，咽干口燥，潮热颧红，手足心热，大便燥结，舌红，苔少，脉细数。

证候分析：阴虚内热，热扰冲任，冲任不固，经血失约，故经行时间延长；血为热灼，故量少，色红而质稠；阴虚内热，故颧红潮热，手足心热；热灼津亏，故咽干口燥。舌红，苔少，脉细数，也为虚热之征。

治疗法则：养阴清热，凉血调经。

方药举例：清血养阴汤（《妇科临床手册》）。

生地黄、牡丹皮、白芍、玄参、黄柏、女贞子、旱莲草

方中黄柏、牡丹皮清热凉血，生地黄、玄参、旱莲草滋阴凉血止血，女贞子滋肾阴，白芍敛肝阴。全方共奏滋阴清热、凉血调经之效。

若月经量少者，酌加熟地黄、丹参；潮热不退者，酌加白薇、地骨皮。

（3）血瘀型

主要证候：经行时间延长，量或多或少，经色紫黯有块，经行小腹疼痛拒按，舌紫黯或有小瘀点，脉涩有力。

证候分析：瘀血阻于冲任，瘀血不去，新血难安，故经行时间延长，量或多或少；瘀血阻滞，气血运行不畅，"不通则痛"，故经行小腹疼痛拒按，经血有块。舌紫黯或有小瘀点，脉涩有力，也为血瘀之征。

治疗法则：活血祛瘀，固冲调经。

方药举例：棕蒲散（《陈素庵妇科补解》）。

棕榈炭、蒲黄炭、归身炭、炒白芍、川芎、生地黄、牡丹皮、秦艽、泽兰、杜仲

方中归身炭、川芎、泽兰活血祛瘀；牡丹皮、生地黄、炒白芍凉血和阴，清泄血分之热；秦艽、杜仲壮腰补肾，固摄冲任；蒲黄炭、棕榈炭活血止血。全方活血祛瘀，凉血止血，故月经可调。

4.临证验案选

（1）经期延长（肝郁脾虚、气血失调证）

姓名：安某某，性别：女，年龄：35岁。

初诊日期：2013年5月11日。

主诉：经期延长3年。

现病史：3年来月经周期基本正常，经量偏多，色红，块多，无痛经。经行第1、2日量少，色黯，第3、4日经量多，色红，块多，继之淋漓不净，常15日左右方净。平素易性急烦躁、腹痛、腹泻。末次月经2013年4月25日，经行16日方净。现纳可，寐安，二便调，舌红润、苔薄白、脉细弦。

2013年3月11日B超检查提示：子宫内膜偏厚（1.1 cm），

盆腔积液 1.5 cm。

辨证分析：女子以肝为先天，肝主疏泄。患者平素常易性急烦躁，伤肝致肝失舒泄、藏血失司，冲任之气不利，月经因之失调。肝郁于本脏，肝病可以传脾，脾病可以传肝。木旺乘土则脾虚不运，中气不足，冲任不固，不能制约经血，故经行逾期不净；肝气郁结、横逆犯脾，致脾胃运化失职，则影响脾胃运化功能，故出现腹痛、腹泻。综合症状及舌脉，辨证属肝郁脾虚、气血失调证。

中医诊断：经期延长（肝郁脾虚、气血失调证）。

西医诊断：月经不调。

治法：疏肝健脾，调理气血。

方药：柴胡 6 g，当归 10 g，炒白芍 15 g，炒白术 15 g，茯苓 15 g，炙甘草 6 g，薄荷 12 g，生地黄 15 g，女贞子 15 g，旱莲草 15 g，香附 12 g，续断 5 g，菟丝子 15 g，生麦芽 30 g，10 剂，水煎服，每日一剂，早晚分服。

二诊（2013 年 5 月 28 日）：诉于 2013 年 5 月 24 日行经，经量中等，经色红，黏稠，块少，伴小腹胀满，无腰腹痛，就诊时经量已减，纳、眠尚可，二便正常，舌红润，苔薄白，脉细弦滑。上方加仙鹤草 30 g、益母草 15 g、郁金 10 g，5 剂，服法同前。

三诊（2013 年 6 月 9 日）：诉经以上治疗，约 6 月 3 日月经干净。本次经行 10 日即净，较前缩短 5 日。现无任何特殊不适，舌红润，苔薄白，脉细弦，治疗有效，守前方加减继续治疗 3 个月，经期恢复至 5~7 天。

按语：老师在治疗经期延长时注重调理肝脾气血及冲任。肝有藏血疏泄条达之功；脾有温煦散精之力，为后天之本、气血之源；冲有渗灌之能；任具当养之权。此四者，是气血调和之要素，为女子恢复生理功能之关键。逍遥散出自《太平惠民和剂局方》，方名"逍遥"，有无拘无束、自由顺畅之意。女子以肝为先天，肝主疏泄，属木，本方畅达肝木，可遂肝木曲直之性，调节人身之气机，使气顺血和而病自除。本方立法于"和"，方药配伍严谨，疏肝解郁，健脾和营，柔肝养肝，以肝为中心。方中柴胡疏肝解郁，通达表里为君；当归、炒白芍同用，养血和营、柔肝养肝，使肝木得到充分的滋养柔润而不升发宣泄过度，为臣；炒白术、茯苓、炙甘草健脾益气，培育中土，木气得升，气机通畅，升降有节，木达土旺，保证了脏腑气血的正常生理功能，为佐；薄荷少许，增强柴胡升散条达、疏泄通畅之效，为使。全方寓有四君、四物气血双补之意，无党参、熟地黄滋腻不化之弊，具有四逆散疏肝理气之功，去枳实行而破气之不利。补而不滞，行而不破，寓补于调之中，是运转机枢的理想方剂。气机枢转调畅，气血冲任调和，经期即渐恢复正常。一诊时患者病程较长，加之劳累郁闷，致使肝郁脾虚，气血失调，冲任不固，而此时正值月经前期，贾主任用逍遥散疏肝解郁，健脾养血，加菟丝子、女贞子、旱莲草、生地黄、续断调理冲任；香附、生麦芽疏肝解郁，助柴胡条畅气机。全方调节人体气机，使气顺血和，月经顺畅而至。二诊时，患者月经按期而至，已经行4天，经量渐减，宜益气摄血，仙鹤草、益母草止血而不留瘀，考虑经期常情绪低落、焦虑，用郁金理气解郁。故患者服后气血和顺，冲任得固，月经渐止。

（2）经期延长（肾虚肝郁夹湿证）

姓名：张某，性别：女，年龄：30岁。

初诊日期：2014年7月28日。

主诉：经期延长5个月。

现病史：12岁初潮，周期30天，经期3~4天，经量、经色正常，血块（±），痛经（－）。2014年2月起，出现经期延长，经期12天，量同前，色红，血块少，痛经（－），前次月经6月12日，持续10天干净，末次月经7月10日，持续11天干净。现带下量中，色黄绿，无异味及阴痒，腰酸，无腹痛，经前乳胀，口干渴，纳可，眠易醒，入睡困难，大便每日2次，成形，畅，小便稍黄，夜尿2~3次。舌嫩暗红，脉细略滑。

妇科检查：外阴已婚已产式，阴毛分布均匀，无白斑及丘疹；阴道畅，中量淡黄色分泌物；宫颈肥大，中度糜烂；子宫平位，常大，活动尚可，压痛（－）；附件未触及异常。

性激素检查（2014年5月27日于本院）：FSH 9.69 mIU/mL，LH 10.46 mIU/mL，P 1.03 ng/mL，PRL 9.75 ng/mL，E_2 88.25 pg/mL，T 0.23 ng/mL。

既往史：否认肝炎、结核等传染病史及外伤手术史，否认输血史。对青霉素过敏。

婚育史：2009年结婚，G2P1，2006年人工流产1次，2011年顺产一女。2014年3月解除避孕计划要二胎。

辨证分析：冲为血海，隶属于肝，任主胞胎，归主于肾，且肝肾同源，肾主闭藏，肝主疏泄，肝郁则肝失疏泄，肾虚则肾封藏不及，从而导致经期延长。腰为肾之外府，肾虚则腰酸痛。肝经入阴中，环阴器，布胁肋，循喉咙之后。肝失疏泄，从而出现经前乳胀；肝郁化火，上扰心神，则眠浅易醒，口干渴；肝郁化火，克伐脾土，脾虚失运，运化水湿功能减弱，则带下量多，呈黄绿色。综合症状及舌脉，辨证属肾虚肝郁夹湿证。

中医诊断：经期延长（肾虚肝郁夹湿证）。

西医诊断：月经不调。

治法：补肾疏肝，清利湿热。

方药：生牡蛎（先煎）30 g，茜草 12 g，续断 30 g，桑寄生 30 g，杜仲 15 g，合欢皮 10 g，茯苓 20 g，枳壳 10 g，夜交藤 30 g，珍珠母（先煎）30 g，生薏苡仁 30 g，鸡冠花 12 g，赤芍 12 g，炙甘草 5 g，水煎服，每日一剂，连服 10 剂。

二诊：2014 年 8 月 8 日。刻下症见：带下量不多，淡黄色，轻异味，无阴痒，腰酸痛好转，无腹痛，乳胀，口干，纳可，眠好转，大便每日 1 次，成形，小便调，夜尿 1 次，舌嫩暗红，苔薄白，脉细略弦滑。处方：在上方的基础上去茜草，加绿萼梅 10 g、夏枯草 12 g，水煎服，每日一剂，连服 7 剂。经上方加减治疗 2 个月后，患者月经周期恢复。

按语：月经产生的机理是脏腑、气血、经络协调作用、相互影响，其中肾为根，脾为源，肝为态，血为本，气为用，冲任、胞宫为室。任脉通，太冲脉盛，气血和顺，脏腑平秘，则经讯如常。如果气血失调，脏腑功能生克失制，冲任失调则发为月经不调，如经期延长，治疗以调和为主。经期延长的发病机理可归纳为气不摄血、阴虚血热、湿热蕴结、瘀滞胞宫。治疗的最终目的在于调摄冲任，缩短经期。具体治法当审证求因、辨证施治，分别以健脾益气、滋阴清热、清热利湿、活血化瘀为主，以恢复正常经期。临证须注意止血药物的合理使用，不可过用固涩，以免血止留瘀。本病若失治或误治，或合并月经过多，或持续半月不净者，有转为崩漏之势，应予重视。本案患者辨证属肾虚肝郁夹湿证。首诊以杜仲、续断、桑寄生补肾益气止血；茯苓、炙甘草健脾利湿益气；生牡蛎益阴潜阳；合欢皮疏肝解郁安神；生薏苡仁清热解毒；鸡冠花清热止血止带；茜草、赤芍凉血化瘀止血，以防过度收涩闭门留寇之嫌。汪绂《医林纂要探源》："茜草，色赤入血分，泻肝则血藏不瘀，补心则血用而能行，收散则用而不费，故能剂血气之平，止妄行之血而祛瘀通经。"夜交藤、珍珠母养心安神，夜寐安方能达到阴阳调和之效。枳壳理气行滞以协助调畅肝气。二诊为经前期，则去凉血之茜草，因患者经前乳胀，则酌情加夏枯草、绿萼梅以疏肝理气。经以上方案治疗，患者经期恢复正常。

（3）经期延长（肝郁气滞、湿热下注证）

姓名：赵某，性别：女，年龄：28 岁。

初诊日期：2017 年 9 月 10 日。

主诉：经期延长 3 个月。

现病史：患者 3 个月前性生活后出现月经行经时间延长（10~14天），现经期第 8 天，经量少，色红，夹少许黏液，伴腰痛、乳房胀痛，平素性急易怒，工作压力大，面部痤疮，口苦口干，手足心发热，汗出，舌质红，苔黄腻，脉弦滑。

中医诊断：经期延长（肝郁气滞、湿热下注证）。

西医诊断：月经失调。

治法：清热利湿，疏肝理气，兼以止血。

方药：苍术 15 g，炒黄柏 15 g，生薏苡仁 20 g，醋柴胡 10 g，生白芍 15 g，枳壳 10 g，生甘草 6 g，夏枯草 15 g，连翘 15 g，益母草 15 g，茜草炭 15 g，焦山楂 15 g，荆芥炭 15 g，桑叶 10 g。6 剂，每日一剂。同时配以康妇炎清热利湿。

3 剂后血止，6 剂后全身症状明显缓解。于下次月经前 2 天复诊，中药予少腹逐瘀汤加减通经下血，药后月经来潮 6 天净，嘱月经正常无须再诊。

按语：针对湿热所致的月经不调当先辨湿与热之轻重，湿重于热时，湿邪阻滞胞宫，冲任失养，血海不能按时满溢，致月经后错或月经过少，甚则月经停闭；热重于湿时，热邪灼扰胞宫、冲任，迫血妄行，致月经先期或月经过多，甚则月经淋漓不尽、经期延长。湿热致病缠绵胶着，可致月经经色紫暗，质黏腻，味腥臭，伴有小腹热痛、阴痒或带下异常等。因此治疗本病当以调经为主，根据患者所感湿热之轻重辨证论治，酌情予清热利湿药，月经后期、月经过少、闭经者，行活血通经、除湿清热之法，常用药物为四妙散（苍术、黄柏、薏苡仁、川牛膝）、茯苓、益母草、茜草、川芎、红花、鸡血藤、丹参、生山楂、泽兰、大血藤、茺蔚子等；若月经先期、月经过多、经期延长者，则行凉血收涩止血之法，常用药物为黄芩、炒黄柏、牡丹皮、地骨皮、薏苡仁、荆芥炭、地榆炭、白茅根、连翘、海螵蛸、焦山楂等。

（四）痛经

1. 概念

凡在经期或经行前后，出现周期性小腹疼痛，或痛引腰骶，甚至剧痛晕厥者，称为"痛经"，亦称"经行腹痛"。西医学把痛经分为原发性痛经和继发性痛经，前者又称"功能性痛经"，系指生殖器官无明显器质性病变者，后者多继发于生殖器官某些器质性病变，如盆腔子宫内膜异位症、子宫腺肌病、慢性盆腔炎等。本节讨论的痛经，包括西医学的原发性痛经和继发性痛经。功能性痛经容易痊愈，器质性病变导致的痛经病程较长，缠绵难愈。

2. 病因病机

本病的发生与冲任、胞宫的周期性生理变化密切相关。主要病机在于邪气内伏或精血素亏，更值经期前后，冲任二脉气血变化急骤，导致胞宫的气血运行不畅，"不通则痛"，或胞宫失于濡养，"不荣则痛"，致痛经发作。常见的分型有肾气亏损、气血虚弱、气滞血瘀、寒凝血瘀和湿热蕴结。

（1）肾气亏损

先天肾气不足，或房劳多产，或久病虚损，伤及肾气，肾虚则精亏血少，冲任不足，经行血泄，胞脉愈虚，失于濡养，"不荣则痛"，故发生痛经。

（2）气血虚弱

素体虚弱，气血不足，或大病久病，耗伤气血，或脾胃虚弱，化源不足，气虚血少，经行血泄，冲任气血更虚，胞脉失于濡养，"不荣则痛"，故发生痛经。

（3）气滞血瘀

素性抑郁，或愤怒伤肝，肝郁气滞，气滞血瘀，或经期产后，余血内留，蓄而成瘀，瘀滞冲任，血行不畅，经前经时气血下注冲任，胞脉气血更加壅滞，"不通则痛"，故发生痛经。

（4）寒凝血瘀

经期产后，感受寒邪，或过食寒凉生冷，寒客冲任，与血搏结，以致气血凝滞不畅，经前经时气血下注冲任，胞脉气血更加壅滞，"不通则痛"，故发生痛经。

（5）湿热蕴结

素有湿热内蕴，或经期产后，感受湿热之邪，与血搏结，稽留于冲任、胞宫，以致气血凝滞不畅，经行之际，气血下注冲任，胞脉气血更加壅滞，"不通则痛"，故发生痛经。

3. 辨证论治

本病以伴随月经来潮而周期性小腹疼痛作为辨证要点，根据疼痛发生的时间、部位、性质、喜按或拒按等不同情况，明辨其虚实寒热、在气在血。一般痛在经前、经期，多属实；痛在经后，多属虚。痛胀俱甚、拒按，多属实；隐隐作痛、喜揉喜按，多属虚。得热痛减多为寒，得热痛甚多为热。痛甚于胀多为血瘀，胀甚于痛多为气滞。痛在两侧少腹病多在肝，痛连腰际病多在肾。其治疗大法以通调气血为主。

（1）肾气亏损型

主要证候：经期或经后小腹隐隐作痛，喜按，月经量少，色淡质稀，头晕耳鸣，腰酸腿软，小便清长，面色晦暗，舌淡，苔薄，脉沉细。

证候分析：肾气本虚，精血不足，经期或经后，精血更虚，胞宫、胞脉失于濡养，故小便隐隐作痛，喜按；肾虚冲任不足，经行之后，血海更虚，故月经量少；精亏血少，阳气不足，故色淡质稀；肾精不足，不能上养清窍，故头晕耳鸣；肾亏则腰腿失养，故腰酸腿软；肾气虚膀胱气化失常，故小便清长。面色晦暗，舌淡，苔薄，脉沉细，也为肾气亏损之征。

治疗法则：补肾填精，养血止痛。

方药举例：调肝汤（《傅青主女科》）。

当归、白芍、山茱萸、巴戟天、甘草、山药、阿胶

方中巴戟天、山茱萸补肾气，填肾精；当归、白芍、阿胶养血缓急止痛；山药、甘草补脾肾、生精血。全方共奏补肾填精养血、缓急止痛之功。

若经量少者，酌加鹿角胶、熟地黄、枸杞子；腰骶酸痛剧者，

酌加桑寄生、杜仲、狗脊。

（2）气血虚弱型

主要证候：经期或经后小腹隐痛喜按，月经量少，色淡质稀，神疲乏力，头晕心悸，失眠多梦，面色苍白，舌淡，苔薄，脉细弱。

证候分析：气血本虚，经血外泄，气血更虚，胞宫、胞脉失于濡养，故经期或经后小腹隐痛喜按；气血虚弱，血海未满而溢，故月经量少，色淡质稀；气虚中阳不振，故神疲乏力；血虚不养心神，故心悸，失眠多梦；气血虚不荣头面，故头晕，面色苍白。舌淡，苔薄，脉细弱，也为气血虚弱之征。

治疗法则：补气养血，和中止痛。

方药举例：黄芪建中汤（《金匮要略》）加当归、党参。

黄芪、白芍、桂枝、炙甘草、生姜、大枣、饴糖

方中黄芪、党参、桂枝补气温中，通络止痛；当归、白芍、饴糖养血和中，缓急止痛；炙甘草、生姜、大枣健脾胃以生气血，因欲补气血先建中州。本方共奏补气养血、和中止痛之效。

（3）气滞血瘀型

主要证候：经前或经期小腹胀痛拒按，胸胁、乳房胀痛，经行不畅，经色紫黯有块，块下痛减，舌紫黯或有瘀点，脉弦或弦涩有力。

证候分析：肝郁气滞，瘀滞冲任，气血运行不畅，经前经时，气血下注冲任，胞脉气血更加壅滞，"不通则痛"，故经行小腹胀痛拒按；肝气郁滞、经脉不利，故胸胁、乳房胀痛；冲任气滞血瘀，故经行不畅，经色紫黯有块；血块排出，胞宫气血运行稍畅，故腹痛减轻。舌紫黯或有瘀点，脉弦或弦涩有力，也为气滞血瘀之征。

治疗法则：行气活血，祛瘀止痛。

方药举例：膈下逐瘀汤。

当归、川芎、赤芍、桃仁、红花、枳壳、延胡索、五灵脂、乌药、香附、牡丹皮、甘草

方中香附、乌药、枳壳理气行滞，当归、川芎、桃仁、红花、赤芍活血化瘀，延胡索、五灵脂化瘀定痛，牡丹皮凉血活血，甘草缓急止痛、调和诸药，气调血顺则疼痛自止。

若痛经剧烈伴有恶心呕吐者，酌加吴茱萸、半夏、莪术；若兼小腹胀坠或痛连肛门者，酌加柴胡、升麻升举阳气；兼寒者小腹冷痛，酌加艾叶、小茴香；挟热者，口渴，舌红，脉数，宜酌加栀子、连翘、黄柏。

（4）寒凝血瘀型

主要证候：经前或经期小腹冷痛拒按，得热则痛减，经血量少，色黯有块，畏寒肢冷，面色青白，舌黯，苔白，脉沉紧。

证候分析：寒客冲任，血为寒凝，瘀滞冲任，气血运行不畅，经行之际，气血下注冲任，胞脉气血壅滞，"不通则痛"，故痛经发作；寒客冲任，血为寒凝，故经血量少，色黯有块；得热则寒凝暂通，故腹痛减轻；寒伤阳气，阳气不能敷布，故畏寒肢冷，面色青白。舌黯，苔白，脉沉紧，也为寒凝血瘀之征。

治疗法则：温经散寒，祛瘀止痛。

方药举例：少腹逐瘀汤。

小茴香、干姜、延胡索、没药、当归、川芎、官桂、赤芍、蒲黄、五灵脂

方中官桂、干姜、小茴香温经散寒，当归、川芎、赤芍养营活血；蒲黄、五灵脂、没药、延胡索化瘀止痛（寒散血行、气血调畅则疼痛自解）。全方共奏温经散寒、祛瘀止痛之效。

痛而胀者，酌加乌药、香附；小腹冷凉，四肢不温者，酌加制

附子、巴戟天。

若经行期间，小腹绵绵而痛，喜暖喜按，月经量少，色淡质稀，畏寒肢冷，腰骶冷痛，面色淡白，舌淡，苔白，脉沉细而迟或细涩，为虚寒所致痛经。治宜温经养血止痛，方用大营煎加小茴香、补骨脂。

（5）湿热蕴结型

主要证候：经前或经期小腹灼痛拒按，痛连腰骶，或平时小腹疼痛，至经前疼痛加剧，经量多或经期长，经色紫红，质稠或有血块，平素带下量多，黄稠臭秽，或伴低热，小便黄赤，舌红，苔黄腻，脉滑数或濡数。

证候分析：湿热蕴结冲任，气血运行不畅，经行之际气血下注冲任，胞脉气血壅滞，"不通则痛"，故痛经发作；湿热瘀结胞脉，胞脉系于肾，故腰骶坠痛，或平时小腹痛，至经前疼痛加剧；湿热伤于冲任，迫血妄行，故经量多，或经期长；血为热灼，故经色紫红，质稠或有血块；湿热下注，伤于带脉，带脉失约，故带下量多，黄稠臭秽；湿热熏蒸，故低热，小便黄赤。舌红，苔黄腻，脉滑数或濡数，也为湿热蕴结之征。

治疗法则：清热除湿，化瘀止痛。

方药举例：清热调血汤（《古今医鉴》）加红藤、败酱草、薏苡仁。

牡丹皮、黄连、生地黄、当归、白芍、川芎、红花、桃仁、莪术、香附、延胡索

方中黄连、薏苡仁清热除湿；红藤、败酱草清热解毒；当归、川芎、桃仁、红花、牡丹皮活血祛瘀通经；莪术、香附、延胡索行气活血止痛；生地黄、白芍凉血清热，缓急止痛。全方共奏清热除

湿、化瘀止痛之效。

若月经过多或经期延长者,酌加槐花、地榆、马齿苋凉血止血;带下量多者,酌加黄柏、樗根白皮、土茯苓除湿止带。

4.临证验案选

(1)痛经(肝郁气滞证)

姓名:曹某某,性别:女,年龄:28岁。

初诊日期:2013年12月15日。

主诉:经行腹痛2年。

现病史:患者经行腹痛2年,伴经前乳胀。12岁初潮,周期28~30天,经期5~7天,经行腹痛,生气后明显,量少,有血块,色暗红。末次月经2013年12月12日。现经期第三天,血下后腹痛缓解,目痛,眠可,食差,大便干,舌暗红,苔薄白,脉弦。

辨证分析:肝主疏泄,平素情志不舒,肝气郁结,气机阻滞,气滞不能行血,经血运行不畅,故出现小腹胀痛、胸胁及乳房胀痛;肝气郁滞、肝血不足,目失所养,则目痛;冲任气滞血瘀,故经血量少,经行不畅,经色紫黯有块;血块排出后,胞宫气血运行稍畅,故腹痛减轻。综合症状及舌脉,辨证属肝郁气滞证。

中医诊断:痛经(肝郁气滞证)。

西医诊断:痛经。

治法:疏肝健脾,养血止痛。

方药:柴胡15 g,炒白芍15 g,当归15 g,焦白术15 g,茯苓20 g,香附20 g,砂仁15 g,郁金15 g,姜黄15 g,炙甘草15 g,牡丹皮15 g,川芎15 g,10剂,水煎服,每日一剂,早晚分服。

二诊(2014年1月8日):月经12月18日干净,月经后半期疼痛缓解,现时有嗜睡,舌淡暗,苔薄白略腻,脉濡,属痰湿上蒙清窍，上方加苍术 15 g、姜半夏 12 g 以健脾燥湿。7 剂，水煎服，每日一剂，早晚分服。

三诊（2014 年 1 月 15 日）：昨晚月经来潮，仍痛经，余症不著。舌淡红，苔白腻，脉弦滑。上方加延胡索 15 g 行气止痛，乌药 15 g、小茴香 12 g 行气散寒止痛。7 剂，水煎服，每日一剂，早晚分服。

四诊（2014 年 2 月 15 日）：2 月 14 日月经来潮，腹痛大减，胃脘胀满不适，上方加九香虫 5 g 以理气止痛、温中助阳。继服 7 剂，水煎服，每日一剂，早晚分服。

按语：《张氏医通》说："郁怒则气逆……遇经行时则痛而重。"方约之说："人之气血周流，忽有忧思忿怒，则郁结不行。……此经候不调不通，作痛发热，所由作也。"肝者，喜条达而恶抑郁，嗔怒之后，肝气郁滞，气血运行不畅，冲任壅滞，故经行腹痛，经前乳胀；肝郁木旺克脾土以致脾虚，故食差；目为肝之外窍，肝藏血，肝血不足，不足以濡养于目，肝气郁滞，肝经经脉不畅，故目痛；大肠气机阻滞，传导失畅，故大便干；脉弦为气机郁滞之征。病乃肝郁气滞、脾虚血弱，治宜疏肝行气、健脾养血，方选逍遥散加减。方中柴胡疏肝解郁，炒白芍养血柔肝，肝体阴而用阳，两药合用，既疏肝又柔肝治肝郁。当归甘温质润，既补血和血，又能润肠通便，与炒白芍合用共同补血以治血虚。焦白术健脾燥湿，茯苓健脾利湿，二者健脾治脾虚。香附疏肝解郁，散肝气之郁结，调经止痛。砂仁气味芬芳，化湿醒脾，且能行气。郁金既能活血，又能行气，可止气血瘀滞之痛。姜黄既入血分又入气分，川芎行气活血，二药合用活血行气止腹痛。牡丹皮辛行苦泄，活血祛瘀。炙甘草调和药性，益气和中。全方共奏疏肝解郁、健脾养血之功。二诊：患者嗜睡，考虑痰蒙轻窍，在原方的基础上加苍术、姜半夏燥湿化痰。三诊：

月经来潮后加延胡索、乌药、小茴香温经散寒止痛。四诊：月经来潮腹痛减轻，在原方的基础上加九香虫以理气止痛，温中助阳。经过以上调理，患者月经来潮腹痛减轻。

（2）痛经（血虚夹气滞血瘀证）。

姓名：杜某，性别：女，年龄：29岁。

初诊日期：2013年5月11日。

主诉：痛经10余年。

现病史：患者平素月经规律，12岁初潮，周期28~30天，经期4~5天，痛经（＋），近2年来月经量较前减少，周期同前，3日即止，末次月经2013年5月10日。平素眠差、多梦，晨起头晕，手足不温，时手麻，腰痛，二便可。现值经期第二天，舌淡，有齿痕，脉弦细。

辨证分析：女子以气血为化生月经之本，气血充盛，则血海按时满溢，月经方能按时来潮，血虚则胞宫失于濡养，血虚载气之力不足而气滞，故小腹疼痛；血虚致冲任不足，血海满溢不足，故月经量少，三日即止；血虚不能养心神，心神不安则眠差、多梦；血虚不能上荣头面，故头晕，晨起明显；血虚不足以濡养四末，故手足不温，时手麻；腰为肾之外府，精血不足，外府失于濡养则腰痛。舌淡、脉细均为血虚之征，脉弦为气滞之征。综合症状及舌脉，辨证属血虚夹气滞血瘀证。

中医诊断：痛经（血虚夹气滞血瘀证）。

西医诊断：痛经。

治法：补血活血，行气止痛。

方药：熟地黄20 g，当归15 g，炒白芍15 g，川芎10 g，桃仁10 g，红花10 g，乌药15 g，酸枣仁20 g，小茴香12 g，艾叶12 g，鸡血藤 30 g，柏子仁 20 g，炙甘草 15 g，夜交藤 30 g，7 剂，水煎服，每日一剂，早晚分服。

二诊（2013 年 5 月 18 日）：头晕、手麻略好转，眠好转，但仍时有多梦。上方加郁金 12 g 以疏肝理气，调经止痛，活血清心；加远志 10 g 以安神。10 剂，水煎服，每日一剂，早晚分服。

三诊（2013 年 6 月 9 日）：月经将至，经来腹痛，睡眠好转，仍属气滞血瘀。原方加延胡索 15 g、川楝子 15 g 以活血行气止痛；川牛膝 15 g 以补肝肾，引血下行；透骨草 15 g 通经络而止痛；桃仁改用 15 g 以增强活血祛瘀之力；睡眠好转，故去酸枣仁、柏子仁、夜交藤。14 剂，水煎服，每日一剂，早晚分服。

四诊（2013 年 7 月 13 日）：经行 2 天，量少，腹未痛，眠可。原方加柴胡 15 g 以条达肝气，疏肝解郁；茯苓 20 g 益心脾而宁心安神。14 剂，水煎服，每日一剂，早晚分服。

后随访痛经未再发作。

按语：老师认为痛经多源于虚实夹杂，不可一味攻之，当顺应月经周期阴阳气血之盈亏，如经前血海充，宜予疏导；经期血室正开，宜予活血；经后血海空虚，宜予调补。若专事攻邪，恐正气益虚，欲速而不达。此患者辨证属血虚兼有气滞血瘀，治以补血活血、行气止痛。方用桃红四物汤加味。方中熟地黄滋阴补血，治疗血虚诸证。当归甘温质润，补血和血，为补血之圣药。炒白芍收敛肝阴以养血，使补而不失。川芎活血化瘀，行气止痛，为"血中之气药"，使补而不滞。桃仁活血祛瘀，红花活血通经、祛瘀止痛，二者相须为用。乌药、小茴香、艾叶行气散寒止痛。酸枣仁、柏子仁、夜交藤滋心阴，养肝血而安神。鸡血藤补血行血。炙甘草调和药性。全方共奏补血活血、行气止痛之功。二诊：患者仍梦多，考虑肝郁痰火扰神，以郁金疏肝理气，远志宁心安神。三诊：月经将至，以疏肝理气为主，在原方的基础上加延胡索、川楝子活血行气止痛。延胡索在《本草纲目》中载："能行血中气滞、气中血滞，故专治一身上下诸痛，用之中的，妙不可言。盖延胡索活血化气，第一品药也。"张山雷在《脏腑药式补正》中赞"川楝清肝，最为柔驯刚木之良将"。二药等分合称"金铃子散"，一泄气分之热，一行血分之滞，使肝火得清，气机通畅，则诸痛自愈。加桃仁用量、川牛膝以活血祛瘀，引血下行，透骨草通经络止痛，因眠好转，故去酸枣仁、柏子仁、夜交藤。四诊：患者月经来潮，月经量少，加柴胡条达肝气，茯苓宁心安神。

（3）痛经（肝郁肾虚兼脾虚证）

姓名：李某某，性别：女，年龄：28 岁，婚姻：已婚。

初诊日期：2016 年 11 月 17 日。

主诉：经行腹痛 11 年。

现病史：患者 17 岁月经初潮，初潮即伴痛经，表现为经期小腹坠胀疼痛，不喜揉按。平素月经规律，经期 7 天，周期 27~28 天，月经量较多，色暗红夹血块，伴有经前乳胀。末次月经 2016 年 11 月 13 日，现月经第 4 天，腹痛，腰膝酸软，纳差，大便溏泄，一日 2~3 次，舌质淡红，苔薄白微腻，脉沉细。

辨证分析：患者素性抑郁，或愤怒伤肝，肝郁气滞，瘀滞冲任，气血运行不畅，经前经期，气血下注冲任，胞宫气血更加壅滞，"不通则痛"，故经行小腹胀痛拒按；肝气郁滞，失于条达，故乳房胀痛；冲任气滞血瘀，故经行不畅，经色紫黯有块；行经后，肾虚精亏血少，腰府失于濡养，故见腰膝酸软；肝郁日久，肝木横克脾土，致使脾失健运，机体的运化水湿功能失常，则见便溏、纳差。结合舌脉，辨证属肝郁肾虚兼脾虚证。

中医诊断：痛经（肝郁肾虚兼脾虚证）。

西医诊断：痛经。

治法：疏肝解郁，补肾健脾，理气活血止痛。

方药：柴胡 12 g，当归 10 g，熟地黄 15 g，白芍 10 g，山药 15 g，菟丝子 20 g，党参 15 g，茯苓 15 g，女贞子 15 g，枸杞子 15 g，仙灵脾 15 g，鹿角霜 30 g，山萸肉 15 g，紫石英 10 g，郁金 15 g，延胡索 12 g，丹参 30 g，7 剂，水煎，早晚温服。

二诊（2016 年 12 月 29 日）：诉 2016 年 12 月 11 日月经来潮，经量较前减少，痛经未作，舌淡红，苔薄白，脉沉细。在前方基础上加乳香 10 g、没药 10 g、莪术 15 g，7 剂，水煎服。后以前方调理约 4 个月，痛经已除。2017 年电话随访，自诉痛经再未发作。

按语：此病例中痛经与肝、脾、肾关系密切，患者长期郁闷不舒引起肝气郁结，气机不畅，故出现经前乳胀，小腹疼痛、不喜揉按；气血运行不畅，血凝胞宫而见经血有块；脾阳不足，运化功能失职而见便溏；肾主藏精，为冲任之本、天癸之源，肾精不足，外府不充，故腰膝酸软。本方以疏肝补肾为主，配合理气活血之药，诸药合用标本兼治，使冲任气血通畅，通则不痛，效果显著。初诊以柴胡、郁金、延胡索行气止痛；因患者行经较晚，考虑有先天肾气不足，故以仙灵脾、鹿角霜、菟丝子、紫石英、山萸肉、女贞子、枸杞子补肾温阳，滋补肝肾；"一味丹参功同四物汤"，以当归、丹参、熟地黄、白芍补血养血；肝郁克伐脾土，故以山药、党参、茯苓健脾益气；复诊时处于经间期，在前方的基础上加乳香、没药、莪术以加强活血祛瘀止痛之功效。方药对证，药到病除。

（4）痛经（阳虚寒凝证）

姓名：赵某，性别：女，年龄：28岁。

初诊日期：2015年8月14日。

主诉：经行腹痛5年余。

现病史：患者诉5年前出现经行腹痛，常于经期第3天开始疼痛，小腹冰凉，痛甚时恶心呕吐，无头痛，发作时需服止痛药。月经周期28~30天，经期5~7天，月经量正常，有血块。末次月经7月20日。平素畏寒，舌淡胖，苔薄白水润，脉细弱。

辅助检查：B超示子宫肌瘤。

辨证分析：寒客冲任，血为寒凝，瘀滞冲任，气血运行不畅，经行之际，气血下注冲任，胞脉气血壅滞，"不通则痛"，故痛经发作；寒客冲任，血为寒凝，故经血量少，色黯有块；得热则寒凝暂通，故腹痛减轻；寒伤阳气，阳气不能敷布，故畏寒肢冷，面色青白。

中医诊断：痛经（阳虚寒凝证）。

西医诊断：继发性痛经。

治法：行气活血，温阳止痛。

方药：当归10g，赤芍10g，川芎10g，丹参15g，怀牛膝15g，香附10g，延胡索30g，乌药15g，五灵脂10g，吴茱萸10g，小茴香10g，艾叶10g，木香10g，干姜10g，肉桂（后下）6g。7剂，水煎服，经前3~5天开始服用，每日一剂，分2次服用。

复诊（2015年9月9日）：自述2015年8月19日月经来潮，痛经明显减轻，仍怕冷，舌淡胖，苔薄白，脉细。效不更方，前方加白芍20g，炙甘草6g缓急止痛，鹿角霜10g、巴戟天10g加强温补肾阳之功，继续服用10剂，服法同前。

复诊（2015年10月9日）：2015年9月20日月经来潮，未痛经。刻下症见：乏力，偶有怕冷，舌淡胖，苔薄白，脉细。继服上方 5 剂。后随访告知痊愈。

按语：寒凝血瘀的痛经，大都是患者禀质阳气虚弱，寒从中生，寒凝血瘀阻于胞络而病。正如《素问·举痛论》所言："经脉流行不止，环周不休，寒气入经而稽迟，泣而不行，客于脉外则血少，客于脉中则气不通，故卒然而痛。"寒邪侵袭人体或导致"血少"或导致"气不通"，可见痛经的病因病机主要包括"不通则痛"和"不荣则痛"，即表现为虚实两端。传统理论认为，除伴随症状外，痛经发作的时间亦是辨别虚实的重要依据。一般来说，经前疼痛或见经即止为实证，经前气血下涌，气血壅滞，"不通则痛"；而经后痛经常是因血海空虚，不能濡养，导致"不荣则痛"。此案二者兼有，有血虚又有舌脉之寒象，故治疗以少腹逐瘀汤为底方，以期取得活血化瘀、温经止痛之效。寒凝重者酌加干姜、小茴香、肉桂，血瘀重者加苏木、全蝎。临床上辨别用之，每每取效甚佳。

（5）痛经（寒凝血瘀证）

患者，女，22 岁，未婚，无性生活。

初诊日期：2018 年 1 月 13 日。

主诉：经行腹痛 8 年，加重 1 年。

现病史：患者平素月经规律，14 岁初潮，经期 3~4 天，周期 28~40 天，量少，色黯，流不畅，有血块。自初潮时，每于经期前两天下腹坠痛，下腹冰凉，伴双下肢困重不舒，畏寒喜暖，予暖宫贴贴敷后可缓解。1 年前，患者因经期淋雨后经行腹痛加重，得热缓解不明显，甚则头痛、恶心、呕吐，服用布洛芬后方可缓解。末次月经 2017 年 12 月 16 日，痛经如前。此次又至经前，前来就诊。纳食可，夜寐尚可，二便调，舌质暗，舌体大小适中，舌下静脉迂曲，苔薄白，脉沉弦。

辅助检查：妇科彩超示子宫及双附件未见异常。

中医诊断：痛经（寒凝血瘀证）。

西医诊断：原发性痛经。

治法：温经散寒，化瘀止痛。

方药：温经汤加减。

太子参 12 g，桂枝 12 g，高良姜 9 g，小茴香 6 g，当归 15 g，川芎 10 g，白芍 12 g，川牛膝 20 g，乳香 10 g，没药 10 g，红花 10 g，三七粉（冲服）3 g，益母草 15 g，延胡索 30 g，香附 12 g，姜半夏 10 g，甘草 6 g，7 剂，每日一剂，水煎 200 mL，分早晚饭后温服。嘱患者经期忌食生冷、避免受凉。

二诊（2018 年 1 月 20 日）：经后复诊，自诉服药后此次痛经明显减轻，经行畅通，无血块，量较前增多，轻微头痛，无恶心、呕吐，几乎不影响工作和生活。此后每于经前 3 天守方加减用药，连服 3 个月后行经，经水畅通，经行腹痛消失，双下肢无酸困不舒感，无头痛、恶心、呕吐等症，随访未复发。

按语：《景岳全书·妇人规》中记载："经行腹痛，证有虚实。实者，或因寒滞，或因血滞。"本案患者自初潮时，每于经期前两天下腹坠痛，经量少，色黯，流不畅，有血块，得热痛减，因经期淋雨后痛经加重，甚则伴有头痛、恶心、呕吐，结合舌质暗、舌下静脉迂曲，属寒凝血瘀证。患者经行受凉，寒客冲任，血得寒则凝，瘀滞冲任，气血运行不畅，胞脉气血瘀阻，不通则痛，故痛经发作。血为寒凝，则见经量少、经水不畅、夹有血块。血得热则行，寒凝暂通，则得热痛减。寒为阴邪，易伤阳气，则见下腹冰凉、畏寒。血为寒凝，四肢经脉瘀阻不通，则见双下肢酸困不舒。故其病性属实，病机以寒、瘀为主，治以温经散寒、化瘀止痛，以温经汤加减。方中桂枝、高良姜、小茴香温经散寒止痛，当归、川芎养血活血调经，其中川芎又为治疗头痛要药；白芍、甘草缓急止痛；益母草、红花、川牛膝活血调经；延胡索、乳香、没药活血行气止痛；香附理气调经，气行则血行；姜半夏降逆止呕；太子参益气养阴，祛邪而不伤正；因患者经色黯，夹有血块，故加三七粉活血散瘀。诸药合用，温经与祛瘀同用，祛邪与扶正共举，使寒邪驱散，瘀血畅通，冲任气血调畅，而经水畅通，腹痛得减。

（五）月经过少

1. 概念

月经周期正常，经量明显少于既往，经期不足 2 天，甚或点滴即净者，称"月经过少"，亦称"经水涩少""经量过少"。本病相当于西医学性腺功能低下、子宫内膜结核、炎症或计划生育术后等引起的月经过少。月经过少伴月经后期者，可发展为闭经。本病属器质性病变者，病程较长，疗效较差。

2. 病因病机

主要机理为精亏血少，冲任气血不足，或寒凝瘀阻，冲任气血不畅，气血亏虚，经血乏源。常见的分型有肾虚、血虚、血寒和血瘀。

（1）肾虚

先天禀赋不足，或房劳久病，损伤肾气，或屡次堕胎，伤精耗气，肾精亏损，肾气不足，冲任亏虚，经血化源不足，遂致月经量少。

（2）血虚

数伤于血，大病久病，营血亏虚，或饮食劳倦，思虑过度，损伤脾气，脾虚化源不足，冲任气血亏虚，血海满溢不多，致经行量少。

（3）血寒

经期产后，感受寒邪，或过食生冷，寒邪伏于冲任，血为寒滞，运行不畅，血海满溢不多，致经行量少。

（4）血瘀

经期产后，余血未净之际，七情内伤，气滞血瘀，或感受邪气，邪与血结，瘀滞冲任，气血运行不畅，血海满溢不多，致经行量少。

3. 辨证论治

以经量的明显减少而周期正常为辨证要点，也可伴有经期缩短。治疗须分辨虚实，虚证者重在补肾益精或补血益气以滋经血之源；实证者重在温经行滞或祛瘀行血以通调冲任。

（1）肾虚型

主要证候：经来量少，不日即净，或点滴即止，血色淡黯，质稀，腰酸腿软，头晕耳鸣，小便频数，舌淡，苔薄，脉沉细。

证候分析：肾气不足，精血亏虚，冲任气血衰少，血海满溢不多，故经量明显减少，或点滴即净，色淡黯质稀；精血衰少，脑髓不充，故头晕耳鸣；肾虚腰腿失养，故腰酸腿软；肾虚膀胱失于温煦，故小便频数。舌淡，苔薄，脉沉细，也为肾虚之征。

治疗法则：补肾益精，养血调经。

方药举例：当归地黄饮（《景岳全书》）加紫河车、丹参。

当归、熟地黄、山茱萸、杜仲、山药、牛膝、甘草

方中熟地黄、山茱萸、紫河车补肾益精养血；当归、丹参养血活血调经；杜仲、牛膝补肾强腰膝；山药补脾资生化之源；甘草调和诸药。全方共奏补肾填精、养血调经之效。

若形寒肢冷者，酌加肉桂、仙灵脾、人参；夜尿频数者，酌加益智仁、桑螵蛸。

（2）血虚型

主要证候：经来量少，不日即净，或点滴即止，经色淡红，质稀，头晕眼花，心悸失眠，皮肤不润，面色萎黄，舌淡，苔薄，脉细无力。

证候分析：营血衰少，冲任气血不足，血海满溢不多，故月经量少，不日即净，或点滴即止，经色淡红，质稀；血虚不能上荣清窍，故头晕眼花；血少内不养心，故心悸失眠；血虚外不荣肌肤，故面色萎黄，皮肤不润。舌淡，苔薄，脉细无力，也为血虚之征。

治疗法则：补血益气调经。

方药举例：滋血汤（《证治准绳·女科》）。

人参、山药、黄芪、茯苓、川芎、当归、白芍、熟地黄

方中熟地黄、当归、白芍、川芎补血调经；人参、黄芪、山药、茯苓补气健脾，益生化气血之源。合而用之，有滋血调经之效。

若心悸失眠者，酌加炒枣仁、五味子；脾虚食少者，加鸡内金、砂仁。

（3）血寒型

主要证候：经行量少，色黯红，小腹冷痛，得热痛减，畏寒肢冷，面色青白，舌黯，苔白，脉沉紧。

证候分析：血为寒凝，冲任阻滞，血行不畅，故经行量少，色黯红；寒客胞脉，则小腹冷痛，得热痛减；寒伤阳气，则畏寒肢冷，面色青白。舌黯，苔白，脉沉紧，为寒邪在里之征。

治疗法则：温经散寒，活血调经。

方药举例：温经汤（《妇人大全良方》）。

当归、川芎、白芍、肉桂、牡丹皮、莪术、人参、甘草、牛膝

方中肉桂温经散寒；当归、川芎活血调经；人参甘温补气，助肉桂通阳散寒；莪术、牡丹皮、牛膝活血祛瘀；白芍、甘草缓急止痛。

（4）血瘀型

主要证候：经行涩少，色紫黑有血块，小腹刺痛拒按，血块下后痛减，或胸胁胀痛，舌紫黯，或有瘀斑紫点，脉涩有力。

证候分析：瘀血内停，冲任阻滞，故经行涩少，色紫黑有血块，小腹刺痛拒按；血块下后瘀滞稍通，故痛减；瘀血阻滞，气机不畅，故胸胁胀痛。舌紫黯，或有瘀斑紫点，脉涩有力，也为血瘀之征。

治疗法则：活血化瘀，理气调经。

方药举例：通瘀煎（《景岳全书》）。

当归尾、山楂、香附、红花、乌药、青皮、木香、泽泻

方中当归尾、山楂、红花活血化瘀；香附理气解郁调经；乌药、青皮、木香行气止痛；泽泻利水以行滞。全方共奏活血化瘀、理气调经之效。

若兼少腹冷痛，脉沉迟者，酌加肉桂、吴茱萸；若平时少腹疼痛，或伴低热不退，舌紫黯，苔黄而干，脉数者，酌加牡丹皮、栀子、泽兰。

4.临证验案选

（1）月经过少（肝肾虚损证）。

姓名：张某某，性别：女，年龄：23岁。

初诊日期：2012年4月12日。

主诉：人流术后半年，月经量少3个月。

现病史：半年前行人工流产术，术后月经量即逐渐减少，行经2天即净，每次用卫生护垫2~3片，月经周期正常，色暗红，无血块。末次月经4月2日，无腹痛，伴腰酸，白带量少，阴道干涩，舌质淡，苔薄白，脉细弱。妇科检查子宫附件无异常。

辨证分析：人流术，尤其是多次人流术可导致肝血肾精受损，

肝肾不足，癸水衰少，癸水之阴不足，则致血海不充，血海空虚，经水不得下泄，出现月经量少。肝肾之精不足，则阴道干涩，带下量少，腰酸痛。综合症状及舌脉，辨证属肝肾虚损证。

中医诊断：月经过少（肝肾虚损证）。

西医诊断：月经不调。

治法：补益肝肾，调养冲任。

方药：熟地黄15 g，山茱萸12 g，枸杞子12 g，菟丝子15 g，续断15 g，杜仲12 g，炒白芍12 g，山药30 g，当归12 g，怀牛膝15 g，覆盆子15 g，黄精15 g，何首乌12 g，鸡血藤15 g，炙甘草6 g，10剂，水煎服，每日一剂。

二诊（2012年4月22日）：服上药10剂后，腰酸痛、阴道干涩感减轻，分泌物较前增多，色白，无异味，舌、脉同前。继服10剂。

三诊（2012年5月16日）：诉昨日月经来潮，量稍多，色暗红，舌暗红，苔薄白，脉弦滑。改用川牛膝15 g、鸡血藤15 g、益母草15 g活血化瘀，如此服药3个月后，月经量恢复同前。

按语：月经过少如不及时治疗可发展成闭经，未生育者可影响其受孕，同时长期月经量过少可给患者带来心理压力，因而应积极治疗。月经过少的病因病机虽有血虚、肾虚、血瘀、痰湿之不同，但临床以肾虚多见。《傅青主女科》说"经水出诸肾""经原非血也，乃天一之水，出自肾中"，可见月经正常与否与肾关系密切。肾精不足，气血生化无源，致胞脉空虚，血海不盈，则发为本病。老师在临诊中发现有不少患者病发于人流术后，故认为人流术，尤其是多次人流术可导致肝血肾精受损，冲任不足，血海不能按时满盈而致月经量少。肾是月经产生的根本，故调经之本在于补肾。方中熟地黄、山茱萸、枸杞子滋阴养肾填精。菟丝子、续断、覆盆子温肾助阳、温而不燥，取其阳生而阴长。杜仲补肾强腰膝。当归入血分，补中有动，行中有补，既可行血活血，又可养血，为调经之要药，再配炒白芍可收养血调经之效。鸡血藤养血活血，山药、炙甘草健脾，以资化源，取后天以资先天之意。怀牛膝活血通经，补益肝肾，性善下行，既可活血通经，又能引血下行。黄精、何首乌养阴益肾。全方合用，能使肾精盛，血气充，冲任二脉相资，则血海按时满盈。至经期改用桃红四物汤加牛膝、鸡血藤、益母草活血化瘀以顾经期以通为顺的特点。

（2）月经过少（肾虚血瘀证）

姓名：王某某，性别：女，年龄：32岁。

初诊日期：2011年4月29日。

主诉：月经量少9个月加重5个月。

现病史：既往月经正常，近9个月来月经量逐渐减少，近5个月经行1~3日，行经1次仅用2~3片卫生巾未满。经行小腹刺痛，平素腰膝酸软，头晕耳鸣，面色暗淡，怕冷，手足不温。末次月经4月28日，现值经期第1日，小腹刺痛，月经量少，色黯淡，纳可寐安，腰酸，怕冷，二便调。舌淡，有瘀点，苔薄白，脉沉细。

辨证分析：肾藏精，主生殖，经水出诸肾。肾阳虚，命门火衰，火不暖土，脏腑失于温养，精血生化之源不足，冲任气血不足，血海空虚，经水过少，此为本虚；脾肾阳虚，鼓动无力，气行不畅，久而成瘀，瘀阻冲任，经水过少，此为标实。肾虚血瘀，故经少，血色暗淡，腰酸；肾阳虚，温煦不足，故怕冷。综合症状及舌脉，辨证属肾虚血瘀证。

中医诊断：月经过少（肾虚血瘀证）。

西医诊断：月经不调。

治法：补肾益气，化瘀通络。

方药：当归 12 g，川芎 10 g，赤芍 15 g，熟地黄 15 g，香附 12 g，川牛膝 20 g，益母草 10 g，桃仁 10 g，3 剂，水煎服，每日一剂。

二诊（2011 年 5 月 5 日）：诉服上药 3 剂后经量较前增加，小腹胀痛明显好转，自觉腰酸乏力，头晕，耳鸣，纳尚可，二便调。舌脉同前。开始服用滋肾补血之中药：熟地黄 24 g，山萸肉 12 g，炒白芍 12 g，川芎 10 g，山药 12 g，茯苓 9 g，黄精 15 g，女贞子 15 g，当归 12 g，枸杞 12 g，仙灵脾 10 g，仙茅 10 g，菟丝子 15 g，巴戟天 15 g，丹参 15 g，续断 15 g，桑寄生 15 g。7 剂，水煎服，每日一剂。

三诊（2011 年 5 月 13 日）：诉服上方后腰膝酸软、头晕耳鸣明显减轻；面色较以前红润，舌淡，有瘀点，苔薄白，脉沉。在上方的基础上加桃仁 10 g、枳壳 12 g、三棱 10 g，12 剂，水煎服，每日一剂。

四诊（2011 年 5 月 30 日）：月经于昨晚来潮，经量较前增多，舌淡红，有少量瘀点，苔薄白，脉沉有力。予一诊之中药 5 剂口服。

如此治疗 3 个月经周期，月经按时来潮，经量较前明显增多，诸症消失。

按语：月经过少是妇科临床常见病，其病因病机有虚有实，临床以肾虚血瘀型多见。月经对维持正常的生理功能、保持生育能力、延缓衰老有着重要的临床意义，月经过少如不及时治疗，可发展为闭经。同时，长期月经过少可给患者带来一定的心理压力，因此必须积极治疗。老师以《内经》"谨守病机""谨察阴阳所在而调之，以平为期"为宗旨，依据"经水出诸肾""调肾乃调经之本"的原理，采用补肾活血的方法，以补肾为主，组方紧紧围绕肾虚和血瘀，调肾以益精为主，使肾精足气盛，气血冲盈，冲任得养，经血自能满盈、经量自然正常。首诊患者适值经期，舌有瘀点，考虑有血瘀存在，应因势利导，治以补肾活血化瘀使淤血顺经而下，方中当归、川芎、赤芍、川牛膝、益母草、桃仁活血祛瘀，使瘀血顺着经血排出；熟地黄滋阴补肾；香附行气理滞。二诊月经过后，此时血海空虚，以补肾益气为主，老师认为此时为阴长期，治疗上应补养肾精，化生气血，使精血充盈，气血调和，子宫内膜正常生长，为月经准备条件。患者有腰酸、头晕耳鸣，经后予熟地黄、山萸肉、炒白芍、山药、茯苓、巴戟天、女贞子、枸杞、仙灵脾、仙茅、黄精、菟丝子、续断、桑寄生阴阳平补，滋肾益气补血；丹参、当归、川芎补血活血。三诊患者腰酸、耳鸣症状较前好转，仍有瘀象，故减补肾之药力量，在熟地黄、枸杞子、菟丝子、仙灵脾等补肾益气药物的基础上，加桃仁、枳壳、三棱以理气行滞，活血化瘀。四诊月经来潮，故以一诊方补肾活血化瘀使经血条畅。经过上方调治3个月，患者经量恢复正常。

（3）月经过少（肝肾阴虚证）

姓名：吕某某，性别：女，年龄：28岁。

初诊日期：2014年12月10日。

主诉：月经量逐渐减少2年，加重半年。

现病史：患者2年前无明显诱因出现月经量逐渐减少，经量约减少三分之一，未曾就诊。近半年来月经量极少，行经一次用卫生巾3~4片，未湿透。末次月经2014年12月6日，经量极少，持续不足2天即净，色淡红，质稀，伴轻微小腹疼痛，腰膝酸软，偶有头晕耳鸣，五心烦热，急躁易怒。饮食及睡眠尚可，二便调。舌红，尖赤，少苔，脉弦细。查体：形体中等，神情自如，面色晦暗。妇科检查：子宫大小正常。

月经史：14 岁月经初潮，周期 27~30 天，经期 3~6 天，量中等，色暗红，无血块，偶有经行小腹疼痛。

辅助检查（2014 年 11 月 8 日）：妇科彩超示子宫附件未见异常。

激素检查：E_2 123 pg/ mL，FSH 4.5 IU/L，LH 7.5 IU/L。

辨证分析：肝肾同居下焦，共济相火。肾藏精，在先为母，肝藏血，在后为子。肾藏精，肝藏血，精能生血，血能化精，精血同源而互相资生，成为月经的基础物质。肝失疏泄，肾精亏虚，经血化源不足，均可导致月经过少。肝肾阴虚化源不足，则腰酸，耳鸣，五心烦热，急躁易怒。综合症状及舌脉，辨证属肝肾阴虚证。

中医诊断：月经过少（肝肾阴虚证）。

西医诊断：月经不调。

治法：滋补肝肾，活血调经。

方药：女贞子 15 g，旱莲草 15 g，熟地黄 15 g，当归 15 g，炒白芍 15 g，菟丝子 20 g，枸杞子 15 g，五味子 15 g，仙灵脾 15 g，陈皮 5 g，山药 30 g，山萸肉 15 g，鸡血藤 25 g，黄精 15 g，炙甘草 10 g，10 剂，水煎服，每日一剂，早晚温服。

二诊（2015 年 1 月 11 日）：自述服药后于 1 月 5 日月经来潮，持续 4 天干净，月经量较前有所增多，色略暗，无小腹疼痛，仍有腰膝酸软及五心烦热。舌质红，苔薄白，脉弦细。嘱患者继续口服前方 12 剂。

三诊（2015 年 2 月 15 日）：月经 2 月 7 日来潮，持续 5 天干净，月经量明显增多，经色暗红，余无不适感。舌淡红，苔薄白，脉沉细。一般情况良好。效不更方，继续服上方 10 剂巩固疗效。于 2015 年 3 月 14 日第一次随访，患者自述月经量、色、质均正常，持续 5 天净，经行无腰膝酸软及腹痛，余无不适感，病愈。

按语：中医学认为，月经是在肾—天癸—冲任—胞宫生殖轴调节下，全身脏腑、天癸、气血、经络协调作用于胞宫，胞宫定期藏泄的结果。"经水出诸肾"，肾为冲任之本、气血之根，是产生月经的主导，所以应重视肾的作用。肾精充足，则冲任血海按时满盈，经水如常。但月经具有周期节律性，是女性生殖生理过程中肾阴阳消长、气血盈亏规律变化的体现，这就要求肾藏精、主封藏及肝藏血、主疏泄功能协调有度。故中医治疗本病，意在激发机体的根本功能，通过肾—天癸—冲任—胞宫的相互作用，促使下丘脑—垂体—卵巢—子宫内在机能的恢复与建立。本方中女贞子味甘苦凉，旱莲草味甘酸寒，均归肝肾经，滋肝肾之阴为君药。熟地黄、枸杞子、山萸肉滋肝补肾，调经补血，熟地黄味甘气厚，被誉为壮肾水之"神药"；菟丝子温而不燥，补而不滞，能走能守，滋阴守阳，温补肝肾，为补肾之要药；仙灵脾补肾助阳；以上五药共助君药滋补肝肾，为臣药。山药、炙甘草益气健脾，培气血生化之源，取后天滋先天之意；鸡血藤、当归补血活血，调经止痛，祛瘀而不伤正，补养新血而不滞，为妇科调经之要药；炒白芍养血柔肝，缓急止痛；五味子滋肾阴并可宁心安神；陈皮理气健脾，以助脾运，使本方补而不腻；《中国药典》载黄精有补气养阴、健脾、润肺、益肾之功效。全方合用，能使血气充，精气盛，冲任二脉相资，血海自能按时满盈，月经如期按量而至，病自愈。

（4）月经过少（肾虚证）

姓名：李某某，性别：女，年龄：25 岁。

初诊日期：2011 年 3 月 10 日。

主诉：月经量少 2 年，加重 6 个月。

现病史：患者平素月经规律，月经量可，色红，无血块。2年前无明显诱因出现月经量渐少，后至经量减半，二三日即无，颜色淡红，质地清稀，无血块，带下色白质稀，量少。1年前于外院就医，诊断为"月经不调"，服药效果不佳，其后患者未予重视。患者自述近6个月来，月经量减少较前明显加重，当日即净，色淡红，末次月经2011年3月5日，经期1天，经量少，一片卫生巾即可。平素头晕耳鸣，腰膝酸软，小腹冷痛，食可，寐安，二便调。舌质淡红，苔薄白，脉沉弱。

月经史：患者15岁月经初潮，周期28~30天，经期4~6天，经量中等，色红，无血块。彩超（2011年2月1日）示子宫后位常大，内膜厚0.7 cm，双侧附件大小、形态正常，未见明显多囊性改变。

辨证分析：患者月经量少，一天即净，应诊断为月经过少。结合伴有症状头晕耳鸣、腰膝酸软、小腹冷痛，当为肾虚之征。肾主骨生髓，肾精不足，髓海空虚，脑失所养，则见头晕耳鸣；肾主骨，腰为肾之府，肾虚不能濡养腰膝，故腰膝酸软；肾阳虚衰，温煦失职，故小腹冷痛。综合症状及舌脉，辨证属肾虚证。

中医诊断：月经过少（肾虚证）。

西医诊断：月经不调。

治法：补肾益精，养血调经。

方药：熟地黄15 g，菟丝子15 g，枸杞子12 g，鹿角霜6 g，杜仲15 g，仙茅12 g，山茱萸15 g，当归12 g，紫河车6 g，茯苓15 g，山药30 g，炙甘草6 g，7剂，水煎服，早晚两次温服。

二诊（2011年3月19日）：7剂后，患者头晕耳鸣、腰膝酸软、小腹冷痛等症状改善，舌质淡红，苔薄白，脉弦细。前方加川芎12 g、炒白芍12 g，7剂，水煎服，以补肾活血化瘀、疏通冲任气血。

三诊（2011 年 4 月 8 日）：患者月经来潮，自述经量较前增多，舌质淡红，苔薄白，脉微滑。药用首诊方加鸡血藤 15 g、川牛膝 15 g，3 剂，水煎服，以活血调经，推动气血运行，使子宫排经得以通畅。患者规律服用药物 3 个月经周期，其间患者月经量逐渐增多至常量，随访半年，经期、经量正常。

按语：《素问·上古天真论》指出："女子七岁，肾气盛，齿更发长；二七而天癸至，任脉通，太冲脉盛，月事以时下……七七，任脉虚，太冲脉衰少，天癸竭，地道不通，故形坏而无子也。"这阐明了妇女月经产生的机制是肾主导的。肾主藏精，既藏先天之精，又藏后天之精，肾精所化之肾气主宰着天癸的至竭与月经的来潮。天癸源于肾，是肾中精气的一种，由肾封藏，气盛则先天之精化生的天癸在后天水谷之精的充养下最后成熟，通过胞脉而达子宫，促成月经的出现。《医学正传·妇人科》有"月水全赖肾水施化，肾水既乏，则经水日以干涸"之论，亦说明肾中精气的盛衰是保证月经正常来潮的基础。首诊以熟地黄、枸杞子、山茱萸补肾益阴，在补肾调经的基础上加用紫河车、仙茅、鹿角霜、菟丝子、杜仲补肾阳之品，其意义在于阳中求阴；茯苓、山药、炙甘草健脾益气；当归补血活血。二诊患者头晕耳鸣、腰膝酸软、小腹冷痛等症状好转，在前方基础上加用川芎、炒白芍补血活血，使气血调和，顺利排卵。三诊患者月经方来潮，经量较前亦增多，可见补肾法贯穿始终，另外，适量加用鸡血藤、川牛膝活血祛瘀之药，祛瘀生新，可收奇功。

（5）月经过少（肝郁肾虚证）

姓名：张某，性别：女，年龄：27 岁，婚姻：已婚。

初诊日期：2017 年 8 月 18 日。

主诉：月经量少 5 个月。

现病史：患者平素月经正常，近 5 个月经期 4 天，周期 35 天，量少，不足原来经量的 1/2，色暗，伴腰酸。前次月经 6 月 30 日，末次月经 8 月 8 日，量极少，2 天即净。平日白带量少，烦躁易怒，寐差，纳食、二便均可，舌淡红，苔薄白，脉弦细。

月经史：14 岁初潮，周期 30~35 天，经期 5 天，既往量、色可，无不适，白带可。

婚育史：G2P2，已避孕，否认流产史。

辅助检查：2017 年 8 月 11 日于本院行女性性激素全套检查。E_2：55 pg/mL，FSH：5.12 IU/L，LH：3.56 IU/L，PRL：22.473 ng/mL，P：0.23 ng/mL，T：0.25 nmol/L。今日查：血 HCG<1.20 mIU/mL；妇科 B 超示内膜厚 0.4 cm，子宫及附件未见明显异常。

辨证分析：肾为天癸之源、冲任之本、气血之根，与胞宫相系。患者先天禀赋不足，或房劳多产，损伤肾气，肾精亏损，冲任亏虚，血海满溢不足，故见月经量少、腰酸；肝藏血，主疏泄，肝肾阴亏，水不涵木，故见烦躁易怒、夜寐差。综合症状及舌脉，辨证属肝郁肾虚证。

中医诊断：月经过少（肝郁肾虚证）。

西医诊断：月经失调。

治法：补肾养血，疏肝理气。

方药：熟地黄 10 g，炒山药 15 g，党参 15 g，山茱萸 15 g，茯苓 15 g，覆盆子 15 g，白芍 15 g，鹿角霜 15 g，菟丝子 15 g，女贞子 15 g，北柴胡 10 g，狗脊 15 g，郁金 10 g，黄精 15 g，酸枣仁 15 g，合欢皮 10 g，五味子 10 g，夜交藤 30 g，7 剂，水煎，分早晚温服。

二诊（2017 年 8 月 28 日）：患者服药后无不适，诉夜寐较前稍改善，舌淡红，苔薄白，脉弦。上方去女贞子、黄精，加仙灵脾

10 g，继服 14 剂。

三诊（2017 年 9 月 12 日）：患者自诉夜寐欠安，双乳胀痛，舌淡红，苔薄白，脉弦滑，前方去北柴胡、五味子，加玫瑰花 12 g、月季花 12 g、川芎 12 g、川牛膝 15 g、益母草 15 g，7 剂。

四诊（2017 年 9 月 19 日）：患者自诉 9 月 13 日月经来潮，月经量较前稍多，色暗红，腰酸减轻，5 天净。现夜寐欠安，舌淡红，苔薄白，脉弦细，予初诊方 7 剂。效不更法，循月经周期调方如上，临证加减，连续服药 2 个月，患者经量渐至中等量，腰酸改善，白带正常，寐安。

按语：月经过少的发病机制有虚有实，临床以肾虚、血虚、血瘀、痰湿多见。肾气的盛衰与天癸密切相关，《傅青主女科》提到"经水出诸肾"，故调经皆先从肾治之。肝主疏泄，藏血，性喜条达，清代名医叶天士在《临证指南医案》说："女子以肝为先天。"肝以血为体，以气为用，叶天士又云："肝经一病，则月经不调。"该患者月经量少，色暗，伴腰酸，查性激素示雌激素偏低，属肾气不足，精不化血，冲任血海亏虚，加之患者平素性情急躁，肝气易郁，肝郁则疏泄失司，冲任失调；气郁日久化火，暗耗阴血，肝阴不足，精血亏虚，结合舌脉辨证属肝郁肾虚证。治以补肾养血，疏肝理气。方中熟地黄、山茱萸、覆盆子、菟丝子、狗脊补肝肾，益精血；鹿角霜助肾阳，暖胞宫，调冲任；行经后血海空虚，宜滋阴养血，故予黄精、女贞子养血，助子宫内膜生长；北柴胡、郁金、白芍疏肝理气；党参、炒山药、茯苓健脾养胃，补后天以资先天；酸枣仁、合欢皮、夜交藤、五味子宁心安神，以改善夜寐。二诊为月经中后期，此经间期阴充阳长、重阴转阳之时，治宜温肾暖宫，故稍减滋阴药，去黄精、女贞子，加辛甘温之仙灵脾，补肾助阳以促氤氲之时。三诊时患者乳房胀痛，脉弦滑，考虑月经将至，阳气渐充旺，肝气偏旺，且经前冲任气血充盛，气充而流急，气血易壅滞，加之患者平素性情急躁，肝郁较甚，故加活血之月季花、玫瑰花、益母草、川牛膝、川芎使经血顺势而下；五味子有酸收的作用，故去之。其中月季花质轻升散，唯入肝经，是理气佳品；玫瑰花善疏肝解郁、活血止痛，《本草正义》云："玫瑰花，香气最浓，清而不浊，和而不猛，柔肝醒胃，流气活血，宣通窒滞而绝无辛温刚燥之弊，断推气分药之中，最有捷效而最为驯良者。"川芎行气活血，川牛膝引血下行，加强通经之效。本法在养血、疏肝理气的基础上，注重月经周期中肾中阴阳转化规律、气血盈亏变化，以调节用药，故调经效果颇佳。

（6）月经过少（肝郁肾虚证）

姓名：张某某，性别：女，年龄：31 岁，婚姻：已婚。

初诊日期：2016 年 9 月 6 日。

主诉：月经量少 4 个月。

现病史：患者平素月经规律，经期 6~7 天，周期 28 天，量中等，色鲜红，夹血块，痛经（−）。近 4 个月因生活琐事、工作压力，起居欠规律，月经量较前明显减少，约为原 1/2，行经天数缩短至 2~3 天，色暗红，伴寐欠安，入睡困难，大便秘结，3~4 日一行。末次月经 2016 年 8 月 28 日。舌淡红、苔薄白，脉沉细弦。

辨证分析：肝主疏泄又主藏血，"女子以肝为先天"，妇女一生以血为重，冲为血海，任主胞胎，冲任二脉与女性生理机能息息相关。肝为血海，冲任二脉与足厥阴肝经相通，而隶属于肝。肝主疏泄，可调节冲任二脉的生理活动。此患者因情志不遂而致肝失疏泄，冲任失调，气血不和，故见月经少、夜寐欠安；气郁日久化火，暗耗阴液，故见大便秘结。患者起居失常，日久伤肾，肾精不足，精不能生髓化血，故影响经水，则见月经量少。综合症状及舌脉，辨证属肝郁肾虚证。

中医诊断：月经过少（肝郁肾虚证）。

西医诊断：月经失调。

治法：疏肝解郁，补肾益气。

方药：柴胡 12 g，当归 10 g，炒白芍 15 g，熟地黄 20 g，菟丝子 30 g，茯苓 10 g，川芎 12 g，郁金 12 g，香附 12 g，仙灵脾 15 g，覆盆子 15 g，鹿角霜 30 g，枸杞子 15 g，酒萸肉 15 g，炒枳壳 12 g，玫瑰花 10 g，7 剂，水煎，分早晚温服。

二诊（2016 年 10 月 6 日）：末次月经 9 月 25 日，患者自诉经量较前增多，有血块。经期第三天查性激素六项示，E_2：25.48 pg/ mL，FSH：6.15 mIU/ mL，LH：4.5 mIU/ mL，P：0.87 ng/ mL，PRL：10.04 ng/ mL，T：1.35 ng/ mL；妇科彩超均未见异常。舌淡红、苔薄白，脉沉细。继守前法，连服 2 个月，月经量恢复正常。

按语：本案中医病名亦称"经水涩少""经水少""经量过少"等，多表现为经量相比既往明显减少，为原来的 30%~50%。发病机理有虚有实。虚者多因精亏血少，冲任血海亏虚，经血乏源；实者多因瘀血内停，或痰湿内生，阻滞冲任血海，血行不畅，发为月经过少。此例患者平素性情易急躁，复因起居、生活琐事等原因加重肝郁，肝气郁结，耗伤阴血。肝肾同源而互生，同为月经的物质基础，冲任血海亏虚致经行量少。临床上以肝郁肾虚多见。治以调肝补肾、调理冲任之法。此方以定经汤为基础，以疏肝补肾、养血调经，加川芎、郁金活血，玫瑰花、香附、炒枳壳理气行滞，仙灵脾、覆盆子、枸杞子、鹿角霜、酒萸肉增加补肾益精之功。后完善相关检查排除器质性病变，复诊患者月经量已较前增多，继以定经汤加减调理 2 个月经周期，经量恢复之前水平。近年来月经过少的发病率有明显上升的趋势，特别是中青年女性，若不及时治疗，可发展为闭经，严重影响妇女的身心健康。根据患者临床症状辨证论治，以疏肝补肾为主，肝气条达舒畅，气行通畅，肾气肾精充足，冲任血海按时满溢，则经量正常。

（7）月经过少（脾虚痰湿证）

姓名：陈某某，性别：女，年龄：25 岁。

初诊日期：2017 年 10 月 27 日。

主诉：月经量减少 2 年余。

现病史：患者形体偏胖，2 年前无明显诱因出现月经量减少，每次第二天用卫生巾 2~3 片，之后护垫即可。刻下症见：偶有头晕，胸脘痞闷，纳差，大便不成形，便后不爽，小便调，舌胖，边有齿痕，苔白腻，脉细滑。

辅助检查：就诊当日我院 B 超提示子宫内膜厚 0.6 cm，子宫附件未见异常。

月经史：14 岁初潮，经期 3~5，周期 25~35 天，经色淡红，无血块、痛经、腰酸、乳房胀痛。末次月经 2017 年 10 月 18 日至 10 月 20 日，前次月经 2017 年 9 月 17 日至 9 月 22 日。

既往史：既往无特殊病史。

辨证分析：患者平素饮食失调，过食肥甘，脾失健运，聚湿成痰，痰湿黏滞重浊，沉聚下焦，痰浊胶结，久而化瘀，瘀滞于冲任，阻遏血脉，壅塞胞宫，久而变生为月经量少；脾为后天之本，主运化水谷精微物质，脾气不足，升清无力，则头晕；脾失健运则纳差，大便不成形。综合症状及舌脉，辨证属脾虚痰湿证。

中医诊断：月经过少（脾虚痰湿证）。

西医诊断：月经失调。

治法：健脾除湿，养血调经。

方药：苍术 15 g，香附 12 g，陈皮 10 g，法半夏 12 g，茯苓 15 g，枳壳 10 g，胆南星 6 g，当归 15 g，太子参 15 g，神曲 15 g，浙贝母 15 g，竹茹 15 g，荷叶 10 g，决明子 15 g，生山楂 20 g。10 剂，水煎服，每日一剂。嘱患者适当体育锻炼，调饮食。

二诊（2017 年 11 月 8 日）：头晕、胸脘痞闷等症状较前好转，现属于经前期，治疗有效，原方加益母草 15 g、丹参 20 g、赤芍 15 g、泽兰 15 g、川牛膝 15 g，7 剂。嘱患者经期停药，上两方交替服用 2 个月。

三诊（2018 年 1 月 26 日）：月经量较前增多（近两次一次用 9 片卫生巾，渗透 2 片），胸脘痞闷较前减轻，头晕消失。近 2 个月体重减轻 2 kg。效不更方，上两方治疗 3 个月后，患者月经量明显增多，1 次 1 包卫生巾，能渗透 3~4 片。

按语：古人有"百病多由痰作祟"之说，患者素体肥胖，痰湿壅塞胞宫，阻滞冲任，本例以苍附导痰汤为主，取其燥湿化痰、健脾和胃之功，使脾胃健运，水湿运化，气行痰消。方中苍术醒脾燥湿；香附疏肝理气；胆南星苦温辛烈，助二陈（陈皮、法半夏）祛痰除湿，且胆南星散而不守，专走经络，血脉为痰湿所壅阻者，用之最当；枳壳破气散积；生山楂、决明子、荷叶消脂；茯苓健脾祛湿；神曲健脾和胃；太子参健脾益气。此外，积痰多易化热，且化痰药又多温燥，故用药时宜斟酌寒热，勿使过于温燥而伤阴，故加浙贝母、竹茹清热化痰；配合当归、益母草、泽兰、丹参、赤芍、川牛膝活血通经。纵观全方，多用助脾健运之品，脾运健则痰湿脂满祛除，气机通畅则血脉调和，经水通畅。

（六）月经过多

月经周期正常，经量明显多于既往者，称为"月经过多"，亦称"经水过多"。

本病相当于西医学排卵型功能失调性子宫出血病引起的月经过多，或子宫肌瘤、盆腔炎症、子宫内膜异位症等疾病引起的月经过多。宫内节育器引起的月经过多，可按本病治疗。

1.病因病机

主要病机是冲任不固，经血失于制约而致血量多。常见的分型有气虚、血热和血瘀。

（1）气虚

素体虚弱，或饮食失节，劳倦过度，大病久病，损伤脾气，中气不足，冲任不固，血失统摄，遂致经行量多。

（2）血热

素体阳盛，或恣食辛燥，感受热邪，七情过极，郁而化热，热扰冲任，迫血妄行，遂致经行量多。

（3）血瘀

素性抑郁，或愤怒过度，气滞而致血瘀，或经期产后余血未尽，感受外邪，或不禁房事，瘀血内停，瘀阻冲任，血不归经，遂致经行量多。

2.辨证论治

以月经量多而周期、经期正常为辨证要点，结合经色和经质的变化以及全身的证候分辨虚实、寒热。治疗要注意经时和平时的不同，平时治本是调经，经时固冲止血需标本同治。

（1）气虚型

主要证候：行经量多，色淡红，质清稀，神疲体倦，气短懒言，小腹空坠，面色㿠白，舌淡，苔薄，脉缓弱。

证候分析：气虚则冲任不固，经血失于制约，故经行量多；气虚火衰不能化血为赤，故经色淡红，质清稀；气虚中阳不振，故神疲体倦，气短懒言；气虚失于升提，故小腹空坠；气虚阳气不布，故面色㿠白。舌淡，苔薄，脉缓弱，也为气虚之象。

治疗法则：补气升提，固冲止血。

方药举例：安冲汤（《医学衷中参西录》）加升麻。

白术、黄芪、生龙骨、生牡蛎、生地黄、白芍、海螵蛸、茜草根、续断

方中黄芪、白术、升麻补气升提，固冲摄血；生龙骨、生牡蛎、海螵蛸、续断固冲收敛止血；生地黄、白芍凉血敛阴；茜草根止血而不留瘀。全方共奏补气升提、固冲止血之效。

若经行有瘀块或伴有腹痛者，酌加泽兰、三七、益母草；兼腰骶酸痛者，酌加鹿角霜、补骨脂、桑寄生；兼头晕心悸者，生地黄易熟地黄，酌加制首乌、五味子。

（2）血热型

主要证候：经行量多，色鲜红或深红，质黏稠，口渴饮冷，心烦多梦，尿黄便结，舌红，苔黄，脉滑数。

证候分析：阳热内盛，伏于冲任，经行之际，热迫血行，故经行量多；血为热灼，故经色红而质稠；热邪伤津，则口渴饮冷，尿黄便结；热扰心神，故心烦多梦。舌红，苔黄，脉滑数，也为血热之征。

治疗法则：清热凉血，固冲止血。

方药举例：保阴煎（《景岳全书》）加炒地榆、槐花。

生地黄、熟地黄、黄芩、黄柏、白芍、山药、续断、甘草

方中黄芩、黄柏、生地黄清热凉血；熟地黄、白芍养血敛阴；山药、续断补肾固冲；炒地榆、槐花凉血止血；甘草调和诸药。全方共奏清热凉血、固冲止血之效。

若经血黏稠有腐臭味，或平时黄带淋漓，下腹坠痛者，重用黄芩、黄柏，酌加马齿苋、败酱草、薏苡仁；热甚伤津，口干而渴者，酌加天花粉、玄参、麦冬以生津止渴。

（3）血瘀型

主要证候：经行量多，色紫黯，质稠有血块，经行腹痛，或平时小腹胀痛，舌紫黯或有瘀点，脉涩有力。

证候分析：瘀血阻于冲任，新血难安，故经行量多；瘀血内结，故经色紫黯有块；瘀阻胞脉，"不通则痛"，故经行腹痛，或平时小腹胀痛。舌紫黯或有瘀点，脉涩有力，也为血瘀之征。

治疗法则：活血化瘀，固冲止血。

方药举例：桃红四物汤（《医宗金鉴》）加三七、茜草。

当归、熟地黄、白芍、川芎、桃仁、红花

方中桃仁、红花活血化瘀；当归、川芎活血养血调经；熟地黄、白芍补血养阴以安血室。瘀去则冲任通畅，自能血循常道。加三七、茜草以增强祛瘀止血之效。

若经行腹痛甚者，酌加延胡索、香附；血瘀挟热，兼口渴心烦者，酌加黄芩、黄柏、炒地榆。

3.临证验案选

月经过多（阴虚血热证）

姓名：黄某某，性别：女，年龄：32岁。

初诊日期：2014年2月16日。

主诉：月经量多5年。

现病史：5 年前起出现月经量多，现月经量多，有血块，周期 29~30 天，无痛经。刻下症见：乏力，口干，心烦，纳欠佳，夜寐差，二便调。舌红少苔，脉细滑数。

B 超：子宫附件未见明显异常。

既往史：既往无特殊病史。

月经史：14 岁初潮，周期 29~30 天，经期 5~7 天，既往量、色正常，无痛经。末次月经 2 月 8 日。

辨证分析：患者久病伤阴，营阴暗耗，虚热内生，热扰冲任，冲任不固，不能制约经血，遂致月经量多；血能载气、养气，血盛则气旺，血衰则气少，月经量多，气随血脱，则可见乏力；阴液暗耗，虚热内扰，则口干、心烦；脾失健运则纳差。综合症状及舌脉，辨证属阴虚血热证。

中医诊断：月经过多（阴虚血热证）。

西医诊断：月经不调。

治法：滋阴凉血止血。

方药：生地黄 10 g，熟地黄 15 g，地骨皮 20 g，阿胶 10 g，白芍 20 g，玄参 10 g，麦冬 10 g，女贞子 15 g，藕节炭 30 g，血余炭 10 g，旱莲草 15 g，鸡内金 15 g，仙鹤草 15 g，海螵蛸 15 g，酸枣仁 20 g，百合 10 g，莲子心 12 g，5 剂，水煎服，每日一剂。嘱月经前一周服药，建议连服数个月经周期。

二诊（2014 年 3 月 20 日）：患者诉月经于 3 月 7 日来潮。服药后月经量明显减少，诸症好转，守原方 5 剂。

三诊（2014 年 4 月 26 日）：患者服药后月经量明显减少，无血块和痛经。现稍乏力，寐欠安，舌红少苔，脉细滑数。仍续用前方，加太子参 15 g、沙参 12 g，7 剂。

按语：两地汤出自《傅青主女科》卷上，主治肾水不足，虚热内炽，月经量多，总以血热占绝大多数。明代万全《万氏妇人科》亦谓："经水来太多者，不问肥瘦，皆属热也。"盖热盛则逼水妄行，然该患者长期月经过多，而出现阴虚火旺症状，所以本例以滋阴养血为主，清虚热为佐，地骨皮、生地黄、熟地黄能清骨中之热。骨中之热源于肾宫之热，清其骨髓，则肾气自寒，而又不损伤胃气。阿胶、白芍、玄参、麦冬、女贞子、旱莲草又纯是补水之味，水盛而火自平。血余炭、藕节炭凉血止血；仙鹤草、海螵蛸固涩止血；鸡内金健脾和胃；莲子心、百合、酸枣仁清心养血安神。患者伴有气血虚弱症状，故三诊加用太子参、沙参等养阴益气。在此方的基础上加用炭类药及收涩药，亦取佳效，此为异病同治。

（七）月经后期

月经周期错后 7 天以上，甚至错后 3~5 个月一行，经期正常者，称为"月经后期"，亦称"经期错后""经迟"。

本病相当于西医学的月经稀发。月经后期如伴经量过少，常可发展为闭经。

1. 病因病机

主要发病机理是精血不足或邪气阻滞，血海不能按时满溢，遂致月经后期。常见的分型有肾虚、血虚、血寒、气滞和痰湿。

（1）肾虚

先天肾气不足，或不节房事，房劳多产，损伤肾气，肾虚冲任不足，血海不能按时满溢，遂致经行错后。

（2）血虚

数伤于血，或产多乳众，病后体虚，饮食减少，化源不足，营血衰少，冲任不足，血海不能按时满溢，遂致经行错后。

（3）血寒

①虚寒

素体阳虚，或久病伤阳，阳虚内寒，脏腑失于温养，生化失期，气虚血少，冲任不足，血海不能按时满溢，遂致经行错后。

②实寒

经产之时，感受寒邪，或过服寒凉，寒邪搏于冲任，血为寒凝，胞脉不畅，血行迟滞，血海不能按时满溢，遂致经行错后。

（4）气滞

素性抑郁，情志不遂，气不宣达，血为气滞，冲任不畅，气血运行迟滞，血海不能按时满溢，遂致经行错后。

（5）痰湿

素体肥胖，痰湿内盛，或劳逸过度，饮食不节，损伤脾气，脾失健运，痰湿内生，痰湿下注冲任，壅滞胞脉，气血运行缓慢，血海不能按时满溢，遂致经行错后。

2. 辨证论治

以月经错后、经期基本正常为辨证要点。治疗须辨明虚实，虚证治以温经养血，实证治以活血行滞。

（1）肾虚型

主要证候：经期错后，量少，色淡黯，质清稀，腰酸腿软，头晕耳鸣，带下清稀，面色晦暗，或面部黯斑，舌淡黯，苔薄白，脉沉细。

证候分析：肾虚精血亏少，冲任不足，血海不能按时满溢，故经行错后，量少，色淡黯，质清稀；肾主骨生髓，脑为髓海，腰为肾之外府，肾虚则腰酸腿软，头晕耳鸣；肾气虚，水失气化，湿浊下注，带脉失约，故带下清稀；肾主黑，肾虚则肾色上泛，故面色晦暗或面部黧斑。舌淡黯，苔薄白，脉沉细，也为肾虚之征。

治疗法则：补肾益气，养血调经。

方药举例：大补元煎（《景岳全书》）。

人参、山药、熟地黄、杜仲、当归、山茱萸、枸杞子、炙甘草

方中人参、山药、杜仲补肾气以固命门；山茱萸、枸杞子补肾填精而生血；当归、熟地黄养血益阴；甘草调和诸药。全方共奏补肾益气、养血调经之效。

若月经量少者，酌加紫河车、肉苁蓉、丹参养精血以行经；带下量多者，酌加鹿角霜、金樱子、芡实固涩止带；若月经错后过久者，酌加肉桂、牛膝以温经活血，引血下行。

（2）血虚型

主要证候：经期错后，量少，色淡质稀，小腹空痛，头晕眼花，心悸失眠，皮肤不润，面色苍白或萎黄，舌淡，苔薄，脉细无力。

证候分析：营血虚少，冲任不能按时通盛，血海不能如期满溢，故月经错后，量少，色淡质稀；血虚胞脉失养，故小腹空痛；血虚上不荣清窍，故头晕眼花；血虚外不荣肌肤，故皮肤不润，面色苍白或萎黄；血虚内不养心，故心悸失眠。舌淡，苔薄，脉细无力，也为血虚之征。

治疗法则：补血养营，益气调经。

方药举例：人参养荣汤（《太平惠民和剂局方》）。

人参、白术、茯苓、炙甘草、当归、白芍、熟地黄、肉桂、黄芪、五味子、远志、陈皮、生姜、大枣

若月经过少者，去五味子，酌加丹参、鸡血藤；若经行小腹隐隐作痛者，重用白芍，酌加阿胶、香附。

（3）血寒型

①虚寒证

主要证候：经期错后，量少，色淡质稀，小腹隐痛，喜热喜按，腰酸无力，小便清长，面色㿠白，舌淡，苔白，脉沉迟无力。

证候分析：阳气不足，阴寒内盛，脏腑虚寒，气血生化不足，气虚血少，冲任不能按时通盛，血海满溢延迟，故月经推迟而至，量少，色淡，质稀；胞中虚寒，胞脉失于温养，故经行小腹隐隐作痛，喜热喜按；阳虚肾气不足，外府失养，故腰酸无力；阳气不布，故面色㿠白；膀胱虚寒，失于温煦，故小便清长。舌淡，苔薄，脉沉迟无力，也为虚寒之征。

治疗法则：温经扶阳，养血调经。

方药举例：大营煎（《景岳全书》）。

当归、熟地黄、枸杞子、炙甘草、杜仲、川牛膝、肉桂

方中肉桂温经扶阳，通行血脉；熟地黄、当归、枸杞子、杜仲补肾填精养血；川牛膝活血通经，引血下行；炙甘草调和诸药。全方共奏温经扶阳、养血调经之效。

若经行小腹痛者，酌加巴戟天、小茴香、香附；虚甚者，加人参。

②实寒证

主要证候：经期错后，量少，经色紫黯有块，小腹冷痛拒按，得热痛减，畏寒肢冷，舌黯，苔白，脉沉紧或沉迟。

证候分析：寒邪客于冲任，血为寒凝，运行不畅，血海不能按期满溢，故月经推迟而至，量少；寒凝血滞，故经色紫黯有块；寒邪客于胞中，气血运行不畅，"不通则痛"，故小腹冷痛；得热后气血稍通，故小腹痛减；寒为阴邪，易伤阳气，阳气不得外达，故畏寒肢冷。舌黯，苔白，脉沉紧或沉迟，也为实寒之征。

方药举例：温经汤（《妇人大全良方》）。

人参、当归、川芎、白芍、肉桂、莪术、牡丹皮、甘草、川牛膝

方中肉桂温经散寒，通脉调经；当归、川芎养血活血调经；人参甘温补气；莪术、牡丹皮、川牛膝活血祛瘀，助当归、川芎通行血滞；白芍、甘草缓急止痛。全方共奏温经散寒、活血调经之效。

若经行腹痛者，加小茴香、香附、延胡索以散寒止痛；月经过少者，酌加丹参、益母草、鸡血藤养血活血调经。

（4）气滞型

主要证候：经期错后，量少，经色黯红或有血块，小腹胀痛，精神抑郁，胸闷不舒，舌象正常，脉弦。

证候分析：血为气滞，冲任气血运行不畅，血海不能按时满溢，故月经错后，量少；气滞血瘀，故经色黯红，或有小血块；气机不畅，经脉壅滞，故小腹胀痛，精神抑郁，胸闷不舒。脉弦也为气滞之征。

治疗法则：理气行滞，活血调经。

方药举例：乌药汤（《兰室秘藏》）。

乌药、香附、木香、当归、甘草

方中乌药理气行滞，香附理气调经，木香行气止痛，当归活血行滞调经，甘草调和诸药。全方共奏行气活血调经之效。

若小腹胀痛甚者，酌加莪术、延胡索；乳房胀痛明显者，酌加柴胡、川楝子、王不留行；月经过少者，酌加鸡血藤、川芎、丹参。

（5）痰湿型

主要证候：经期错后，量少，色淡，质黏，头晕体胖，心悸气短，脘闷恶心，带下量多，舌淡胖，苔白腻，脉滑。

证候分析：痰湿内盛，滞于冲任，气血运行不畅，血海不能如

期满溢，故经期错后，量少，色淡质黏；痰湿停于心下，气机升降失常，故头晕，心悸气短，脘闷恶心；痰湿流注下焦，损伤带脉，带脉失约，故带下量多。舌淡胖，苔白腻，脉滑，也为痰湿之征。

治疗法则：燥湿化痰，活血调经。

方药举例：芎归二陈汤（《丹溪心法》）。

陈皮、半夏、茯苓、甘草、生姜、川芎、当归

方中半夏、陈皮、甘草燥湿化痰，理气和中；茯苓、生姜渗湿化痰；当归、川芎养血活血。全方使痰湿除，经脉无阻，其经自调。

若脾虚食少，神倦乏力者，酌加人参、白术；脘闷呕恶者，酌加砂仁、枳壳；白带量多者，酌加苍术、车前子。

3.临证验案选

（1）月经后期（肾虚痰湿证）。

姓名：刘某某，性别：女，年龄：31岁。

初诊日期：2016年8月17日。

主诉：月经周期紊乱1年，停经2个月。

现病史：患者近1年月经周期紊乱渐至闭经。刻下症见：停经2月余。形体肥胖，胸闷气短，喉间痰多，面目浮肿，肢冷畏寒，便溏，舌淡，苔薄，脉细滑。

辅助检查（2016年8月17日于本院）：尿HCG阴性；B超示子宫内膜厚0.7 cm，子宫附件未见异常。

既往史：既往无特殊病史。

辨证分析：痰湿夹瘀，阻滞冲任，壅塞胞宫，经水受阻隔而然；胸闷气短，喉间痰多均为痰湿阻滞之征。《景岳全书·痰饮》云："痰即水也，其本在肾，其标在脾。"肾阳虚，失于温煦，气化不利，则面目浮肿，肢冷畏寒。综合症状及舌脉，辨证属肾虚痰湿证。

中医诊断：月经后期（肾虚痰湿证）。

西医诊断：月经失调。

治法：补肾化痰，调理冲任。

方药：苍术 10 g，香附 15 g，陈皮 10 g，半夏 10 g，茯苓 15 g，胆南星 10 g，枳壳 10 g，鸡内金 15 g，生山楂 30 g，川牛膝 15 g，仙茅 15 g，仙灵脾 15 g，菟丝子 30 g，覆盆子 15 g。水煎服，每日一剂，共 7 剂。

二诊：胸闷气短及肢冷畏寒，便溏明显减轻，喉间痰量减少，前方继服 7 剂。

三诊：月经来潮，量少，色淡质稀，前方加当归 15 g、川芎 15 g。服 28 剂后，以上症状消失，经量如常，经后继服此方加减调理 2 个月，月经基本正常。

按语：前人虽有"脾为生痰之源"之说，而脾运化水湿，有赖于肾阳的温煦。只有肾阳不断蒸化水湿，才不致湿聚成痰，故遣方用药必于祛痰之中加温肾的仙茅、仙灵脾，旨在加强化痰之效。本例除痰湿外，还兼肾阳虚，故加菟丝子、覆盆子，以增强温肾益冲任之功；痰湿阻滞经脉，冲任血气不利，除化痰温肾外，还需加当归、川芎、生山楂、香附等行气活血之品，以加强冲任血脉的流通，胞脉不闭而经血流通。肾主水，脾主湿，痰之本在肾而源于脾，治疗痰湿须着眼于脾肾。而肺为储痰之器，故老师基于上述理论基础用苍附导痰汤分消三焦之痰湿。若兼肾气虚，可加菟丝子、覆盆子等补益肾气，若兼血瘀，可加刘寄奴、丹参等活血通经，痰湿除，冲任利，经水得以时下。

（2）月经后期（肝肾阴虚证）

患者，女，28 岁，已婚。

初诊日期：2017 年 4 月 20 日。

主诉：月经推迟 2 年余。

现病史：患者近 2 年来月经量逐渐减少，月经周期逐渐延长。平素月经周期 1~2 个月，经期 3~5 天，G1P0，工具避孕。末次月经 2 月 20 日，5 天经净，经量少、色暗红，第 4、5 天月经色淡红，夹有血块，无痛经。前次月经 1 月初（具体日期不详）。刻下症见：潮热汗出，心烦易怒，急躁，偶见头晕，夜寐差，纳可，二便可，舌红，苔白少津，脉细数。

辅助检查：2017 年 4 月 18 日阴道超声示子宫后位，大小约 4.1 cm × 4.0 cm × 2.7 cm，肌层回声均匀，内膜厚 0.2 cm，左侧卵巢 1.9 cm × 1.7 cm，右侧卵巢 1.6 cm × 1.7 cm，子宫后体液深 1.6 cm。提示：双侧卵巢体积小，盆腔积液。

中医诊断：月经后期（肝肾阴虚证）。

西医诊断：卵巢早衰。

治法：滋阴补肾、养肝清热。

方药：女贞子 15 g，枸杞子 15 g，覆盆子 15 g，菟丝子 15 g，香附 15 g，沙苑子 15 g，桑葚子 15 g，生地黄 15 g，熟地黄 15 g，巴戟天 15 g，骨碎补 15 g，葛根 15 g，升麻 10 g，鸡血藤 20 g，郁金 15 g，丹参 15 g，黄芪 15 g。14 剂，每日一剂，水煎服。嘱患者进行性激素水平测定。

复诊（2017 年 5 月 5 日）：服上方 14 剂后月经仍未来潮，4 月 22 日性激素检测示，雌二醇（E_2）40.58 pmol/L，孕酮（P）0.29 nmol/L，睾酮（T）0.68 nmol/L，促黄体生成素（LH）44.03 IU/L，卵泡刺激素（FSH）74.02 IU/L，催乳激素（PRL）12.49 nmol/L。在上方基础上加阿胶（烊冲）10 g、紫河车（冲服）10 g、茯苓 20 g。后患者因

为工作原因未再就诊，随访得知其于 2017 年 5 月 18 日月经来潮，并于 5 月 31 日复测性激素，E_2：105.1 pmol/L，LH：3.44 IU/L，FSH：6.41 IU/L。复查阴道超声示：左侧卵巢 2.6 cm×1.1 cm，右侧卵巢 3.1 cm×1.4 cm。随访至 2018 年 1 月，月经按时来潮，无明显不适症状。

按语：本案患者正值四七身体盛壮之际，本应任通冲盛、月经正常，但因患者不良作息时间导致肾阴耗伤，肾阴虚则不能滋养肝木，水不涵木导致肝之阴液亏虚，最终致肝肾阴虚，精不化血，冲血不足，血海不能按时满溢，以致月经后期。治疗当以滋阴补肾、养肝清热为主，用七子益肾理冲汤益肾填精、补血养肝、调理冲脉。因患者阴虚为重，故加入生地黄以滋阴清热；葛根鼓舞胃中清阳，升麻引清气上升，二者合用取"阳中求阴"之意。现代研究表明，葛根有雌激素样活性，对雌激素水平具有双向调节作用。郁金疏肝活血，并在二诊月经尚未来潮之时加入阿胶、紫河车等血肉有情之品，以充养血海。本方旨在益肾养肝，调理冲脉，使得精血充足，冲脉得养，月事以期来潮。

（八）月经先期

月经周期提前 1~2 周者，称为"月经先期"，亦称"经期超前"或"经早"。

本病相当于西医学排卵型功能失调性子宫出血病的黄体不健和盆腔炎症所致的子宫出血。月经先期伴月经过多可进一步发展为崩漏，应及时进行治疗。

1. 病因病机

主要机理是冲任不固，经血失于制约，月经提前而至。常见的分型有气虚和血热。

（1）气虚

①脾气虚

素体虚弱，或劳力过度，忧思不解，饮食失节，损伤脾气，脾伤则中气虚弱，冲任不固，不能统摄经血，故月经提前而至。

②肾气虚

房劳多产，或久病伤肾，肾气虚弱，则冲任不固，不能制约经血，遂致月经提前而至。

（2）血热

①阴虚血热

素体阴虚，或失血伤阴，产多乳众，耗损精血，或思虑过度，营阴暗耗，阴血虚少，虚热内生，热扰冲任，冲任不固，不能制约经血，遂致月经提前而至。

②阳盛血热

素体阳盛，或过食温燥、辛辣之品，或感受热邪，热伤冲任，迫血妄行，遂致月经提前而至。

③肝郁化热

素性抑郁，或情志内伤，抑郁不乐，肝气郁结，郁久化热，热伤冲任，迫血妄行，遂致月经提前而至。

2. 辨证论治

辨证主要辨其属气虚或血热，治疗以安冲为大法，或补脾固肾益气，或清热泻火，或滋阴清热。

（1）气虚型

①脾气虚证

主要证候：经期提前，或兼量多，色淡质稀，神疲肢倦，气短懒言，小腹空坠，纳少便溏，舌淡红，苔薄白，脉缓弱。

证候分析：脾气虚弱，统血无权，冲任不固，故月经提前而至，量多；气虚血失温煦，则经色淡而质稀；脾虚中气不足，故神疲肢倦，气短懒言，小腹空坠；脾虚运化失职，则纳少便溏。舌淡红，苔薄白，脉缓弱，也为脾虚之征。

治疗法则：补脾益气，固冲调经。

方药举例：补中益气汤（《脾胃论》）。

人参、黄芪、甘草、当归、陈皮、升麻、柴胡、白术

若月经过多者，去当归，重用黄芪、党参以益气摄血；经行期间去当归，酌加艾叶、阿胶、乌贼骨以止血固摄；便溏者，酌加山药、砂仁、炒薏苡仁以扶脾止泻。

若心脾两虚者，症见月经提前，心悸怔忡，失眠多梦，四肢倦怠，舌淡苔薄，脉细弱，治宜养心健脾、固冲调经，方用归脾汤（《校注妇人良方》）。

白术、茯神、黄芪、龙眼肉、酸枣仁、人参、木香、当归、远志、甘草、生姜、大枣

方中人参、白术、黄芪、甘草健脾补气固冲；当归、龙眼肉、大枣健脾养血；酸枣仁、茯神、远志养心宁神；生姜、木香行气醒脾。全方共奏补脾养心、固冲调经之效。

②肾气虚证

主要证候：经期提前，量少，色淡黯，质清稀，腰酸腿软，头晕耳鸣，小便频数，面色晦暗或有黯斑，舌淡黯，苔薄白，脉沉细。

证候分析："冲任之本在肾"，肾气不足，冲任不固，故月经提前；肾虚精血不足，故量少，经色淡黯，质稀；腰为肾之外府，肾主骨，肾虚故腰酸腿软；肾虚精血不足，髓海失养，故头晕耳鸣；肾虚则气化失常，故小便频数；肾虚则肾水之色上泛，故面色晦暗

或有黯斑。舌淡黯，脉沉细，也为肾虚之征。

治疗法则：补肾益气，固冲调经。

方药举例：固阴煎（《景岳全书》）。

人参、熟地黄、山药、山茱萸、远志、炙甘草、五味子、菟丝子

方中菟丝子补肾而益精气；熟地黄、山茱萸滋肾益精；人参、山药、炙甘草健脾益气，补后天、养先天以固命门；五味子、远志交通心肾，使心气下通，以加强肾气固摄之力。全方共奏补肾益气、固冲调经之效。

若腰痛甚者，酌加续断、杜仲补肾而止腰痛；夜尿频数者，酌加益智仁、金樱子固肾缩泉。

（2）血热型

①阴虚血热证

主要证候：经期提前，量少，色红质稠，颧赤唇红，手足心热，咽干口燥，舌红，苔少，脉细数。

证候分析：阴虚内热，热扰冲任，冲任不固，故月经提前；阴虚血少，冲任不足，血海满溢不多，故经血量少；血为热灼，故经色红而质稠；虚热上浮，故颧赤唇红；阴虚内热，故手足心热；阴虚津少，故咽干口燥。舌红，苔少，脉细数，也为阴虚血热之征。

治疗法则：养阴清热，凉血调经。

方药举例：两地汤（《傅青主女科》）。

生地黄、玄参、地骨皮、麦冬、阿胶、白芍

方中地骨皮、玄参、麦冬养阴清热，生地黄滋阴清热凉血，白芍和血敛阴，阿胶滋阴止血。全方共奏滋阴清热、凉血调经之效。

若月经量少者，酌加山药、枸杞子、何首乌滋肾以生精血；手

足心热甚者，酌加白薇、生龟板育阴潜阳以清虚热。

②阳盛血热证

主要证候：经期提前，量多，色紫红，质稠，心胸烦闷，渴喜冷饮，大便燥结，小便短赤，面色红赤，舌红，苔黄，脉滑数。

证候分析：热伤冲任，迫血妄行，故月经提前，量多；血为热灼，故经色紫红，质稠；热扰心、肝二经，故心胸烦闷；热邪伤津，故渴喜冷饮；大肠津少，故大便燥结；热灼膀胱，故小便短赤。面色红赤，舌红，苔黄，脉滑数，也为热盛之征。

治疗法则：清热降火，凉血调经。

方药举例：清经散（《傅青主女科》）。

牡丹皮、地骨皮、白芍、熟地黄、青蒿、黄柏、茯苓

方中黄柏、青蒿、牡丹皮清热降火凉血；熟地黄、地骨皮清血热而生水；白芍养血敛阴；茯苓行水泄热。全方清热降火，凉血养阴，使热去而阴不伤、血安而经自调。

若月经过多者，去茯苓，酌加地榆、茜草根以凉血止血；若经行腹痛，经血夹瘀块者，酌加炒蒲黄、三七以化瘀止血。

③肝郁化热证

主要证候：经期提前，量多或少，经色紫红，质稠有块，经前乳房、胸胁、少腹胀痛，烦躁易怒，口苦咽干，舌红，苔黄，脉弦数。

证候分析：肝郁化热，热扰冲任，迫血妄行，故月经提前；肝郁血海失司，故月经量多或少；血为热灼，故经色紫红，质稠有块；气滞于肝经，故经前乳房、胸胁、少腹胀痛；气机不畅，则烦躁易怒；肝经郁热，故口苦咽干。舌红，苔黄，脉弦数，也为肝郁化热之象。

治疗法则：清肝解郁，凉血调经。

方药举例：丹栀逍遥散（《女科撮要》）。

牡丹皮、炒栀子、当归、白芍、柴胡、茯苓、炙甘草、炒白术

方中柴胡、炒栀子、牡丹皮疏肝解郁，清热凉血；当归、白芍养血柔肝；炒白术、茯苓、炙甘草培脾和中。全方共奏清肝解郁、凉血调经之功。

若月经过多者，经时去当归，酌加煅牡蛎、茜草、炒地榆以固冲止血；经行不畅，夹有血块者，酌加泽兰、益母草以活血化瘀；经行乳房胀痛甚者，酌加瓜蒌、王不留行、郁金以解郁行滞止痛。

3.临证验案选

月经先期（阳盛血热兼气虚证）

姓名：张某，性别：女，年龄：37 岁，婚姻：已婚。

初诊日期：2018 年 11 月 5 日。

主诉：月经提前伴量少 1 年。患者平素月经规律，近 1 年月经提前 8~11 天，周期 19~21 天，经期 4~5 天，经量多，色暗红，质稠，有血块，经前及经期小腹坠痛。末次月经 2018 年 10 月 29 日，前次月经 2018 年 10 月 9 日，神疲乏力，头晕眼花，失眠多梦，心烦口渴，大便偏干，小便正常，舌质红、苔薄黄，脉细数。

妇科检查：未见明显异常。

B 超检查：子宫内膜厚约 0.7 cm，双侧附件未见明显异常。

中医诊断：月经先期（阳盛血热兼气虚证）。

西医诊断：月经不调。

治法：清热凉血，益气固冲。

方药：保阴煎加减。

生地黄 20 g，熟地黄 15 g，炒白芍 15 g，山药 15 g，续断 15 g，黄芩 10 g，炒黄柏 6 g，女贞子 10 g，旱莲草 15 g，黄精 15 g，合欢皮 15 g，北沙参 15 g，生甘草 6 g。10 剂，水煎服，每日一剂。

服 10 剂后，心烦口渴较前明显缓解，偶有头晕，睡眠尚安，大便偏软，无其他不适，舌质红，苔薄黄，脉细数。上方去旱莲草、女贞子，加太子参 15 g，6 剂，水煎服，每日一剂。

经期服用血府逐瘀汤以排出瘀血。方药：当归 15 g，生地黄 10 g，红花 10 g，炒桃仁 10 g，川牛膝 12 g，炒枳壳 12 g，柴胡 10 g，川芎 12 g，赤芍 15 g，狗脊 12 g，制香附 12 g，生甘草 6 g。6 剂，水煎服，每日一剂。

月经来潮时经量较前减少，经前及经期症状明显缓解。经净后继续服用保阴煎加减。月经较前提前 3~5 天，经期改服血府逐瘀汤，经量较前明显减少。

平时服用保阴煎加减，经期服用血府逐瘀汤治疗 3 个月，月经提前 2~3 天，后随访 3 个月，月经正常。

按语：保阴煎是由明代著名医家张景岳所拟的治疗月经病的名方，其功能为滋阴凉血、固冲止血。《景岳全书》中对保阴煎的描述为："保阴煎治男妇带、浊、遗、淋，色赤带血，脉多滑热，便血不止，及血崩、血淋，或经期太早，凡一切阴虚内热动血等证。"方中以熟地黄滋补肾阴，取"壮水之主以制阳光"之意；生地黄滋阴清热，益阴养血；炒白芍养血敛阴，合以生甘草，酸甘化阴，助二地滋阴养血；炒黄柏清热燥湿，退热除蒸，黄芩清热凉血止血，与滋阴药配伍，善于降泻无妄之虚火；续断、女贞子、旱莲草、黄精补肝肾、固冲任、止血；合欢皮养心安神；北沙参养阴生津；山药补脾固肾，滋后天以养先天，与生甘草配伍，益气安中，固护中土，免苦寒伤中之虞，且调和诸药。此方既可清热凉血，泻有余之火，又可养阴血，补肾阴，固冲任，补不足之阴，以达到祛邪不伤正、扶正不恋邪的目的。根据多年临证经验，灵活运用保阴煎，对于月经先期血热证无论虚实皆可使用。老师认为妇科血证在疾病发展过程中，常常兼夹瘀血。热入血分，煎熬津液，可致血液黏滞不畅，从而形成瘀血。瘀血阻滞冲任，使新血不能归经而妄行，是导致妇科血证或其反复发作、病情严重的一个重要原因。且月经期为重阳转阴、气血活动、除旧生新的重要阶段，此时应以排以通为顺。老师临证中，根据月经周期特点，经期常予血府逐瘀汤以助瘀血排出，平时予保阴煎加减以清热凉血、益气固冲，治疗阴虚内热动血之证。

（九）经间期出血

月经周期基本正常，在两次月经之间氤氲之时，发生周期性出血者，称为"经间期出血"。

本病相当于西医学排卵期出血，若出血期长，血量增多，不及时治疗，进一步发展可致崩漏。

1.病因病机

月经中期又称"氤氲期"，是冲任阴精充实、阴气渐长、由阴盛向阳盛转化的生理阶段。若肾阴不足，脾气虚弱，湿热扰动或瘀血阻遏，使阴阳转化不协调，遂发生本病。常见的分型有肾阴虚、脾气虚、湿热和血瘀。

（1）肾阴虚

素体阴虚，房劳多产，肾中精血亏损，阴虚内热，热伏冲任，于氤氲之时，阳气内动，阳气乘阴，迫血妄行，因而出血；血出之后，阳气外泄，阴阳又趋平衡，故出血停止，下次周期，又再复发。

（2）脾气虚

忧思劳倦，或饮食不节，损伤脾气，脾气虚弱，冲任不固，于氤氲之时，阳气内动，但阳气不足，血失统摄，故而出血；阴随血泄，阴阳又趋平衡，故出血停止，下次周期，又再复发。

（3）湿热

外感湿热之邪，或情志所伤，肝郁犯脾，水湿内生，湿热互结，蕴于冲任，于氤氲之时，阳气内动，引起湿热，迫血妄行，遂致出血；湿热随经血外泄，冲任暂宁，出血停止，下次周期，又再复发。

（4）血瘀

经期产后，余血内留，离经之血内蓄为瘀，或情志内伤，气郁血结，久而成瘀，瘀阻冲任，于氤氲之时，阳气内动，引动瘀血，血不循经，遂致出血；瘀随血泄，冲任暂宁，出血停止，下次周期，又再复发。

2. 辨证论治

本病以发生在氤氲期有周期性的少量子宫出血为辨证要点，治疗以调摄冲任、平衡阴阳为大法，选用滋肾阴、补脾气、利湿热或消瘀血之方药随证治之。

（1）肾阴虚型

主要证候：经间期出血，量少，色鲜红，质稠，头晕耳鸣，腰腿酸软，手足心热，夜寐不宁，舌红，苔少，脉细数。

证候分析：肾阴不足，热伏冲任，于氤氲期，阳气内动，阳气乘阴，迫血妄行，故发生出血；阴虚内热，故出血量少，色鲜红，质稠；肾主骨生髓，肾阴虚，脑髓失养，故头晕耳鸣；肾虚则外府失养，故腰腿酸软；阴虚内热，故手足心热；肾水亏损，不能上济于心，故夜寐不宁。舌红，苔少，脉细数，也为肾阴虚之征。

治疗法则：滋肾益阴，固冲止血。

方药举例：加减一贯煎（《景岳全书》）。

生地黄、白芍、麦冬、熟地黄、甘草、知母、地骨皮方中生地黄、熟地黄、知母滋肾益阴；地骨皮泻阴火；白芍和血敛阴；麦冬养阴清心；甘草调和诸药。全方合用，滋肾益阴，固冲调经，故出血可止。

若头晕耳鸣者，酌加珍珠母、生牡蛎；夜寐不宁者，酌加远志、夜交藤；出血者，酌加旱莲草、炒地榆、三七。

（2）脾气虚型

主要证候：经间期出血，量少，色淡，质稀，神疲体倦，气短懒言，食少腹胀，舌淡，苔薄，脉缓弱。

证候分析：脾气虚弱，冲任不固，于氤氲期，阳气不足，不能统摄气血，因而出血；脾虚化源不足，故经量少，色淡质稀；脾气虚弱，中阳不振，故神疲体倦，气短懒言；脾虚运化失职，则食少腹胀。舌淡，苔薄，脉缓弱，也为脾气虚之征。

治疗法则：健脾益气，固冲摄血。

方药举例：归脾汤。

人参、黄芪、白术、当归、甘草、茯神、远志、酸枣仁、木香、龙眼肉、生姜、大枣

（3）湿热型

主要证候：经间期出血，血色深红，质稠，平时带下量多色黄，小腹时痛，心烦口渴，口苦咽干，舌红，苔黄腻，脉滑数。

证候分析：湿热内蕴，于氤氲期阳气内动，引动湿热，损伤冲任，迫血妄行，因而出血；湿热与血搏结，故血色深红，质稠；湿热搏结，瘀滞不通，则小腹作痛；湿热流注下焦，带脉失约，故带下量多色黄；湿热熏蒸，故口苦咽干，心烦口渴。舌红，苔黄腻，脉滑数，也为湿热之象。

治疗法则：清热除湿，凉血止血。

方药举例：清肝止淋汤（《傅青主女科》）去阿胶、红枣，加茯苓、炒地榆。

白芍、生地黄、当归、阿胶、牡丹皮、黄柏、川牛膝、香附、红枣、小黑豆

方中黄柏、小黑豆、茯苓清热解毒，利水除湿；香附、牡丹皮、川牛膝理气活血止痛；当归、白芍养血柔肝，缓急止痛；生地黄、炒地榆凉血止血。全方共奏清热除湿、凉血止血之效。

出血期间，去当归、香附、川牛膝，酌加茜草根、乌贼骨；带下量多者，酌加马齿苋、土茯苓；食欲不振或食后腹胀者，去生地黄、白芍，酌加厚朴、炒麦芽；大便不爽者，去当归、生地黄，酌加炒薏苡仁、白扁豆。

（4）血瘀型

主要证候：经间期出血，血色紫黯，夹有血块，小腹疼痛拒按，情志抑郁，舌紫黯或有瘀点，脉涩有力。

证候分析：瘀血阻滞冲任，于氤氲期阳气内动，引动瘀血，血不循经，因而出血，血色紫黯，夹有血块；瘀阻胞脉，故小腹疼痛拒按；瘀血内阻，气机不畅，故情志抑郁。舌紫黯或有瘀点，脉涩有力，也为血瘀之征。

治疗法则：活血化瘀，理血归经。

方药举例：逐瘀止血汤（《傅青主女科》）。

大黄、生地黄、当归尾、赤芍、牡丹皮、枳壳、龟板、桃仁

方中桃仁、大黄、赤芍、牡丹皮、当归尾活血化瘀，引血归经；枳壳理气行滞；生地黄、龟板养阴益肾，固冲止血。全方共奏活血化瘀、理气归经之效。

出血期间，去赤芍、当归尾，酌加三七、炒蒲黄；腹痛较剧者，

酌加延胡索、香附；挟热者，酌加黄柏、知母。

3. 临证验案选

经间期出血（脾不统血证）

姓名：刘某，性别：女，年龄：35 岁，职业：护士。

初诊日期：2013 年 9 月 22 日。

主诉：经间期出血半年。

现病史：患者自诉 2013 年 3 月起，由于工作压力大和劳累等原因，出现经间期出血 3 次。末次月经 8 月 23 日，9 月 8 日又出现少量出血，颜色暗红，且伴有脐周发凉。平素月经周期推后 10 余天，白带量正常，气短懒言，夜寐欠佳。舌红，苔薄白，脉缓弱。

辨证分析：忧思劳倦，或饮食不节，损伤脾气，脾气虚弱，冲任不固，于氤氲之时，阳气内动，但阳气不足，血失统摄，故而出血；脾气虚弱，中阳不振，故神疲体倦，气短懒言；脾气虚弱，心脾两虚，故夜寐欠佳。综合症状及舌脉，辨证属脾不统血证。

中医诊断：经间期出血（脾不统血证）。

西医诊断：月经失调。

治法：益气补血，健脾摄血。

方药：炒白术 15 g，党参 15 g，炙黄芪 15 g，当归 10 g，熟地黄 15 g，炒白芍 12 g，炙甘草 10 g，茯神 15 g，远志 10 g，酸枣仁 15 g，木香 10 g，龙眼肉 30 g，生姜 3 g，大枣 15 g，艾叶炭 15 g，杜仲 15 g，续断 30 g。7 剂，水煎服，每日一剂，分 2 次服用。

二诊（2013 年 10 月 15 日）：患者言服上药 14 剂，月经于 9 月 28 日来潮，量正常，持续 6 天，但昨日起又出现出血，量少。舌红，苔薄白，脉滑。再服 7 剂，水煎服，每日一剂，分 2 次服用。

三诊（2013 年 11 月 26 日）：服二诊方药，月经 10 月 31 日来潮，未出现经间期出血，但仍感觉经前腰酸，舌红，苔薄，脉细。效不更方，将炙黄芪改为30 g，继服7剂，服法同上。后经随访得知，患者自诉经量正常且未再次出现经间期出血。

按语：历代医家对经间期出血的认识散见于"月经先期""月经量少""经漏""赤白带下"等相关记载中。中医认为脾主统血，以归脾汤补脾则统血生血有源。本案以严氏《济生方》归脾汤为基础加减。方中党参、炙黄芪、炒白术、炙甘草、大枣甘温补气健脾；当归、熟地黄、炒白芍、龙眼肉补血养心；酸枣仁、茯神、远志宁心安神；更以木香理气醒脾，以防补益气血药腻滞碍胃；因患者脐周凉，故予艾叶炭、生姜温阳止血；加杜仲、续断补肾益气。二诊考虑患者心血亏虚、心神失养的症状较轻，故减少安神养心之品，上方去掉龙眼肉、酸枣仁，加旱莲草15 g、生地炭20 g凉血止血，仙鹤草30 g收敛止血，以加强止血之力。仙鹤草又名"脱力草"，性味苦涩而平，功能主要是收敛止血，仙鹤草还有一个重要的功能就是扶正补虚，在辨治脱力劳伤、神疲乏力、面色萎黄、气虚自汗、心悸怔忡等症中可获得良好的疗效，正如干祖望所说："凡人精神不振、四肢无力、疲劳怠惰或重劳动之后的困乏等，土语称'脱力'。"组合成方，心脾兼顾，气血双补。三诊经间期出血消失，但仍觉腰酸，故效不更方，加重黄芪用量至30 g，增强补气健脾之功效。

（十）月经前后诸证

凡于行经期前后或正值经期，周期性反复出现乳房胀痛、泄泻、肢体浮肿、头痛身痛、吐血、口舌糜烂、疹块瘙痒、情志异常或发热等一系列症状者，称为"月经前后诸证"。本病的特点是伴随月经周期出现，多发生在经前或经期，经行或经后症状逐渐消失，以青壮年妇女多见。根据不同的症状，本病分别被称为"经行乳房胀痛""经行泄泻""经行浮肿""经行头痛""经行发热""经行身痛""经行吐衄""经行口疮""经行风疹块""经行情志异常"等。临床上这些症状可单独出现，亦可数种并见，重者经久难愈。根据古人认识结合现代临床实际，目前认为月经前后诸证之所以随月经周期发作，与经期气血盈虚变化及体质有密切关系。

西医学的经前期综合征可参照本病治疗。

1. 辨证论治

（1）肝郁气滞型

主要证候：经前乳房胀痛，似有硬结或有块，小腹胀痛连及两胁，烦躁易怒，或精神抑郁，善叹息，甚或狂躁不安，失眠，或头痛剧烈，或肢体肿胀，苔薄白，脉弦或弦滑。

治疗法则：疏肝理气。

方药：柴胡疏肝散加味。柴胡 15 g，白芍 20 g，枳壳 10 g，川芎 10 g，香附 15 g，甘草 10 g，陈皮 10 g，郁金 15 g。

乳房胀痛为主者，加路路通 15 g、王不留行 15 g；乳房胀痛有结节者，加橘核 15 g、夏枯草 15 g、穿山甲 15 g；若肝郁化火致头晕头痛者，减香附、陈皮，加菊花 15 g、黄芩 15 g、钩藤 15 g、代赭石 30 g；若肢体肿胀者，可加泽兰 15 g、泽泻 15 g、槟榔 15 g；若狂躁不安者，加磁石 30 g、琥珀 25 g、石菖蒲 15 g。

（2）血瘀型

主要证候：经前经期头痛剧烈，或腰膝关节疼痛，得热痛减，遇寒痛甚，或经行发热，腹痛或肢体肿胀不适，按之随手而起，常伴月经量少或行而不畅，经色紫暗有块，舌紫暗或尖边有瘀点，脉弦涩。

治疗法则：理气活血，化瘀通络。

方药：血府逐瘀汤加减。桃仁 15 g，红花 15 g，川芎 10 g，赤芍 15 g，牛膝 10 g，柴胡 15 g，枳壳 15 g，甘草 10 g，益母草 20 g，当归 20 g，生地黄 15 g，丹参 15 g。

若肢体肿胀者，加泽兰 15 g、泽泻 15 g、大腹皮 15 g；若身痛明显，加桂枝 15 g、鸡血藤 15 g。

（3）血虚型

主要证候：经期或经后头晕头痛，心悸少寐，神疲乏力，或身痛麻木，肢软，或发热，形寒自汗，少气懒言，或风疹频发，皮肤瘙痒，面色不华，肌肤枯燥，月经量少，色淡质稀，舌质淡红，苔白，脉细弱。

治疗法则：益气养血。

方药：八珍汤。熟地黄 25 g，白芍 15 g，当归 20 g，川芎 10 g，党参 25 g，白术 15 g，云苓 10 g，甘草 10 g。

若经行身痒起风疹者，加何首乌 20 g、防风 15 g、荆芥 15 g。

（4）脾虚型

经行面浮肢肿，腹胀纳减，便溏，或经行前后头晕沉重，胸闷泛恶，月经量多，色淡质稀，舌淡红，苔白滑，脉濡滑或沉缓。

治疗法则：健脾温阳利水。

方药：苓桂术甘汤加味。茯苓 20 g，桂枝 15 g，白术 25 g，甘草 10 g，黄芪 20 g。

若经行泄泻者，加山药 25 g、白扁豆 15 g、莲子肉 15 g、炒薏苡仁 15 g；若浮肿为主者，加泽泻 15 g、巴戟天 15 g、猪苓 15 g、防己 15 g。

（5）肾阳虚型

主要证候：经行面浮肢肿，腰膝酸软，便溏，畏寒肢冷，尿少，月经量多，色淡质稀，舌淡，苔白，脉沉迟。

治疗法则：温肾助阳利水。

方药：真武汤加味。白术15g，茯苓15g，白芍15g，附子15g，生姜10g，巴戟天20g，泽泻10g，仙茅15g，仙灵脾15g。

浮肿为主者，加防己15g、桂枝15g；泄泻为主者，加补骨脂20g、吴茱萸15g、肉豆蔻15g、五味子15g。

（6）肾阴虚型

主要证候：经行或经后潮热，盗汗，头晕目眩，腰膝酸软，或乳房作胀，或口舌糜烂，口燥咽干，或音哑，五心烦热，月经常先期，量少色红，或经期延长，舌质红，少苔，脉细数。

治疗法则：滋肾育阴。

方药：左归丸。熟地黄25g，山药20g，山茱萸15g，枸杞15g，牛膝10g，菟丝子25g，鹿角胶15g，龟板胶15g。

心烦失眠者，加酸枣仁15g、柏子仁15g、生龙骨25g；经行口糜者，加知母15g、黄柏15g、五味子15g；头痛甚者，加枸杞子20g、菊花15g；月经先期者，加女贞子15g、旱莲草15g。

2.临证验案选

（1）经行头痛（肝郁血瘀证）

姓名：赵某，性别：女，年龄：35岁，职业：律师。

初诊日期：2014年6月25日。

主诉：经行头痛3年余。

现病史：患者3年前因经期淋雨引起偏头痛，每于经期发作，以左侧为甚，天气热易诱发，头痛时伴恶心、呕吐、眼睛胀痛。月经周期27~28天。末次月经6月3日。患者形体偏瘦，舌淡，苔薄白，脉弦细。

辨证分析：素体阴虚，精血耗伤，经行血泄，肾阴更虚，肝阳益亢，肝肾阴虚不能制阳，肝阳上亢攻冲作痛，风阳上扰清窍，且肝脉过巅，故经期或经后头痛，或巅顶痛；气机不畅，故烦躁易怒；舌体偏瘦，苔少，脉弦细而数，均为肝郁血瘀之征。

中医诊断：经行头痛（肝郁血瘀证）。

西医诊断：经行头痛。

治法：补益肝肾，清热祛风，活血通络。

方药：熟地黄 15 g，山萸肉 15 g，白蒺藜 15 g，蝉蜕 10 g，柴胡 10 g，黄芩 10 g，野菊花 10 g，枸杞子 15 g，蔓荆子 10 g，川芎 20 g，白芷 10 g，钩藤（后下）10 g，炙甘草 15 g，全蝎 3 g。7 剂，经前 5 天开始服用，每日一剂，分 2 次服用。

二诊（2014 年 7 月 9 日）：患者自述月经来潮头痛明显减轻，舌红，苔薄白，脉弦。效不更方，前方加防风 15 g，加强祛风之力，继服 7 剂。后随访未复发。

按语：肝为血海，为女子之先天，血热肝必旺，故知其肝阳上亢。《素问·阴阳应象大论》认为，阳胜病"能冬不能夏"，此案患者闷热时疼痛加重，故可推知此头痛为阳胜病。结合患者脉证及形体，可认为头痛源于肝肾阴虚不能制阳，肝阳上亢攻冲作痛，故治宜补益肝肾、清热祛风。又因病程较久，久患入络，遂应酌加活血通络药治之。方中白蒺藜、蝉蜕、蔓荆子、野菊花、白芷祛风清热；柴胡、黄芩、钩藤清热平肝；《药鉴》云：川芎"气温，味辛，无毒，气厚味薄，升也，阳也。血药中用之，能助血流行……能止头疼者，正以有余，能散不足，而引清血下行也。古人所谓血中之气药者，以能辛散，又能引血上行也"。古有"头痛不离川芎"之说，用在本方中配以全蝎可祛风通络止痛；肝肾阴虚，故以熟地黄、山萸肉、枸杞子滋补肝肾之阴；炙甘草调和诸药。二诊头痛减轻，加防风以增强祛风通络之效。防风在《长沙药解》中载有"行经络，逐湿淫，通关节，止疼痛，舒筋脉，伸急挛，活肢节，起瘫痪，敛自汗、盗汗，断漏下、崩中"之功效。

（2）经行头痛（瘀血阻滞证）

姓名：董某，性别：女，年龄：25 岁，婚姻：未婚。

初诊日期：2018 年 12 月 20 日。

主诉：经行头痛 5 年。

现病史：患者平素月经规律，14 岁初潮，周期 28~32 天，经期 4~5 天，量少，色黯，夹血块，痛经，末次月经 2018 年 11 月 25 日。诉 5 年前无明显诱因于月经第 1~2 天出现头痛，呈一侧跳痛，活动后痛甚，伴恶心、呕吐，呕吐后头痛缓解，痛经，经期烦躁不适，经后上述症状缓解。平素每于经前乳房胀痛，纳食可，夜寐可，二便调，舌暗红，苔白，脉沉涩。

辅助检查：颅脑 CT 未见明显异常，颅内多普勒未见异常。

中医诊断：经行头痛（瘀血阻滞证）。

西医诊断：经前期综合征。

治法：活血化瘀，通窍止痛。

方药：血府逐瘀汤加减，经前 1 周及经期用药。

桃仁 10 g，红花 10 g，当归 12 g，川芎 12 g，赤芍 12 g，川牛膝 20 g，乳香 10 g，没药 10 g，路路通 15 g，延胡索 20 g，丹参 20 g，郁金 12 g，香附 12 g，枳壳 10 g，柴胡 10 g，藁本 10 g，羌活 10 g，白芷 10 g，细辛 3 g，7 剂，每日一剂，水煎 200 mL，分早晚饭后温服。

二诊（2018 年 12 月 27 日）：患者诉服药 4 天后月经来潮，经量可，经色常，无血块，无明显头痛，无恶心、呕吐，轻微痛经。

嘱其平素保持情志舒畅，可自予玫瑰花泡水饮用；下月经前继服上方，连续服用 3 个月。随访，上述症状未作。

按语：经行头痛是伴随月经周期出现的头痛。患者平素每于经前乳房胀痛，经期烦躁不适，气滞而血瘀，瘀血停滞，经期冲脉气盛，冲气夹瘀血上逆，阻滞脑络，不通则痛，故见头痛、恶心、呕吐后气机调畅，则头痛缓解；瘀血阻滞冲任，血行不畅，故经色黯，经量少，夹血块，痛经；气滞与血瘀互为标本，则病势缠绵日久。综上，其病位在头府，病机为气滞血瘀，治疗以行气活血、化瘀通络、通窍止痛为主，治以血府逐瘀汤加减。王清任《医林改错》中云："查患头痛者，无表证，无里证，无气虚痰饮等证，忽犯忽好，百方不效，用血府逐瘀汤一剂而愈。"方中桃仁、红花、川芎、赤芍、丹参、当归活血化瘀通络，行血中之滞，自古有"头痛不离川芎"之说；乳香、没药、延胡索活血行气止痛；川牛膝活血调经并引血下行；气行则血行，活血还需行气，故加柴胡、枳壳、香附、郁金、路路通疏肝行气，另加白芷、细辛、藁本、羌活辛散止痛，以治其标，上药均为治头痛之良药。诸药合用，瘀血自去，气机调畅，头痛即消。

（3）经行感冒（气血两虚、风寒束表证）

姓名：武某，性别：女，年龄：30 岁。

初诊日期：2018 年 2 月 18 日。

主诉：经行感冒频发 1 年。

现病史：患者近 1 年来频发经行感冒，每值经行前后出现鼻塞、流清涕、喷嚏，伴月经量少、色淡、质稀，经后逐渐缓解。每次均口服复方氨酚烷胺治疗，上述症状仍反复发作。末次月经 2018 年 1 月 20 日。患者今晨起自觉鼻塞，流清涕，喷嚏，头昏，畏寒无汗，现来就诊，纳可，夜寐可，二便调。舌质淡，苔薄白，脉沉细。

辅助检查：血常规未见异常，胸部正侧位片未见异常。

辨证分析：患者素体虚弱，经行期间，气血下注冲任，气血更虚，气虚则卫表不固，卫外功能失司，稍感风寒则发为本病。

中医诊断：经行感冒（气血两虚、风寒束表证）。

西医诊断：经前期综合征。

治法：解表散寒，和血调经。

方药：荆防四物汤加减。

荆芥 15 g，防风 15 g，川芎 15 g，当归 12 g，熟地黄 12 g，生姜 6 g，赤芍 12 g，紫苏叶 12 g，鸡血藤 15 g，太子参 15 g，茯苓 12 g，白术 15 g，益母草 15 g，甘草 9 g，4 剂，每日一剂，水煎 200 mL，分早晚饭后温服。

二诊（2018 年 2 月 23 日）：患者诉 2 月 21 日月经来潮，服药后鼻塞、流清涕、喷嚏、头昏症状明显缓解，月经量仍较少，守前方加菟丝子 15 g、丹参 30 g。3 剂，水煎服，每日一剂。1 周后随诊，外感症状均消失。

按语：《灵枢·百病始生》曰："风雨寒热不得虚，邪不能独伤人。"《素问·太阴阳明论》曰："伤于风者，上先受之。"肺处胸中，位于上焦，主气，司呼吸，气道为出入升降的通道，肺开窍于鼻，外合皮毛。因此感邪后，肺气失宣，出现鼻塞、流清涕、喷嚏、头昏、畏寒无汗等证。气血亏虚，故见月经量少，质稀。治疗以解表散寒、和血调经为主，治以荆防四物汤加减。其中荆芥、防风、紫苏叶、生姜疏风解表散寒；川芎、熟地黄、赤芍、当归养血活血调经；太子参、茯苓、白术益气健脾，助气血生化之源；益母草、鸡血藤活血养血调经；甘草益气并调和诸药。二诊患者外感症状明显缓解，月经来潮，故加菟丝子补肾益精，丹参活血调经。

诸药合用则气血健，风寒除，表邪祛，则诸证自愈。

（4）经行乳房胀痛（肝郁气滞证）

姓名：邓某，性别：女，年龄：26 岁，婚姻：未婚。

初诊日期：2018 年 5 月 10 日。

主诉：经前乳房胀痛 1 年。

现病史：患者平素月经规律，13 岁初潮，周期 26~30 天，经期 5~6 天，量中，色暗红，夹血块，经行不畅，痛经，末次月经 2018 年 4 月 19 日。诉 1 年前无明显诱因出现经前 1 周乳房胀痛，乳头痛不能触衣，经后自行缓解。平素烦躁易怒，纳食可，夜寐安，二便调。舌暗红，苔薄白，脉细弦。

辅助检查：乳腺彩超未见明显异常。

中医诊断：经行乳房胀痛（肝郁气滞证）。

西医诊断：经前期综合征。

治法：疏肝理气，通络止痛。

方药：柴胡疏肝散加减。

柴胡 10 g，枳壳 10 g，白芍 10 g，川芎 12 g，陈皮 6 g，香附 12 g，郁金 12 g，川楝子 10 g，延胡索 15 g，王不留行 12 g，橘络 6 g，橘核 12 g，预知子 12 g，梅花 10 g，玫瑰花 10 g，甘草 9 g，10 剂，每日一剂，水煎 200 mL，分早晚饭后温服。

二诊（2018 年 5 月 20 日）：患者诉今日月经来潮，服药后经前乳房胀痛明显缓解，无乳头痛，纳食可，夜寐安，二便调。舌暗红，苔薄白，脉弦滑。患者现正值经期，在原方基础上加当归 10 g、益母草 20 g、路路通 15 g、川牛膝 15 g，5 剂，水煎服，每日一剂。此法连续治疗 3 个月，半年后随访，患者诉乳房胀痛已明显减轻，几近痊愈，嘱其保持心情舒畅，自我调节。

按语：足厥阴肝经支络循经乳头，足阳明胃经循行乳房。该患者平素烦躁易怒，肝气不舒，肝经郁滞，易攻伐客胃。经前乳房胀痛，冲脉气血旺盛，女子以肝为先天，肝司冲任，肝脉夹乳，乳络气血郁滞不畅，故有乳房胀痛及乳头痛；肝气不舒，气机不畅，则见烦躁易怒、痛经；肝气郁滞，冲任阻滞，故经行不畅，色暗红，夹血块。综上，其病位在乳房，病机为肝郁气滞，治疗以疏肝理气、通络止痛为主，治以柴胡疏肝散加减。方中柴胡、川楝子、预知子疏肝解郁调经；枳壳、香附、郁金、陈皮理气行滞消胀；白芍、甘草缓急止痛；川芎、延胡索行血中之气止痛；王不留行通络行滞止痛；佐以梅花、玫瑰花等药疏肝行气，橘核、橘络通络散结；全方共奏疏肝理气、通络止痛之功。经行期间，加当归、益母草、路路通、川牛膝活血调经以助经血通畅。此外，嘱患者自我调节情绪，保持心情舒畅，上述症状得愈。

（5）经行发热（气滞血瘀证）

姓名：马某，性别：女，年龄：19 岁，婚姻：未婚。

初诊日期：2018 年 7 月 15 日。

主诉：经行发热 2 年。

现病史：患者平素月经规律，14 岁初潮，周期 28~30 天，经期 3~4 天，量少，色暗红，夹血块，痛经，末次月经 2018 年 6 月 25 日。2 年前无明显诱因于月经前 2 天自觉发热，体温 37~37.5℃，微汗出，持续至经净后体温恢复正常，休息或物理降温后均未见缓解，现来就诊，平素情志不畅，忧思易怒，纳食可，夜寐可，二便调，舌暗，苔薄白，脉沉。

中医诊断：经行发热（气滞血瘀证）。

西医诊断：经行发热。

治法：活血行气，清热调经。

方药：血府逐瘀汤加减，经前 1 周及经期用药。

桃仁 10 g，红花 9 g，当归 12 g，川芎 12 g，赤芍 12 g，川牛膝 15 g，柴胡 10 g，延胡索 20 g，郁金 12 g，香附 12 g，丹参 20 g，牡丹皮 15 g，栀子 10 g，益母草 20 g，生地黄 12 g，甘草 6 g，7 剂，每日一剂，水煎 200 mL，分早晚饭后温服。嘱其经后前半期予以定坤丹，后半期予以苁蓉益肾颗粒口服以巩固治疗。

二诊（2018 年 11 月 27 日）：患者诉连续服用 3 个月后，再无发热。

按语：患者平素情志不畅，忧思易怒，致肝气郁结。妇人以血为本，以血为用，经行前后或经行期间，经血下注冲任、胞宫，血充气盛，气血更加瘀滞，致瘀血滞于冲任，瘀积化热，营卫失调，而致经行发热；瘀阻胞脉，血行不畅，则见痛经，经色暗红有块。因此治疗上着重活血行气化瘀，佐以宣解之品，治宜活血行气、清热调经，治以血府逐瘀汤加减。方中桃仁、红花活血化瘀；当归、赤芍、川芎活血养血调经；益母草活血化瘀调经；牡丹皮、丹参活血凉血调经；延胡索行气活血止痛；柴胡、郁金、香附疏肝理气解郁；川牛膝活血调经并引血下行；栀子、生地黄清热凉血；甘草理气缓急止痛并调和诸药。全方合用，既有活血化瘀清热之功，又有理气解郁之效，使气血通调，瘀去热除。

（6）经行腹泻（脾肾阳虚证）

刘某，女，25 岁，未婚，无性生活。

初诊日期：2018 年 6 月 20 日。

主诉：经行腹泻 1 年。

现病史：患者既往月经规律，周期 28~30 天，经期 5~6 天，量少，色淡红，无血块，腰酸，无痛经，末次月经 2018 年 5 月 25 日。1 年前暴食生冷后出现经期腹泻，无腹痛、恶心、呕吐等症，每于行经第 1~2 天腹泻 3~4 次，晨起尤甚，随后好转，经净后二便调，曾口服诺氟沙星治后，次月腹泻复作。平素易乏力，手足不温，带下量多，质稀，纳差，不欲饮食，小便清长，舌淡，苔白，脉沉细。

辅助检查：腹部 B 超未见异常，便常规未见异常。

中医诊断：经行腹泻（脾肾阳虚证）。

西医诊断：经行腹泻。

治法：温肾健脾，化湿止泻。

方药：参苓白术散合四神丸加减。党参 10 g，炒白术 15 g，白扁豆 15 g，陈皮 6 g，茯苓 15 g，炒山药 15 g，薏苡仁 15 g，炙甘草 6 g，砂仁（后下）6 g，肉豆蔻（后下）15 g，补骨脂 12 g，吴茱萸 6 g，五味子 10 g，巴戟天 12 g，生姜 6 g，大枣 9 g，7 剂，每日一剂，水煎 200 mL，分早晚饭后温服。

二诊（2018 年 6 月 27 日）：诉服药后 3 日月经来潮，此次经行腹泻症状明显改善，仅于第 1 天晨起腹泻 1 次，量较前增多，精神好转，无明显乏力，手足不温症状缓解，纳可，小便调，舌淡，苔白，脉细。患者行经后，在原方基础上去吴茱萸、五味子，10 剂，水煎服，每日一剂，巩固治疗。并嘱其平素少食生冷、辛辣刺激食物，调畅情志。

按语：陈素庵在《陈素庵妇科补解》中云："经正行忽病泄泻，乃脾虚。"患者因食生冷，损伤脾胃，经行之际，气血下注冲任，脾气更虚，运化失职，水谷精微不化，湿浊内停，下走大肠，而成腹泻。脾虚日久而及肾，肾阳不足，命门火衰，不能上温于脾，致脾阳更虚。肾阳虚不能温煦外府，则见腰酸，手足不温；湿浊下注冲任，故带下量多，质稀；血失温化，故月经量少，色淡。治宜温肾健脾、化湿止泻，治以参苓白术散合四神丸加减。方中党参、炒白术、茯苓、炙甘草健脾益气，白扁豆、薏苡仁、炒山药、陈皮、砂仁健脾化湿止泻，补骨脂、肉豆蔻、五味子、吴茱萸补肾固涩止泻，巴戟天温肾助阳，生姜、大枣调和脾胃。诸药合用，肾气健固，脾气健运，水湿得运，湿浊乃化，泄泻自愈。

（7）经前期痤疮（脾胃湿热证）

姓名：王某，性别：女，年龄：25岁。

初诊日期：2012年5月18日。

主诉：经前期痤疮半年。

现病史：患者自诉近半年来，面部出现红色丘疹，下颏部尤甚，月经前痤疮明显增多，痤疮周围色红，有白头，时有痒痛，经净痤疮减少，伴月经周期延长，月经周期35~60天不等，经量少，色黯，末次月经2012年5月10日，舌红，苔黄腻，脉濡数。

辅助检查：妇科彩超未见明显异常。5月7日查性激素六项，其中 E_2：689 pmol/L，T1：700 nmol/L，P1：2.03 nmol/L，PRL：311.49 uIU/ mL，LH：3.27 mIU/ mL，FSH：3.76 mIU/ mL。

中医诊断：经前期痤疮（脾胃湿热证）。

西医诊断：经前期痤疮。

治法：清热祛湿，理气调经。

方药：黄连10 g，黄芩15 g，陈皮15 g，苍术15 g，厚朴15 g，石菖蒲15 g，防风10 g，山楂10 g，香附15 g，桃仁15 g，生甘草15 g，6剂，水煎服。

复诊（2012年6月15日）：患者6月13日月经来潮，经前下颏部痤疮明显减少，月经量较前增加，余无明显不适。予上方去黄连、黄芩，加川牛膝 15 g、泽兰 12 g，连用 6 剂，继续巩固治疗。

按语：本病当属月经前后诸证，本证型多因过食肥甘厚腻或辛辣香燥之品，肠胃蕴热，女性月经前期，冲任、子宫气血充盈，阳明胃经与冲脉相通，冲气挟胃热上冲发为本病。故治疗应以清热除湿为主，并结合女性的生理变化及月经各期的生理特点进行调治。临证之时还应当根据患者具体情况用药。便秘者加大黄、知母；咽干口苦加牡丹皮、栀子；月经期加泽兰、川牛膝活血化瘀，使月经畅行；月经过少加熟地黄、当归、白芍养血调经，经前乳房胀痛不适加柴胡、郁金、青皮疏肝解郁，行气止痛；带下量多加金樱子、芡实、薏苡仁收湿止带。老师时常强调引经药与效药的运用，所谓"引者，导引也，引领也。如将之用兵，不识其路，纵兵强将勇，不能取胜"，便是这个道理。

（8）经行风疹（营卫不和、风热郁肤证）

姓名：张某某，性别：女，年龄：24 岁。

初诊日期：2016 年 11 月 4 日。

主诉：月经期皮疹半年。

现病史：患者半年前无明显诱因月经期出现皮肤瘙痒，搔抓后皮肤色红，突出于皮面，十余分钟后可自行消退，影响睡眠，胃纳可，大便秘结，有时 7 日一行，小便可，曾经于外地诊所服用中药治疗，效果不明显。月经 14 岁初潮，经期 5 天，周期 30 天，量中、色暗红、无血块、无痛经，末次月经 2016 年 10 月 16 日，5 天净，量、色、质同前。舌淡红、苔薄黄，脉弦，皮肤划痕症（+）。过敏原检测：IgE 升高，对尘螨、花粉过敏。

中医诊断：经行风疹（营卫不和、风热郁肤证）。

西医诊断：经期风疹。

治法：升清降浊，散风清热，调和营卫。

方药：升降散加减。

蝉衣 5 g，白僵蚕 10 g，片姜黄 6 g，生大黄 12 g，桂枝 9 g，生白芍 20 g，地肤子 10 g，青龙衣 10 g，炒白术 10 g，柴胡 6 g，白蒺藜 10 g，茜草 9 g，乌梅 6 g，炙甘草 6 g，大枣 10 g。共 14 剂，水煎，早晚两次温服。

复诊（2016 年 11 月 18 日）：患者末次月经 2016 年 11 月 13 日，量中，色暗红，无血块，无痛经，5 天净，月经期间皮肤瘙痒缓解，皮疹数目减少，大便一日一行，仍偏干，舌脉同前。处方：上方去白蒺藜、乌梅，加火麻仁 10 g、当归 10 g、生地黄 12 g，共 14 剂，水煎，早晚两次温服。治疗 3 个月后，患者月经期皮肤瘙痒、皮疹、便秘未再发作。

按语：经行风疹，又叫"经行瘾疹"。本病特点为每月行经前或行经期间或月经将净时，皮肤瘙痒，搔之起疹如粟或起团起块，周身皮肤可出现红色或苍白色疹块、风团，发无定处，时隐时现，瘙痒异常，消退后不留痕迹，每月随月经周期反复发作，病情迁延。患者感受风热之邪，风为阳邪，其性开泄，易袭阳位，皮肤受侵，出现瘙痒、皮疹，热邪侵犯大肠，耗伤津液，则大便秘结，舌脉均为营卫不和、风热郁肤之征。《伤寒温疫条辨》云："是方以僵蚕为君，蝉蜕为臣，姜黄为佐，大黄为使，米酒为引，蜂蜜为导，六法俱备，而方乃成。……盖取僵蚕、蝉蜕，升阳中之清阳；姜黄、大黄，降阴中之浊阴。一升一降，内外通和，而杂气之流毒顿消矣。"方中白僵蚕祛风胜湿、清热解郁；蝉衣气寒无毒，味咸甘，祛风胜湿、涤热解毒；片姜黄行气解郁，入心脾经；生大黄味苦，性大寒，上下通行；桂枝、生白芍、大枣调和营卫；青龙衣、地肤子祛风止痒；白蒺藜、柴胡平肝解郁。《素问·脏气法时论》曰"肝欲散，急食辛以散之，用辛补之，酸泻之"，故予乌梅，取其味酸以泄肝；茜草凉血止血而不留瘀；炒白术健脾利水；炙甘草调和诸药。全方共奏升清降浊、散风清热、调和营卫之功。二诊因白蒺藜有小毒，不宜长期服用，故去之；月经已过，去乌梅，加养血之品如当归、生地黄，又加火麻仁润肠通便。古人有云"治风先治血，血行风自灭"，适当运用补血药，更利于风邪的祛除。

二、妊娠病

妊娠期间，发生与妊娠有关的疾病，称"妊娠病"，亦称"胎前病"。妊娠病不但影响孕妇的健康，还可妨碍胎儿的正常发育，甚至造成堕胎、小产，因此必须注意平时的预防和发病后的调治。

临床常见的妊娠病有妊娠恶阻、妊娠腹痛、异位妊娠、胎漏、胎动不安、滑胎、胎死不下、胎萎不长、鬼胎、胎水肿满、妊娠肿胀、妊娠心烦、妊娠眩晕、妊娠痫证、妊娠小便淋痛等。妊娠病的发病原因，不外乎外感六淫、情志内伤以及劳逸过度、房事不节、跌仆闪挫等。其发病机理可概括为四个方面：其一，阴血下注冲任以养胎，出现阴血聚于下、阳气浮于上，甚者气机逆乱，阳气偏亢的状态，易致妊娠恶阻、妊娠心烦、妊娠眩晕、妊娠痫证等；其二，胎体渐长，致使气机升降失调，又易形成气滞湿郁，痰湿内停，可致妊娠心烦、妊娠肿胀、胎水肿满等；其三，胞脉系于肾，肾主藏精而关乎生殖，肾气亏损，则胎元不固，易致胎动不安、滑胎等；其四，脾胃为气血生化之源，而胎赖血养，若脾虚血少，胎失所养，可致胎漏、胎动不安、胎萎不长等。

妊娠病的治疗原则是治病与安胎并举。如因病而致胎不安者，当重在治病，病去则胎自安；若因胎不安而致病者，应重在安胎，胎安则病自愈。具体治疗大法有三：补肾，目的在于固胎之本，用药以补肾益阴为主；健脾，目的在于益血之源，用药以健脾养血为主；疏肝，目的在于通调气机，用药以理气清热为主。若胎元异常，胎殒难留，或胎死不下者，则安之无益，宜从速下胎以益母。妊娠期间，凡峻下、滑利、祛瘀、破血、耗气、散气以及一切有毒药品，都宜慎用或禁用。但在病情需要的情况下，如妊娠恶阻也可适当选用降气药物，所谓"有故无殒，亦无殒也"；唯须严格掌握剂量，并"衰其大半而止"，以免动胎、伤胎。

（一）胎动不安（脾肾两虚证）

姓名：艾某，性别：女，年龄：31 岁。

初诊日期：2019 年 7 月 8 日。

主诉：停经 45 天，阴道少量流血 5 天。

现病史：患者平素月经规律，周期 28 天，经期 4 天，经量适中，经色暗红，无血块，无痛经。末次月经 2019 年 5 月 24 日。患者于 6 月 26 日自测尿妊娠试验阳性。7 月 3 日，患者受惊吓后出现阴道少量流血，色暗，下腹坠痛，腰酸，于当地医院查血 HCG：12123.00 mIU/ mL，孕酮：54.48 nmol/ mL，雌二醇：252.00 pg/ mL；B 超提示宫内早孕（孕囊直径约 17 mm，未见胎芽组织），给予孕康口服液每日 3 次、每次 2 支，治疗 2 天后，仍有少量出血，腹痛、腰酸无缓解，遂于今日前来就诊。刻下症见：阴道少量出血，色淡黯，下腹坠痛，腰酸，恶心、干呕，无腹泻，无肛门坠胀，夜寐尚可，纳食一般，食欲不佳，二便调。舌淡暗，舌体大小适中，苔薄白，脉沉细而滑。

月经史：14岁初潮，周期28天，经期4天，经量适中，经色暗红，无血块，无痛经。

辨证分析：肾主系胞，为冲任之本；患者5日前受惊吓，惊恐伤肾，损伤肾气，致肾虚胎元不固，胎失所系，则见下腹坠痛；孕后脾胃虚弱，脾虚统血失职，冲任不固，胎失所载，则见阴道流血；腰为肾之外府，肾虚则见腰痛。舌质淡，舌体大小适中，苔薄白，脉沉细而滑，均属脾肾两虚之征。

中医诊断：胎动不安（脾肾两虚证）。

西医诊断：先兆流产。

治法：益气健脾，固肾安胎。

方药：黄芪30 g，菟丝子20 g，续断30 g，桑寄生30 g，党参10 g，骨碎补10 g，女贞子10 g，炒白术10 g，炒山药10 g，砂仁（后下）6 g，旱莲草20 g，苎麻根15 g，莲子10 g，白芍30 g，甘草6 g，生姜6 g，竹茹10 g。5剂，每日一剂，水煎200 mL，分早晚饭后温服。嘱其卧床休息，避免劳累及惊吓。

二诊（2019年7月12日）：诉服药4剂后阴道出血明显减少，颜色转褐，下腹坠胀感消失，偶有隐痛，腰酸减轻，恶心症状减轻。刻下症见：阴道擦拭可见少量褐色分泌物，偶有下腹隐痛、腰酸、晨起恶心不适，纳食一般，大便较干。舌质淡，舌体大小适中，苔薄白，脉细滑。方药在前基础上易炒白术为生白术10 g，加肉苁蓉10 g、桑葚10 g，4剂。、

三诊（2019年7月16日）：诉服药2剂后阴道无褐色分泌物，大便调；4剂后，下腹疼痛、腰酸消失。舌淡，苔薄白，脉细滑。复查血HCG：100510.00 mIU/ mL、孕酮：82.48 nmol/L。彩超示：

宫腔探及一孕囊，大小约 3.2 cm×1.6 cm，囊内可见卵黄囊，可见胎芽组织，长约 1.2 cm，可见原始心血管搏动。前方 3 剂巩固治疗。

按语：妊娠期出现腰酸腹痛，胎动下坠，或阴道少量流血者，称为"胎动不安"。《脉经·卷九》中载："妇人有胎腹痛，其人不安。"《傅青主女科》中云："夫胞胎虽系于带脉，而带脉实关于脾肾。脾肾亏虚，则带脉无力，胞胎即无以胜任矣。"该患者辨证属脾肾两虚证，治以益气健脾、固肾安胎。方中黄芪、党参、炒白术、炒山药益气健脾；续断、桑寄生、菟丝子、骨碎补、女贞子补肾安胎；旱莲草、苎麻根凉血止血安胎；白芍、甘草柔肝缓急止痛；砂仁理气醒脾安胎；莲子健脾养心；生姜、竹茹止呕。二诊患者阴道擦拭可见少量褐色分泌物，偶有下腹隐痛、腰酸，晨起恶心不适，纳食一般，大便较干。故方药在前基础上易炒白术为生白术，加肉苁蓉、桑葚补肾润肠通便。三诊诸症自愈。

（二）妊娠恶阻（脾胃虚弱证）

姓名：李某，性别：女，年龄：29 岁。

初诊日期：2019 年 7 月 11 日。

主诉：孕 11+2 周，恶心、呕吐 1 个月，加重 1 天。

现病史：患者平素月经基本规律，周期 27~28 天，经期 3~4 天，经量中，颜色暗红，无痛经。末次月经 2019 年 4 月 25 日。停经 34 天自测尿 HCG 阳性，停经 38 天出现恶心呕吐等早孕反应且不甚。今日患者无明显诱因恶心呕吐较前加重，进食即吐，呕吐物为胃内容物及黄绿色液体伴尿量减少，无尿频、尿急、尿痛，无发热，无腹痛，为求进一步治疗，故就诊于我院。刻下症见：患者精神欠佳，恶心，呕吐，呕吐物为胃内容物伴黄绿色液体，乏力，头晕，无腹痛及腰酸，无阴道流血，无肛门坠胀，小便量偏少，色黄，无尿频、尿急、尿痛，夜寐欠佳，纳差，大便1~2天一行，体重减轻8斤。舌质淡，舌体大小适中，苔薄白，脉缓滑无力。

尿常规：酮体3+、胆红素2+、尿胆原1+，蛋白质2+、白细胞1+，潜血+-，尿糖+-。

既往史：2017年因"异位妊娠"行腹腔镜下左侧输卵管开窗取胚术；甲状腺功能减低病史2年，间断口服左甲状腺素钠片，剂量随甲状腺功能变化，现甲状腺功能正常。

月经史：12岁初潮，周期28~29天，月经规律，色暗红，量中，无痛经史。

辨证分析：患者平素脾胃虚弱，孕后经血停闭，阴血下聚冲任养胎，冲脉气盛，而冲脉隶于阳明，冲气夹胃气上逆，致胃失和降，故见恶心、呕吐，甚则呕吐胃内容物伴黄绿色液体；中阳不振，清阳不升，则神疲乏力；脾胃虚弱，运化失职，则纳差。综合舌脉，辨证属脾胃虚弱证。

中医诊断：妊娠恶阻（脾胃虚弱证）。

西医诊断：妊娠剧吐。

治法：健脾和中，降逆止呕安胎。

方药：党参10g，炒白术10g，竹茹10g，陈皮6g，砂仁（后下）6g，生姜6g，炙黄芪30g，续断10g，桑寄生30g，紫苏梗10g，紫苏叶10g，菟丝子20g，桑叶10g，苎麻根15g，炙旋覆花（包煎）10g，熟地黄10g，瓦楞子（先煎）15g。5剂，每日一剂，水煎200mL，分早晚饭后少量频次温服。

二诊（2019年7月16日）：诉服药4剂后精神明显好转，恶心、呕吐频次明显降低，头晕缓解，纳食仍一般，大便调。舌质淡，舌体大小适中，苔薄白，脉缓滑。复查尿常规：白细胞 +-，酮体 -。方药在前基础上加茯苓 10 g、代赭石（先煎）15 g，5 剂。

三诊（2019 年 7 月 21 日）：诉服药 3 剂后，无明显恶心，仅晨起干呕，无呕吐，食欲好转。舌质淡，舌体大小适中，苔薄白，脉细滑。前方 3 剂巩固治疗。

按语：妊娠早期，出现严重的恶心呕吐，头晕厌食，甚则食入即吐者，称为"湿热恶阻"。古人认为：恶阻多唯胃气弱，而忽受胎妊，则冲任上壅，气下不行。胎元渐大，则脏气仅供胎气，故无暇上逆。凡治此者，宜人参橘皮汤之类，随宜调理，使之渐安。本案患者辨证为脾胃虚弱证，故治宜健脾和中、降逆止呕安胎。方中党参、炙黄芪、炒白术益气健脾，炙旋覆花、生姜、竹茹降逆止呕，续断、桑寄生、菟丝子补肾安胎，紫苏梗宽中和胃，陈皮、砂仁理气和中，紫苏叶宽中理气安胎，桑叶疏肝和胃，苎麻根清热安胎，熟地黄养血滋阴，瓦楞子制酸和胃。二诊患者精神明显好转，恶心、呕吐频次明显降低，头晕缓解，纳食仍一般，大便调。舌质淡，舌体大小适中，苔薄白，脉缓滑。复查尿常规：白细胞 +-，酮体 -。故加入茯苓健脾养胃，代赭石加强降逆止呕之功。诸药合用，脾胃功能得健，诸症自愈。

（三）子淋（湿热蕴结证）

姓名：张某，性别：女，年龄：47 岁。

初诊日期：2019 年 7 月 11 日。

主诉：停经 48 天，下腹疼痛伴尿频、尿急、尿痛 2 天。

现病史：患者平素月经规律，周期 25~31 天，经期 5~7 天，量适中，色暗红，无痛经。末次月经 2019 年 5 月 23 日。患者昨日无明显诱因出现下腹部憋坠痛，尿频、尿急、尿痛，自服三金片3片、1次后，今晨上述症状加重，伴尿血，自测尿HCG阳性，遂就诊于我院门诊。刻下症见：患者神清，精神可，下腹部憋坠痛，偶有腰酸，尿频、尿急、尿痛、尿血；无肛门坠胀不适，无头晕、乏力，无发热，无恶心、呕吐，无腹泻；带下量多，色白，无异味，外阴瘙痒；夜寐可，纳食可，大便调。舌红，舌苔大小适中，苔薄黄，脉滑数。

月经史：13岁初潮，周期28~30天，经期4~5天，经量可，色暗红，无血块，无痛经。

辅助检查：查尿常规示白细胞3+，蛋白质2+，潜血3+；白带常规示加特纳球杆菌+++，线索细胞++，白细胞++，清洁度Ⅲ；彩超示子宫增大，宫内查见妊娠囊，孕囊形态规则，囊内可见卵黄囊回声，未见胎芽，无原始心管搏动。泌尿系彩超示双肾、膀胱、前列腺回声未见异常，输尿管未见扩张。

辨证分析：患者以"停经48天，下腹疼痛伴尿频、尿急、尿痛2天"为主要症状，结合舌质红，舌苔大小适中，苔薄黄，脉滑数，四诊合参，当属祖国医学妊娠小便淋痛范畴。湿邪致病，易趋下焦，与热博结，侵入膀胱，膀胱气化不利，故见尿频、尿急、尿痛；热迫血络，则见尿血；湿热蕴结，阻滞气机，血行不畅，结于冲任、胞脉，故下腹疼痛，腰酸；湿热下注下焦，故带下量多，外阴瘙痒。舌质红，舌苔大小适中，苔薄黄，脉滑数，均为湿热蕴结之征。综观四诊，本病属湿热蕴结之证，病位在下焦。

中医诊断：子淋（湿热蕴结证）。

西医诊断：妊娠合并泌尿道感染，细菌性阴道炎。

治法：清热利湿，通淋止痛。

方药举例：加味五淋散（《医宗金鉴》）。

金银花 10 g，蒲公英 15 g，小蓟 15 g，生地黄 12 g，栀子 12 g，黄芩 10 g，车前子（包煎）15 g，茯苓 15 g，淡竹叶 10 g，泽泻 10 g，当归 10 g，白芍 15 g，生甘草 10 g，炒地榆 15 g，草薢 10 g，苍术 10 g，6 剂，每日一剂，水冲 200 mL，分早晚两次饭后温服。

二诊（2019 年 7 月 17 日）：诉服药 4 剂后尿频、尿急症状较前稍有缓解，尿血减轻，腹痛较前明显改善。刻下症见：夜尿次数较多，血尿较前缓解，偶有腰酸，带下量较多，色白，偶有外阴瘙痒，纳食尚可，夜寐佳，大便干，舌淡，舌体大小适中，苔薄黄，脉细滑。复查尿常规示白细胞：3+cell/uL ↑，C- 反应蛋白：6.08 mg/L；血常规未见明显异常。方药在前方基础上加旱莲草 10 g、肉苁蓉 10 g、桑葚 10 g，4 剂。

三诊（2019 年 7 月 21 日）：诉服药 4 剂后夜尿次数明显减少，无尿急、尿痛，无腹痛及腰酸，带下量可，色白，无异味，无明显外阴瘙痒，纳食可，夜寐佳，二便调，舌淡红，苔薄白，脉细滑。查尿常规示白细胞：1+cell/uL ↑。前方 3 剂巩固治疗。

按语：方中栀子、黄芩清热泻火；金银花、蒲公英清热解毒；淡竹叶、泽泻、茯苓、车前子渗利湿热而通淋；白芍、生甘草养阴缓急以止淋痛；小蓟、炒地榆凉血止血；生地黄、当归凉血补血润燥而养胎；草薢善分清别浊；苍术燥湿健脾。全方共奏清热利湿、润燥通淋、缓急止痛之效。"急则治其标，缓则治其本"，淋证治愈后需安胎固元，预防流产。

三、产后病

产妇在产褥期内发生与分娩或产褥有关的疾病,称为"产后病"。

常见的产后病有产后血晕、产后血崩、产后腹痛、产后痉证、产后发热、产后身痛、恶露不绝、产后小便不通、缺乳等。上述诸病多数发生在新产后,目前根据临床实际,倾向将产后7天以内称为"新产后"。

产后病的发病机理可以概括为三个方面:一是失血过多,亡血伤津,虚阳浮散,或血虚火动,易致产后血晕、产后痉证、产后发热、产后大便难等;二是瘀血内阻,气机不利,血行不畅,或气机逆乱,可致产后血晕、产后腹痛、产后发热、产后身痛、恶露不绝等;三是外感六淫或饮食、房劳所伤等,导致产后腹痛、产后痉证、产后发热、产后身痛、恶露不绝等。总之,产后脏腑伤动,百节空虚,腠理不实,卫表不固,摄生稍有不慎便可发生各种产后疾病。

产后疾病的诊断在运用四诊的基础上,根据新产特点,还须注意"三审",即先审小腹痛与不痛,以辨有无恶露的停滞;次审大便通与不通,以验津液之盛衰;三审乳汁的行与不行及饮食之多少,以察胃气的强弱。同时,参以脉证及产妇体质运用八纲进行综合分析,才能做出正确的诊断。在古代医籍中,医者对新产疾病颇为重视,不但论述了亡血伤津的情况下产生的"新产三病",即《金匮要略》所云"新产妇人有三病,一者病痉,二者病郁冒,三者大便难",而且指出了急重症"三冲""三急"的危害性。如《张氏医通》所论的"三冲",即冲心、冲肺、冲胃,其临床表现:冲心者,心中烦躁,卧起不安,甚则神志不清,语言颠倒;冲肺者,气急、喘满,汗出,甚则咯血;冲胃者,腹满胀痛,呕吐,烦乱。张氏还指出："大抵冲心者，十难救一；冲胃者，五死五生；冲肺者，十全一二。"张氏又提出产后"三急"，曰："产后诸病，唯呕吐、盗汗、泄泻为急，三者并见必危。"

产后病的治疗应根据亡血伤津、元气受损、瘀血内阻所形成的"多虚多瘀"的特点，本着"勿拘于产后，亦勿忘于产后"的原则，结合病情进行辨证论治。《景岳全书》说："产后气血俱去，诚多虚证，然有虚者，有不虚者，有全实者，凡此三者，但当随证随人，辨其虚实，以常法治疗，不得执有成心，概行大补，以致助邪。"即产后多虚，应以大补气血为主，但其用药须防滞邪、助邪之弊；产后多瘀，当用活血行瘀之法，然产后之活血化瘀，又须佐以养血，使祛邪而不伤正、化瘀而不伤血。选方用药，必须照顾气血。开郁勿过于耗散，消导必兼扶脾，祛寒勿过于温燥，清热勿过用苦寒。同时，应掌握产后用药三禁，即禁大汗，以防亡阳；禁峻下，以防亡阴；禁通利小便，以防亡津液。

（一）产后汗出

产后汗出（气血亏虚、风寒袭脉证）

姓名：王某某，性别：女，年龄：28 岁。

初诊日期：2013 年 6 月 11 日。

主诉：顺娩后 54 天，汗出增多 50 天。

现病史：患者于 2013 年 4 月 18 日在我院妇产科顺娩一女，产后恶露 1 个月净。行母乳喂养。5 月 25 日转经，量多，痛经。产后第 5 天因不耐酷暑吹空调受风寒后，出现汗出伴烘热，偶感五心烦热。刻下症见：恶风，自汗，盗汗，关节酸痛，神疲乏力，纳差，便溏，寐欠安。舌暗红，苔薄白，脉右细左弦尺弱。

辨证分析：产后百节空虚，正气不足，邪气易侵，稍有不慎则易导致疾病。气虚卫外不固，则恶风，关节酸痛。"阳加于阴谓之汗"，卫阳虚弱，表虚不固则自汗、盗汗，神疲乏力；脾阳虚弱则纳差、便溏；心脾两虚则寐欠安。综合症状及舌脉，辨证属气血亏虚、风寒袭脉证。

中医诊断：产后汗出（气血亏虚、风寒袭脉证）。

西医诊断：褥汗。

治法：补益气血，固表止汗。

方药：玉屏风散加减。

生黄芪 30 g，太子参 30 g，炒白术 15 g，炒白芍 15 g，五味子 15 g，浮小麦 45 g，茯苓 15 g，防风 15 g，合欢皮 12 g，夜交藤 30 g，桑枝 15 g，桑寄生 15 g，威灵仙 15 g，海风藤 15 g，炙甘草 6 g。7 剂，水煎服，每日一剂。

二诊（2013 年 6 月 19 日）：患者周身及头面自汗略见减少，但感畏寒恶风，胸闷心慌，夜寐欠安，脉细缓，舌暗，苔黄腻。辨证仍属产虚未复，心气不足。治拟养心益气，固表敛汗。处方：在上方的基础上加煅龙骨（先煎）30 g、煅牡蛎（先煎）30 g、珍珠母（先煎）30 g，继服 10 剂。

三诊（2013 年 7 月 1 日）：服药后汗出减少，仍畏寒，肢节酸楚，末次月经 6 月 26 日，量中，色红，脉细软，舌暗红，苔薄腻。仍属产虚未复。治拟益气养阴，固表敛汗。处方：生黄芪 30 g，太子参 30 g，炒白术 15 g，炒白芍 15 g，五味子 15 g，浮小麦 45 g，茯神 15 g，防风 15 g，合欢皮 12 g，夜交藤 30 g，桑枝 15 g，桑寄生 15 g，威灵仙 15 g，女贞子 15，菟丝子 15 g，炙甘草 6 g，继服 12 剂。

经治 2 月余，汗出已减，然患者素体不足，故继予益气养阴之剂调养。

按语：产妇由于分娩时耗伤气血，加上哺乳对气血的耗伤进一步加重，故产后以气血俱虚为多见。《产孕集》曰："盖产后气虚血少，脉络空乏，肢节懈怠，腠理开张，皮毛不实，营卫不固，血道易寒，气道易滞，故致疾之易。"汗者，阳加之于阴则出，《金匮要略·产后病脉证并治》云："产妇喜汗出者，亡阴血虚，阳气独盛，故当汗出。"因产后患者多虚，故在治疗上以补虚为主。《陈素庵妇科补解·产后众疾门》："产后以百日为准。凡百日内得病，皆从产后气血二亏，参求用药。"老师考虑患者产虚未复，哺乳耗气伤阴，遂用性平和缓之太子参为君，辅以生黄芪、炒白术、炒白芍、防风，共奏健脾益气固表、柔肝敛阴之效。兼加收敛固涩之五味子、浮小麦以助止汗敛汗之力。合欢皮、茯苓、夜交藤解郁安神、养血宁心；桑枝、桑寄生、威灵仙、海风藤补肾强骨，以达到祛风散寒、固表敛汗之目的。二诊时汗略减，但感胸闷心慌，"汗为心之液"，盖患者汗出日久，伤及心阴，故治以补养心气为主。方中煅龙骨、煅牡蛎、珍珠母镇心安神，收敛止汗；太子参、生黄芪、炒白术、炒白芍健脾益气。生黄芪合浮小麦，是治疗气虚自汗的常用对药。黄芪甘温，入中益气，入表固卫，能固护卫阳而止汗；浮小麦甘凉，入心经，敛液止汗，质轻而浮，又固表止汗。二药合用，相辅相成，标本兼顾，擅长益气固表、敛液止汗，最宜用于治疗诸虚劳损、卫气失固、腠理不密之自汗证，对于盗汗属气虚者，也可选用。浮小麦枯浮体轻，最善走表止汗，且可除虚热骨蒸。以浮小麦甘凉入心，滋心阴，益心气，配合炙甘草补养心气，心脾得养，津液化生有源；茯神、合欢皮养心安神。患者服药 1 个月后汗症已好转，仍感畏寒，故用玉屏风散化裁益气固表。加用补肾之品，肺肾同调，以巩固疗效。

（二）产后身痛

1. 产后痹证（营卫不固、肝脾不和证）

姓名：孙某某，性别：女，年龄：30 岁。

初诊日期：2013 年 8 月 11 日。

主诉：产后 42 天，双膝发凉伴手指疼痛 20 天。

现病史：42 天前行剖腹产，产后贪凉，产后 20 天即觉手指疼痛，双膝发凉，怕风恶寒，曾进行风湿及类风湿相关检查，结果均正常，服中药效不显。刻下症见：手指凉，手指掌指关节疼，遇暖则痛减，双膝发凉，走路时间久后双膝麻木，小腿及后背怕风，睡眠易醒，眼干涩，情绪抑郁，纳可，大便 1~2 天一次，矢气多，平素月经正常。舌黯淡，苔白腻，脉沉濡。

既往史：2011 年曾人工流产一次。

辨证分析：患者曾有小产病史，气血本已损伤，不能荣养经脉而见筋骨酸痛。本次剖宫产后，气血大亏，营卫不充，脉道空虚，卫外不固，不得温煦濡养四末，复感寒邪，病情已属虚实夹杂。气血既亏，营卫失调，腠理不密，风寒湿邪乘虚而入，留滞体内，阳气郁闭于内，不达肌表，则怕风恶寒；寒邪流注于关节，经脉不通，则见肢体关节发凉、疼痛，遇暖得减为辨寒热之重要依据。邪阻气机，肝之疏泄失常，气郁则情志抑郁，矢气频频，肝血不充，双目干涩。久痹不愈，进而伤及脏腑，脾虚湿阻，土壅木郁，肝脾不和。综合症状及舌脉，辨证属营卫不固、肝脾不和证。

中医诊断：产后痹证（营卫不固、肝脾不和证）。

西医诊断：风湿性关节炎。

治法：益气固卫，疏肝理脾，化湿通络。

方药：防己黄芪汤加减。

生黄芪 15 g，苍术 12 g，白术 12 g，防风 12 g，防己 15 g，炒薏苡仁 30 g，厚朴 12 g，姜半夏 10 g，秦艽 12 g，威灵仙 12 g，桂枝 10 g，炒白芍 12 g，独活 30 g，茵陈 10 g，车前子（包煎）15 g。14 剂，水煎服，每日一剂，早晚分服。

电话随诊，自诉服上药 14 剂后诸症减轻，自己又按原方继服 14 剂后症状消失，未再就诊。

按语：本例属于产后气血亏虚，肝脾不和而致产后痹证。方中生黄芪益气固表；白术归脾、胃经，味苦、甘而性温，功能健脾益气，燥湿利水，甘温性缓，健脾力强，苦温燥湿，和中补脾。苍术辛热燥烈，能健脾祛除湿浊，升发胃中阳气；《医学启源》记载白术"除湿益燥，和中益气，温中，去脾胃中湿，除胃热，强脾胃，进饮食"。二药配用，一胃一脾，则中焦得健。桂枝、炒白芍解肌和营；秦艽、威灵仙祛风除湿；独活善祛下半身风邪；姜半夏、厚朴加强行气散结、通络除痰之功。更加茵陈、车前子清热利湿，一温一凉，一补一泻，趋于平衡。老师处方喜对药相伍为用，苍术、白术并用，防己、防风并用，加强祛风除湿之力；健脾利湿多用炒薏苡仁通畅一身之气机。统观全方，既能祛风湿止痛，又能顾护脾胃，体现了重视脾胃的学术思想。扶正祛邪兼施，平补平泻，祛邪而不伤正气，临床疗效很好。

2. 产后身痛（营卫虚寒证）

姓名：王某某，性别：女，年龄：29 岁。

初诊日期：2011 年 11 月 10 日。

主诉：顺产后 3 个月，关节疼痛 15 天。

既往史：体健，G1P1。患者于 3 个月前顺产一女婴，近 15 天出现遍身疼痛，痛处游走不定，四肢关节麻木、酸痛，指间关节胀痛明显，畏寒恶风，面色萎黄，哺乳中，乳汁少，饮食、睡眠可，二便正常。舌质淡黯，边有齿痕，苔白，脉沉细。

中医诊断：产后身痛（营卫虚寒证）。

西医诊断：类风湿性关节炎。

辨证分析：产后气血俱虚，百脉空虚，机体失养，则遍身关节疼痛；卫外不固则恶寒恶风，产后气血虚弱，故面色萎黄，乳汁量少。舌质淡黯，边有齿痕，苔白，脉沉细，均属营卫虚寒证。

治法：益气养血，活血通络，祛风除湿，散寒止痛。

方药：黄芪桂枝五物汤化裁。

生黄芪 20 g，桂枝 12 g，白芍 12 g，白术 15 g，当归 15 g，川芎 15 g，杜仲 15 g，桑寄生 15 g，独活 15 g，秦艽 15 g，防风 12 g，伸筋草 15 g，透骨草 15 g，没药 15 g，鸡血藤 30 g，炙甘草 6 g，7 剂，水煎，每日 2 次口服。

二诊（2011 年 11 月 21 日）：服药后遍身疼痛减轻，关节疼痛夜晚缓解，白天仍有疼痛但较前有所减轻。舌质淡黯，边有齿痕，苔白，脉沉细。继续同前治疗。上方加丹参 15 g、党参 15 g，7 剂，水煎，每日 2 次口服。

三诊（2011 年 11 月 28 日）：关节疼痛症状明显好转，余无不适，舌质淡黯，边有齿痕，苔白，脉沉细。继续服上方 7 剂，上述症状消失，未见复发。

按语：该患者产后气血大虚，方中生黄芪、白芍、桂枝取"黄芪桂枝五物汤"之意，意在益气温经，和血通痹。白术、当归补气养血，所谓祛邪先补正，正旺则邪自除也。肾主骨，肝主筋，邪客筋骨，日久易损及肝肾，予杜仲、桑寄生补肝肾、祛风湿而强筋骨。独活辛苦微温，善祛深伏筋骨之风寒湿邪以除久痹；秦艽、伸筋草、透骨草祛风湿、舒筋络而利关节；防风祛风胜湿止痛，辛而不烈，甘缓不峻，微温不燥，为"风药中之润剂"；桂枝温经散寒，通利血脉；诸药合用以达祛风胜湿、散寒止痛之效。且方中白芍与炙甘草相合，尚能缓急舒筋以止痛。川芎、没药、鸡血藤活血以通脉，又寓"治风先治血，血行风自灭"之意。诸药合用，补气养血、益肾壮骨、祛风散寒、活血通络，祛邪扶正，标本兼治。二诊时考虑到痹证因体虚不固，故加党参健脾益气，增强机体卫外功能；加丹参一味，补血活血，以使气血运行通畅。

（三）产后头痛

产后头痛（气血两虚证）

姓名：李某某，性别：女，年龄：30 岁。

初诊日期：2014 年 4 月 12 日。

主诉：剖宫产术后 20 天，头痛头晕 10 天。

现病史：患者于 2014 年 3 月 20 日在银川市妇幼保健院行剖宫产，婴儿健康。产后母乳喂养。产后第十天开始，无明显诱因始觉头痛，感觉头脑空痛，头晕目眩，不愿睁眼，心慌，乏力，乳汁清稀不足，心烦眠差，面色萎黄。舌淡红，苔薄白，脉细数。

辨证分析：产后失血过多，气血不足，脑髓空虚，血不养脑而致头痛。气血不足则乏力，乳汁清稀；血不养心则心悸，心烦眠差，面色萎黄。综合症状及舌脉，辨证属气血两虚证。

中医诊断：产后头痛（气血两虚证）。

西医诊断：血管神经性头痛。

治法：益气养血，祛风止痛。

方药：熟地黄 15 g，当归 15 g，炒白芍 10 g，川芎 10 g，黄芪 15 g，荆芥 10 g，干姜 6 g，炙甘草 6 g，枸杞子 15 g，细辛 3 g，郁金 10 g，10 剂，水煎服，每日一剂。

口服 3 剂后，头痛即减，后连续服用 14 剂，症状消失，随访半年，未再复发。

按语：产后头痛，产科常见，属于中医"产后头痛"的范畴。中医认为，本病的发病机理主要是产后失血过多，气血不足，脑髓空虚，血不养脑而致头痛。故治疗上，应重在养血祛风调理头目，扶脾固任以壮根本。方中熟地黄、当归、炒白芍、川芎养血调血；《本草新编》载"川芎，味辛，气温，升也，阳也，无毒。入手、足厥阴二经。功专补血。治头痛有神，行血海，通肝经之脏，破症结宿血，产后去旧生新"，故有"头痛不离川芎"之说。黄芪益气固元；荆芥疏风通窍止痛；《本草正义》："细辛，芳香最烈，故善开结气，宣泄郁滞，而能上达巅顶，通利耳目，旁达百骸，无微不至，内之宣络脉而疏通百节，外之行孔窍而直透肌肤。"枸杞子补血养阴；郁金疏肝理气以防气机瘀滞；干姜温阳通络；炙甘草调中养心。诸药合用，则益虚和血，散风通络，头痛自止。

（四）产后缺乳

产后缺乳（气血两虚证）

姓名：李某，性别：女，年龄：25 岁。

初诊日期：2017 年 1 月 15 日。

主诉：剖宫产术后乳少 9 天。

现病史：患者于 2017 年 1 月 6 日在银川市妇幼保健院剖宫产一子。产后 9 天，乳汁量少，不足以喂养婴儿，乳汁稀薄，乳房柔软，不胀不痛，挤之乳汁点滴而下，质稀，伴面色少华，肢倦乏力，气短懒言，舌淡红，苔薄白，脉细弱。

辨证分析：患者素体气血虚弱，又因剖宫产失血耗气，气血生化不足，乳汁化生乏源，导致乳汁甚少或全无。气血虚弱，故见肢倦乏力，气短懒言。综合症状及舌脉，辨证属气血两虚证。

中医诊断：产后缺乳（气血两虚证）。

西医诊断：产后乳汁不足。

治法：补气养血，通络下乳。

方药：黄芪 30 g，党参 20 g，当归 10 g，川芎 10 g，陈皮 10 g，麦冬 10 g，漏芦 12 g，桔梗 10 g，穿山甲（冲服）3 g，5 剂，水煎，每日一剂。服药后诸症缓解，乳汁量多而畅。

按语：本例患者产后乳汁量少，按之乳房柔软，不胀不痛，挤之乳汁点滴而下，可见是虚证。《景岳全书·妇人规》载："妇人乳汁，乃冲任气血所化，故下则为经，上则为乳。若产后乳迟乳少者，由气血之不足，而犹或无乳者，其为冲任之虚弱无疑也。"方中党参、黄芪大补元气，当归、川芎、麦冬养血滋液，陈皮、桔梗行气，漏芦、穿山甲通络下乳。全方补气养血，通络下乳，使气血充盛，乳汁自生。

（五）产后抑郁

产后抑郁（胆郁痰扰证）

姓名：韩某，性别：女，年龄：32 岁。

初诊日期：2016 年 12 月 1 日。

主诉：产后情绪低落 2 个月。

现病史：患者既往月经规律，2016 年 10 月 11 日足月顺产一女，产后精神郁闷，失眠多梦，胆怯易惊，情绪低落，脾气急躁，乳汁分泌少，纳差，二便尚调。舌淡，苔薄黄腻，脉弦滑。

辅助检查：妇科 B 超示子宫、附件未见明显异常。

中医诊断：产后抑郁（胆郁痰扰证）。

西医诊断：产后抑郁。

治法：理气化痰，和胃利胆，养心安神。

方药：黄连温胆汤合四逆散、甘麦大枣汤加减。

陈皮 10 g，制半夏 9 g，茯苓 12 g，炙甘草 6 g，炒黄连 3 g，淡竹茹 10 g，麸枳实 10 g，柴胡 10 g，大枣 10 g，北秫米 30 g，炒酸枣仁 15 g，郁金 10 g，煅龙骨（先煎）30 g，煅牡蛎（先煎）30 g，淮小麦 30 g，石菖蒲 10 g，远志 6 g，炒白芍 10 g，漏芦 10 g，通草 6 g。共 7 剂，水煎，早晚两次温服。嘱饮食清淡。

复诊（2016 年 12 月 8 日）：患者诉情绪有所好转，胃纳、睡眠好转，乳汁分泌增多，二便调。舌淡红，苔薄白，脉细弦。处方：上方加党参 12 g、山药 15 g，去炒黄连，共 14 剂，水煎，早晚两次温服。随症加减治疗半年后，患者情绪明显改善，其余诸症亦瘥。

按语：产后抑郁是产褥期精神综合征最常见的一种类型，国外报道其发病率高达 30%，多在产后 2 周内发病，4~6 周症状明显。产妇素体胆气不足，复由情志不遂，胆失疏泄，气郁生痰。胆为清静之府，痰浊内扰，则出现胆怯易惊、失眠多梦；产后多虚多瘀、气虚气郁、脾失健运，出现纳差；气血生化乏源，乃致乳汁分泌不足。舌脉亦为胆郁痰扰之征。黄连温胆汤出自《六因条辨》："温胆汤辛以通阳，加黄连苦以降逆，不用甘酸腻浊，恐留连不楚耳。"

方中制半夏辛温，燥湿化痰，为君药；黄连清热燥湿，炒用减其寒性，免伤脾胃；淡竹茹甘而微寒，清热化痰、清心除烦，共为臣药；陈皮辛苦温，燥湿化痰、理气行滞；麸枳实辛苦微寒，降气行滞、消痰除痞；佐茯苓淡渗利湿，给邪以出路；兼加甘麦大枣汤养心安神、和中缓急；柴胡、郁金疏肝解郁利胆；北秫米祛风除湿、和胃安神；石菖蒲、远志化痰开窍；煅龙骨、煅牡蛎重镇安神；炒白芍、炒酸枣仁养血安神；漏芦、通草理气通络下乳。全方共奏理气化痰、和胃利胆、养心安神之功。二诊因热象不明显，暂去炒黄连；加山药、党参健脾，以助生化之源。

四、带下病

带下的量明显增多，色、质、气味发生异常，或伴全身、局部症状者，称为"带下过多"，又称"下白物""流秽物"，相当于西医学的阴道炎、子宫颈炎、盆腔炎、妇科肿瘤等疾病引起的带下增多。

"带下"之名，首见于《内经》，如《素问·骨空论》说："任脉为病……女子带下瘕聚。""带下"一词，有广义、狭义之分，广义带下泛指妇产科疾病，由于这些疾病都发生在带脉之下，故称为"带下"。如《金匮要略心典》说："带下者，带脉之下，古人列经脉为病，凡三十六种，皆谓之带下病，非今人所谓赤白带下也。"又如《史记·扁鹊仓公列传》记载："扁鹊名闻天下，过邯郸，闻（赵）贵妇人，即为带下医。"所谓"带下医"，即女科医生。狭义带下又有生理、病理之别。正常女子自青春期开始，肾气充盛，脾气健运，任脉通调，带脉健固，阴道内即有少量白色或无色透明无臭的黏性液体，特别是在经期前后、月经中期及妊娠期量增多，以润泽阴户，防御外邪，此为生理性带下。如《沈氏女科辑要》引王孟英说："带下，女子生而即有，津津常润，本非病也。"若带下量明显增多，或色、质、气味异常，即为带下病。《女科证治约旨》说："若外感六淫，内伤七情，酝酿成病，致带脉纵弛，不能约束诸脉经，于是阴中有物，淋漓下降，绵绵不断，即所谓带下也。"在《诸病源候论》中还有五色带下的记载，有青、赤、黄、白、黑五色名候，指出五脏俱虚损者，为五色带俱下。临床上以白带、黄带、赤白带为常见。但也有带下过少者，带下与月经都有周期性，带下过少常与月经量少、闭经的某些病症相一致，故这里不予赘述。

带下病以带下增多为主要症状，临床必须辨证与辨病相结合进行诊治。西医妇科疾病如阴道炎、宫颈炎、盆腔炎及肿瘤等均可见带下量多，应明确诊断后按带下病辨证施治，必要时应进行妇科检查及排癌检查，避免贻误病情。

带下病以湿邪为患，故其病缠绵，反复发作，不易速愈，而且常并发月经不调、闭经、不孕、癥瘕等疾病，是妇科领域中仅次于月经病的常见病，应予重视。

1.病因病机

主要病因是湿邪，如《傅青主女科》说："夫带下俱是湿症。"湿有内外之别。外湿指外感之湿邪，如经期涉水淋雨，感受寒湿，或产后胞脉空虚，摄生不洁，湿毒邪气乘虚内侵胞宫，以致任脉损伤，带脉失约，引起带下病。内湿的产生与脏腑气血功能失调有密切的关系：脾虚运化失职，水湿内停，下注任带；肾阳不足，气化失常，水湿内停，又关门不固，精液下滑；素体阴虚，感受湿热之邪，伤及任带。总之，带下病系湿邪为患，而脾肾功能失常又是发病的内在条件；病位主要在前阴、胞宫；任脉损伤、带脉失约是带下病的核心机理。《妇人大全良方》中指出："人有带脉，横于腰间，如束带之状，病生于此，故名为带。"临床常见分型有脾阳虚、肾阳虚、阴虚挟湿、湿热下注、湿毒蕴结五种。

（1）脾阳虚

饮食不节，劳倦过度，或忧思气结，损伤脾气，运化失职，湿浊停聚，流注下焦，伤及任带，任脉不固，带脉失约，而致带下病。

（2）肾阳虚

素禀肾虚，或恣情纵欲，肾阳虚损，气化失常，水湿内停，下注冲任，损及任带，而致带下病。若肾阳虚损，精关不固，精液滑脱，也致带下病。

（3）阴虚挟湿

素禀阴虚，相火偏旺，阴虚失守，下焦感受湿热之邪，损及任带，约固无力，而成带下病。

（4）湿热下注

脾虚湿盛，郁久化热，或情志不畅，肝郁化火，肝热脾湿，湿热互结，流注下焦，损及任带，约固无力，而成带下病。

（5）湿毒蕴结

经期产后，胞脉空虚，忽视卫生，或房室不禁，或手术损伤，以致感染湿毒，损伤任带，约固无力，而成带下病。

2. 辨证论治

带下病辨证主要根据带下量、色、质、气味，其次根据伴随症状及舌脉辨其寒热虚实，如带下量多，色白或淡黄，质清稀，多属脾阳虚；色白，质清稀如水，有冷感者属肾阳虚；量不甚多，色黄或赤白相兼，质稠或有臭气为阴虚挟湿；带下量多，色黄，质黏稠，有臭气，或如泡沫状，或色白如豆渣状，为湿热下注；带下量多，色黄绿如脓，或浑浊如米泔，质稠，恶臭难闻，属湿毒重证。临证时尚需结合全身症状及病史等综合分析，方能做出正确的辨证。

带下病的治疗原则以健脾、升阳、除湿为主，辅以舒肝固肾；但是湿浊可以从阳化热而成湿热，也可以从阴化寒而成寒湿，所以要佐以清热除湿、清热解毒、散寒除湿等法。

（1）脾阳虚证

主要证候：带下量多，色白或淡黄，质稀薄，无臭气，绵绵不断，神疲倦怠，四肢不温，纳少便溏，两足跗肿，面色㿠白，舌质淡，苔白腻，脉缓弱。

证候分析：脾阳虚弱，运化失职，水湿内停，湿浊下注，损伤任带二脉，约固无力，故带下量多，色白或淡黄，质稀薄，无臭气，绵绵不断；脾虚中阳不振，则神疲倦怠，四肢不温；脾虚运化失职，则纳少便溏；湿浊内盛，则两足跗肿；脾虚清阳不升，则面色㿠白。舌淡，苔白腻，脉缓弱，为脾阳不足之征。

治疗法则：健脾益气，升阳除湿。

方药举例：完带汤（《傅青主女科》）。

白术、山药、人参、白芍、苍术、甘草、陈皮、黑芥穗、柴胡、车前子

方中人参、山药、甘草健脾益气；苍术、白术健脾燥湿；柴胡、白芍、陈皮舒肝解郁，理气升阳；车前子入肾泄降，利水除湿；黑芥穗入血分祛风胜湿。全方寓补于散之中，寄消于升之内，肝、脾、肾三经同治，具有健脾益气、升阳除湿之功。

若脾虚及肾，兼腰痛者，酌加续断、杜仲、菟丝子温补肾阳，固任止带；若寒凝腹痛者，酌加香附、艾叶温经理气止痛；若带下

日久，滑脱不止者，酌加芡实、龙骨、牡蛎、乌贼骨、金樱子等固涩止带之品。

若脾虚湿郁化热，带下色黄黏稠，有臭味者，宜健脾除湿、清热止带，方选易黄汤（《傅青主女科》）。

山药、芡实、车前子、白果、黄柏

方中山药、车前子健脾化湿；白果、芡实固涩止带；黄柏清热燥湿。诸药合用，使热去湿化，则带自止。

（2）肾阳虚证

主要证候：带下量多，色白清冷，稀薄如水，淋漓不断，头晕耳鸣，腰痛如折，畏寒肢冷，小腹冷感，小便频数，夜间尤甚，大便溏薄，面色晦暗，舌淡润，苔薄白，脉沉细而迟。

证候分析：肾阳不足，命门火衰，气化失常，寒湿内盛，致带脉失约，任脉不固，故带下量多，色白清冷，稀薄如水，淋漓不断；肾阳虚胞络失于温煦，故小腹冷感；膀胱失于温煦，气化失常，故小便频数，夜间尤甚；火不温土，则大便溏薄；阳虚寒从内生，故畏寒肢冷；肾阳虚外府失荣，故腰痛如折；肾虚髓海不足，故头晕耳鸣，面色晦暗。舌淡润，苔薄白，脉沉细而迟，为肾阳不足、虚寒内盛之征。

治疗法则：温肾助阳，涩精止带。

方药举例：内补丸（《女科切要》）。

鹿茸、菟丝子、潼蒺藜、黄芪、白蒺藜、紫菀茸、肉桂、桑螵蛸、肉苁蓉、制附子

方中鹿茸、肉苁蓉、菟丝子温肾填精益髓；潼蒺藜、桑螵蛸补肾涩精止带；制附子、肉桂温肾壮阳补火；黄芪益气固摄；白蒺藜养肝肾而疏风；紫菀茸温肺益肾。全方共奏温肾助阳、涩精止带

之效。

若腹泻便溏者，去肉苁蓉，酌加补骨脂、肉豆蔻。

若精关不固，精液下滑，带下如崩，谓之"白崩"。治宜补脾肾，固奇经，佐以涩精止带之品，方选固精丸（《济阴纲目》）。

牡蛎、桑螵蛸、龙骨、白石脂、白茯苓、五味子、菟丝子、韭菜子

（3）阴虚挟湿证

主要证候：带下量多，色黄或赤白相兼，质稠，或有臭气，阴部干涩不适，或有灼热感，腰膝酸软，头晕耳鸣，颧赤唇红，五心烦热，失眠多梦，舌红，苔少或黄腻，脉细数。

证候分析：肾阴不足，相火偏旺，损伤血络，复感湿邪，伤及任带二脉，故带下量多，色黄或赤白相兼，质稠，有臭气，阴部有灼热感；阴精亏虚，阴部失荣，故干涩不适；肾阴亏损，血海不足，则腰膝酸软，头晕耳鸣；阴虚内热，热扰心神，则五心烦热，失眠多梦。舌红，苔少或黄腻，脉细数，为阴虚挟湿之征。

治疗法则：滋阴益肾，清热祛湿。

方药举例：知柏地黄丸加芡实、金樱子。

知母、黄柏、熟地黄、山茱萸、山药、泽泻、牡丹皮、茯苓、芡实、金樱子

方中知母、黄柏清热泻火滋阴；熟地黄滋阴益精；山茱萸补益肝肾、固涩止带；山药健脾涩精；泽泻清泄肾火；牡丹皮清热泻火；茯苓健脾利湿；芡实补肾益精、祛湿止带；金樱子固精止带。

（4）湿热下注证

主要证候：带下量多，色黄，黏稠，有臭气，或伴阴部瘙痒，胸闷心烦，口苦咽干，纳食较差，小腹或少腹作痛，小便短赤，舌

红，苔黄腻，脉濡数。

证候分析：湿热蕴积于下，损伤任带二脉，故带下量多，色黄，黏稠，臭秽；湿热熏蒸，则胸闷心烦，口苦咽干；湿热内阻，则纳食较差；湿热蕴结，瘀阻胞脉，则小腹或少腹作痛；湿热伤津，则小便短赤。舌红，苔黄腻，脉濡数，为湿热之征。

治疗法则：清热利湿止带。

方药举例：止带方（《世补斋·不谢方》）。

猪苓、茯苓、车前子、泽泻、茵陈、赤芍、牡丹皮、黄柏、栀子、牛膝

方中猪苓、茯苓、车前子、泽泻利水除湿；茵陈、黄柏、栀子清热泻火解毒；赤芍、牡丹皮凉血化瘀，合牛膝活血，并能引药下行，直达病所以除下焦湿热。

若肝经湿热下注者，症见带下量多，色黄或黄绿如脓，质黏稠或呈泡沫状，有臭气，伴阴部痒痛，头晕目眩，口苦咽干，烦躁易怒，便结尿赤，舌红，苔黄腻，脉弦滑而数，治宜泻肝清热除湿，方用龙胆泻肝汤（《医宗金鉴》）加苦参、黄连。

龙胆草、柴胡、栀子、黄芩、车前子、木通、泽泻、生地黄、当归、甘草

若湿浊偏甚者，症见带下量多，色白，如豆渣状或凝乳状，阴部瘙痒，脘闷纳差，舌红，苔黄腻，脉滑数，治宜清热利湿、疏风化浊，方用萆薢渗湿汤（《疡科心得集》）加苍术、藿香。

萆薢、薏苡仁、黄柏、赤茯苓、牡丹皮、泽泻、滑石、通草

方中萆薢、薏苡仁、赤茯苓、泽泻、滑石、通草清热利湿以化浊；黄柏、牡丹皮清热凉血；苍术、藿香疏风化浊以止痒。

（5）湿毒蕴结证

主要证候：带下量多，黄绿如脓，或赤白相兼，或五色杂下，状如米泔，臭秽难闻，小腹疼痛，腰骶酸痛，口苦咽干，小便短赤，舌红，苔黄腻，脉滑数。

证候分析：湿毒内侵，损伤任带二脉，秽浊下流，故带下量多；热毒蕴蒸，损伤脉络，则色黄绿如脓，或赤白相兼，甚或五色杂下，状如米泔，秽臭难闻；湿毒蕴结，瘀阻胞脉，故小腹疼痛，腰骶酸痛；湿浊毒热上蒸，故口苦咽干；湿热伤津，则小便短赤。舌红，苔黄腻，脉滑数，为湿毒蕴结之征。

治疗法则：清热解毒除湿。

方药举例：五味消毒饮（《医宗金鉴》）加土茯苓、薏苡仁。

蒲公英、金银花、野菊花、紫花地丁、天葵子

方中蒲公英、金银花、野菊花、紫花地丁清热解毒；天葵子、土茯苓、薏苡仁清热解毒，利水除湿。全方共奏清热解毒除湿之功。

若腰骶酸痛，带下恶臭难闻者，酌加半枝莲、穿心莲、鱼腥草、樗根皮清热解毒除秽；若小便淋痛，兼有白浊者，酌加土牛膝、虎杖、甘草梢。

3.临证验案选

（1）带下病（脾气虚弱、湿瘀蕴结证）

姓名：张某某，性别：女，年龄：46岁。

初诊日期：2011年10月11日。

主诉：宫颈癌术后1年余，带下量多1个月。

现病史：患者1年前因宫颈癌行全子宫＋双附件切除术，术后一般情况尚可。1个月前出现带下增多如水样，伴阴道灼热感，逐渐加重，坐立难安。双侧少腹隐痛，腰骶酸痛。面色晦暗，疲倦少力，

胃脘痞闷，尿频，大便溏薄，难以入睡。舌质暗，苔黄厚，脉细弱。

辨证分析：患者宫颈癌术后，癌毒未清，日久损伤正气，脾气虚弱，运化失司，水湿下注，故见带下量多如水。湿毒与血相搏结，导致气血运行欠畅，故见少腹隐痛；手术损伤冲任之脉，故腰骶酸痛；术后脾气虚弱，故面色晦暗，神疲乏力；血不养心，故难以入睡；脾气虚弱影响脾胃运化功能，故胃脘痞闷，大便溏薄。综合症状及舌脉，辨证属脾气虚弱、湿瘀蕴结证。

中医诊断：带下病（脾气虚弱、湿瘀蕴结证）。

西医诊断：宫颈癌术后。

治法：健脾益气，兼清瘀热。

方药：炒白术 12 g，炒山药 30 g，党参 15 g，苍术 20 g，炒白芍 12 g，车前子（包煎）15 g，陈皮 12 g，柴胡 6 g，鸡冠花 12 g，椿根皮 15 g，蒲公英 30 g，赤芍 10 g，皂角刺 15 g，生薏苡仁 30 g，14 剂，水煎服，每日一剂。

二诊（2011 年 10 月 26 日）：带下明显减少，再宗前法，兼顾活血、理气、补肾，加牡丹皮 15 g、桑寄生 15 g、枳壳 12 g、续断 15 g，继服 14 剂。

三诊（2011 年 11 月 10 日）：诸症缓解，体力恢复。再拟活血化瘀，以清余邪。处方：茯苓 15 g，桂枝 6 g，赤芍 12 g，牡丹皮 12 g，皂角刺 30 g，桃仁 10 g，莪术 12 g，石见穿 20 g，地鳖虫 9 g，水蛭 6 g，党参 15 g，黄芪 15 g，椿根皮 15 g，鸡冠花 15 g，败酱草 30 g，白花蛇舌草 45 g。如此调理 1 个月，诸症全除，续以健脾益气巩固善后。后随访情况良好。

按语：本案患者宫颈癌术后 1 年余，《景岳全书·火证》云"虚中有实者，治宜以补为主，而不得不兼乎清"，故初诊时首先拟完带汤健脾疏肝，化湿止带，佐赤芍、皂角刺活血祛瘀；陈皮、苍术、生薏苡仁健脾祛湿，椿根皮、鸡冠花清热燥湿；湿瘀蕴久化热，二诊以牡丹皮清热凉血化瘀，五脏相移，穷必及肾，故以桑寄生、续断补肾益气，枳壳理气行滞；三诊则以桂枝茯苓方加地鳖虫、水蛭、石见穿、败酱草、白花蛇舌草、鸡冠花、椿根皮等化湿逐瘀，以清余毒；续以健脾益气巩固善后，防止复发。

（2）带下病（脾虚湿盛证）

姓名：马某某，性别：女，年龄：56 岁。

初诊日期：2014 年 4 月 4 日。

主诉：带下量多伴外阴瘙痒 1 周。

现病史：患者近 1 周来外阴瘙痒明显，带下量多，色黄白相间，质黏，有腥味，腰酸，无腹痛，神疲乏力。纳可，寐安，二便调。舌淡红，苔白腻，脉细滑。

阴道分泌物分析：未见异常。

中医诊断：带下病（脾虚湿盛证）。

西医诊断：非特异性外阴炎。

治法：健脾固肾，祛湿止带。

方药：四君子汤合易黄汤加减。

党参 10 g，炒白术 10 g，炒山药 30 g，莲子 10 g，芡实 24 g，柴胡 6 g，车前子 30 g，炒薏苡仁 20 g，苦参 12 g，地肤子 15 g，白鲜皮 15 g，川牛膝 20 g，苍术 10 g，炙甘草 6 g，黄柏 18 g，蛇床子 10 g，白蒺藜 15 g。

二诊（2014 年 4 月 12 日）：上方服 7 剂后带下量明显减少，瘙痒减轻，继服上方 7 剂后痊愈。

按语：阴痒均属湿热所致。而湿热之所以内蕴，与本身虚弱也有关系。傅青主说"夫黄带乃任脉之湿热也"，脾虚有热，气不化津，津液反化为湿，下注于前阴，故带下量多色黄。治宜健脾益气，祛湿清热。本例是脾虚运化失权，中气不足，带脉迟缓，失去约束能力，湿热外侵后，酝酿而成黄白带下。方以四君子汤合易黄汤加减，以党参、炒白术、炒山药、芡实补气健脾，且重用山药、芡实。《本草求真》曰"山药之补，本有过于芡实，而芡实之涩，更有胜于山药"；炒薏苡仁、车前子、莲子、苍术扶脾化湿止带；地肤子、白蒺藜、蛇床子、白鲜皮、苦参除湿止痒；柴胡疏肝以健脾运，使湿得化；炙甘草益脾补气，调和诸药。因患者年事已高，故以扶脾祛湿为主，佐以培补肝肾，故以川牛膝、黄柏补肝肾益冲任，使脾气得健，肾虚得复，热清湿祛，带下自愈。

（3）带下病（脾肾阳虚证）

姓名：卫某，性别：女，年龄：45岁。

初诊日期：2018年8月10日。

主诉：带下量多，反复发作半年余。

现病史：患者诉半年前出现带下量多，色白，质稀，呈水状，无异味，遇寒或劳累后加重，无明显外阴瘙痒。曾间断口服乌鸡白凤丸治疗，症状时好时坏。今日，患者受凉后觉上述症状复作，故来就诊。末次月经2018年8月1日，量少，色淡，小腹隐痛。平素自觉神疲乏力，四肢不温，腰酸，畏寒，纳少，大便稀溏，小便清长。舌淡暗，舌体胖大，边有齿痕，苔薄白，脉缓。

辅助检查：白带常规示清洁度Ⅲ。

中医诊断：带下病（脾肾阳虚证）。

西医诊断：阴道炎。

治法：温肾健脾，除湿止带。

方药：完带汤加减。

白术 15 g，苍术 15 g，山药 15 g，山茱萸 12 g，陈皮 6 g，柴胡 12 g，白芍 12 g，菟丝子 12 g，续断 15 g，金樱子 15 g，芡实 12 g，太子参 15 g，小茴香 6 g，肉桂 10 g，厚朴 12 g，砂仁（后下）6 g，玫瑰花 10 g，茯苓 15 g，甘草 9 g。7 剂，每日一剂，水煎 200 mL，分早晚饭后温服。

二诊（2018 年 8 月 17 日）：患者诉服药 4 剂后觉带下量较前明显减少，服药 7 剂后神疲乏力、畏寒症状较前好转，二便调。现仍有腰酸。舌淡，舌体胖大，边有齿痕，苔薄白，脉细。在原方基础上加杜仲、桑寄生 15 g。7 剂，水煎服，每日一剂。

三诊（2018 年 8 月 24 日）：患者诉服药后觉带下自止，腰酸症状缓解。

按语：《诸病源候论·妇人杂病诸候》中云："带下者，由劳伤过度，损动经血，致令体虚受风冷，风冷入于胞络，搏其血之所成也。冲脉、任脉为经络之海，任之为病，女子则带下。"患者系中老年妇女，年近七七，先、后天渐不足，后天脾胃亏虚，复受凉致脾阳不振，运化失职，致湿浊停滞，流注下焦，任脉不固，带脉失约，津液滑脱而下，故带下量多；脾阳不足，久之及肾，命门火衰，封藏失职，气化失司，精关不固，则带下缠绵日久；腰为肾之府，肾阳虚外府失养，故腰酸；脾阳虚，中阳不振，则神疲乏力，四肢不温；脾虚运化失职，故纳少、便溏；膀胱失于温煦，气化失常，故小便清长。阳气不足，虚寒内生，脏腑、气血之生化与运转无力，冲任失养，血失温煦，则经色淡、质稀。综上，其病机为脾肾阳虚，治疗以温肾健脾、除湿止带为主，治以完带汤加减。方中太子参、山药、甘草健脾益气，白术、苍术、茯苓健脾燥湿，山茱萸健脾固涩，柴胡、白芍、陈皮理气解郁升阳，金樱子、芡实收涩止带，菟丝子、续断温补肾阳、固任止带，小茴香、肉桂温中散寒，厚朴、砂仁温中行气除湿，玫瑰花行气解郁。二诊患者带下量较前明显减少，神疲乏力、畏寒症状较前好转，二便调，仍有腰酸，方药在前基础上加用杜仲、桑寄生补肾壮腰。诸药合用，则脾气健，肾阳足，湿邪祛，故带下自愈。

（4）带下病（肝郁脾虚、水湿内阻证）

姓名：李某某，性别：女，年龄：42岁。

初诊日期：2017年4月17日。

主诉：外阴瘙痒、白带量多1个月。

现病史：患者诉近1个月外阴瘙痒灼痛，白带量多，色白、质黏稠如豆渣样，有异味。平素心烦口苦，乏力易困倦，饮食可，便溏。舌质红，苔白略腻，脉弦细。既往外阴阴道假丝酵母菌病反复发作2年。

辅助检查：白带常规检验结果提示假丝酵母菌阳性。

中医诊断：带下病（肝郁脾虚、水湿内阻证）。

西医诊断：复发性外阴阴道假丝酵母菌病。

治法：疏肝健脾，清热利湿止痒。

方药：白芍10 g，麸炒白术10 g，陈皮10 g，川芎10 g，麸炒苍术10 g，车前子（包煎）10 g，炙甘草6 g，黄柏10 g，黄芪15 g，荆芥10 g，牛膝10 g，山药15 g，太子参20 g，柴胡6 g。7剂，每日一剂，水煎服。

二诊（2017年4月24日）：白带量较前减少，外阴瘙痒，偶有灼痛，白带质黏稠，饮食可，睡眠欠佳。苔脉同前。在上方基础上加夜交藤35 g以改善睡眠，7剂。

三诊（2017年5月1日）：患者自觉外阴瘙痒灼痛症状明显减轻，白带量可，质略黏稠。饮食正常，睡眠及二便可。继服原方。共服药3个月，外阴瘙痒灼痛症状消失，白带量、色、质正常，未再复发。

按语：本医案根据患者既往外阴阴道假丝酵母菌病反复发作的病史，结合外阴瘙痒灼痛、白带量多且质黏稠如豆渣样的临床表现及检验结果，西医诊断为复发性外阴阴道假丝酵母菌病，中医诊断为带下病。此外，患者平素有心烦口苦、乏力易困倦、便溏等表现，辨证论治，应属肝郁脾虚、水湿内阻。该患者外阴阴道假丝酵母菌病反复发作2年，病程较长，损伤脾气，脾虚则运化失司，水湿内聚，伤及任带二脉而见带下量多；脾虚中阳不振，故见神疲乏力、便溏。肝气郁结，郁而化热，则见白带质黏稠如豆渣样，有异味，外阴瘙痒灼痛，心烦口苦。舌质红，苔白略腻，脉弦细，为肝郁脾虚、水湿内聚之象。治疗以疏肝健脾、化湿止带为主。完带汤中白术健脾燥湿；山药益气健脾，补肾固带；加太子参以补中益气，加强补脾之功；苍术芳香燥湿健脾；白芍柔肝抑木，使肝条达而脾得强；柴胡、荆芥辛温升散，升发脾胃清阳；配以陈皮疏肝理气和中，使水湿得以运化；车前子善利湿清热，使湿邪由小便而去；佐以炙甘草补中益气，调和药性。同时在原方中加入黄芪以补虚益气，提高患者的免疫力；黄柏以祛湿清热，杀除假丝酵母菌；牛膝以补任带脉；川芎以行气开郁。在益气健脾之药中加疏肝运脾之药，在健脾助运之药中加疏肝解郁升发之药，使肝气条达，清阳得升，肝血得柔，而不至于木旺影响脾土的运化，健脾助运，使湿邪得化。患者服药3个月，未再复发，预后较好。

（5）阴痒（肝肾阴虚、血燥生风证）

姓名：程某，性别：女，年龄：57 岁。

初诊：2005 年 10 月 25 日。

主诉：绝经 8 年，反复性外阴瘙痒 1 年。

现病史：患者 8 年前绝经，1 年来反复外阴瘙痒，有灼热感，阴中干涩刺痛，阴痒夜间尤甚，外用药涂抹无效。曾在宁夏医科大学附属医院诊断为外阴白色病变。刻下症见：阴痒，阴中干涩疼痛，潮热汗出，口鼻干，眼干涩，腰酸，性急，纳、眠可，易便秘，小便色偏黄，舌质暗红，苔薄白，脉弦。

妇科检查：外阴老年式，阴蒂及小阴唇萎缩，色素减退；阴道畅充血；宫颈萎缩；拒行内诊。

中医诊断：阴痒（肝肾阴虚、血燥生风证）。

西医诊断：外阴白色病变。

治法：滋补肝肾，养血润燥，祛风止痒。

辨证分析：肾开窍于二阴，藏精，主生殖，荣阴器。肝之经脉绕阴器，主藏血。患者年老体弱，肝肾不足，肾精亏损，精血两伤，不能润肤而致外阴干枯。肝肾之精血俱亏，上无以润养口、眼、鼻，则以上器官均感干燥，下无以润养阴户，则阴中干涩疼痛。血虚生风，则外阴瘙痒明显。舌暗红，苔薄白，脉弦，均属肝肾阴虚、血燥生风证。

方药：当归 10 g，赤芍 12 g，熟地黄 15 g，炒白芍 12 g，丹参 15 g，生地黄 15 g，山药 15 g，菟丝子 15 g，川牛膝 15 g，仙灵脾 12 g，黄精 15 g，生首乌 15 g，地肤子 15 g，白鲜皮 15 g，蛇床子 15 g，黄柏 15 g，炒杜仲 15 g。

二诊（2005 年 11 月 3 日）：药后阴痒明显减轻，偶感外阴刺痛，夜间潮热、汗出、便秘等缓解，现阴中干涩，口眼干涩，性急易怒，久坐、劳累后腰酸，纳可，小便调。舌质暗红，苔白腻，脉弦缓。上方去黄柏，加陈皮12 g、续断15 g，继服10剂。

三诊（2005年11月15日）：阴痒明显缓解，阴中干涩好转，眼干涩明显减轻，阴道镜提示外阴白色病变面积缩小，外阴色泽、弹性好转。上方加牡丹皮15 g，再服15剂，巩固治疗。

按语：女性外阴通过经络与肾、脾、肝等脏腑相连接。女阴的正常与否能反映肾中精气和肝血的盛衰。肾之阴精充足，肝之阴血旺盛，阴窍得精血濡润，则外阴发育正常，色泽濡润。肾藏精，被视为先天之本，肾气不足则精血化生无源，导致外阴血虚生风，气血不畅而失濡养，引发阴痒和外阴皮肤萎缩或变白。故立病机为脏腑气血的虚损，尤以肝肾为主，治宜滋肾养肝。方中生地黄、熟地黄、菟丝子、川牛膝、炒杜仲、蛇床子、仙灵脾、山药滋肝肾；炒白芍、黄精、生首乌滋阴养血；丹参、当归养血活血，取"治风先治血，血行风自灭"之意。地肤子、白鲜皮祛风止痒，此二药合用，既能加强祛风止痒之效，又能引诸药下行，作用于病变局部。赤芍凉血活血，黄柏清热燥湿。全方共奏补益肝肾、活血养血、行气止痛止痒、祛腐生肌的功效。再根据具体病情，随症加减，取得了良好的疗效。现代药理研究显示，丹参能够扩张血管，增加外阴局部血流量，改善表皮到真皮层的微循环，对组织损伤修复具有重要作用。熟地黄中含有丰富的地黄素、糖类、氨基酸、维生素等，具有免疫系统双向调节功效，还具有抗炎抗菌等功能。当归、生首乌、白芍等具有抗菌消炎、加快皮肤黏膜血液循环的作用，还具有增强黑素细胞活性、提高黑色素合成速度的作用，有利于该病皮损面积的缩小和颜色的改善。

（6）阴痒（气血亏虚、湿热下注证）

姓名：白某，性别：女，年龄：48 岁。

初诊日期：2013 年 3 月 15 日。

主诉：外阴瘙痒反复发作 1 年余。

现病史：患者 1 年来反复外阴瘙痒，难以忍受，常搔抓至破损，夜间尤甚，难以入眠，痛苦欲死。经断 2 余年，平素乏力倦怠，胃纳不佳。用过多种中西药稍有好转但易反复，外院活检病理诊断为外阴硬化性苔藓病变。质红、苔薄白，脉细。

妇科检查：双侧小阴唇皮肤色素减退，双侧大阴唇内侧 1/2 皮肤色素减退，抓痕明显，多处皮肤破损溢液。

中医诊断：阴痒（气血亏虚、湿热下注证）。

西医诊断：外阴营养不良。

治法：益气养血，清热利湿，祛风止痒。

口服方：黄芪 30 g，太子参 15 g，白术 15 g，茯苓 15 g，炒山药 30 g，炒白芍 15 g，赤芍 12 g，丹参 30 g，当归 12 g，生地黄 15 g，柴胡 6 g，生薏苡仁 30 g，川牛膝 15 g，牡丹皮 15 g，蛇床子 10 g，夏枯草 15 g，14 剂，水煎服，每日一剂。

外用方：野菊花 15 g，地肤子 15 g，苦参 12 g，冰片 9 g，白芷 6 g，蛇床子 12 g，白鲜皮 15 g，14 剂，水煎熏洗，每日一剂。

二诊（2013 年 4 月 1 日）：2 周后瘙痒明显减轻，效不更方。8 周后诸症缓解。巩固治疗半年，瘙痒症状消除，外阴皮肤恢复正常，随访 4 个月无复发。

按语：本病为外阴白色病变，又名"外阴营养不良"，发病原因至今尚不明确，目前西医尚无理想治疗手段。根据临床表现当属中医"阴痒"范畴。中医认为其发病机理常为肝肾阴血不足，或脾气亏虚，或肝经湿热。本案患者素有胃病，易疲乏，脾胃素虚气血生化不足，加之年近六旬，天癸竭。肝肾精血虚衰，以致外阴失于荣濡，皮肤发白，血虚生风化燥而痒，脾虚运化失司，湿浊蕴结阴器而发瘙痒、溃破。老师抓住其脾虚气血不足之本，以四君、四物为主方补养气血，重用黄芪以补气生血，又能健脾以助运化水湿；辅以川牛膝、丹参行血活血，血行风自灭。配合清热利湿止痒之品局部熏洗，内服外洗综合治疗，整体调治，气血得养，湿热亦清，则诸症自除。

（7）阴痒（肝肾阴虚、血虚生风证）

姓名：刘某，性别：女，年龄：38 岁。

初诊日期：2014 年 8 月 20 日。

主诉：外阴瘙痒反复发作 2 年。

现病史：2 年前无明显诱因出现外阴瘙痒，夜间尤甚。平素白带量少，色白质稠，间断西药外洗、外搽，治疗效果欠佳，瘙痒反复发作。刻下症见：患者外阴瘙痒，夜间尤甚，情绪急躁，夜寐难安，乳头干痒，纳可，大便稍干，舌红，苔白而干，脉弦细。

妇科检查：两侧小阴唇淡褐色，稍萎缩，大小阴唇间有搔抓痕。

辅助检查：某院外阴活检术提示外阴营养不良（鳞状上皮增生，上皮内色素细胞缺失）。阴道分泌物分析未见异常。电子阴道镜检查提示外阴色素减退、萎缩，外阴营养不良。

孕产史：G4P1，人流 3 次。

辨证分析：患者肝肾之阴素虚，加之房劳多产，精血耗损，血虚生风化燥，阴部肌肤失润，故见外阴瘙痒反复发作；肝经之脉循阴器，络少腹，肝郁化火，则情绪急躁；肝火扰神，则夜寐欠佳。综合症状及舌脉，均属肝肾阴虚、血虚生风证。

中医诊断：阴痒（肝肾阴虚、血虚生风证）。

西医诊断：外阴白色病变。

治法：补益肝肾，养血润燥，祛风止痒。

口服方：当归 12 g，白芍 12 g，熟地黄 15 g，山药 15 g，山萸肉 15 g，枸杞子 12 g，茯苓 15 g，炙甘草 10 g，鸡血藤 15 g，补骨脂 15 g，防风 12 g，地肤子 15 g，白鲜皮 12 g，香附 12 g，黄柏 15 g，旱莲草 15 g。

外用方：蛇柏妇科洗剂（院内制剂）配合温水熏洗外阴。数月之后患者无明显外阴瘙痒，阴唇间沟搔痕痊愈，外阴皮肤较前润泽。

按语：本病的病变部位虽在外阴，但其发生与脏腑、经络、气血密切相关。"肾开窍于二阴"，藏精主生殖，荣阴器。肝之经脉绕阴器，主藏血。女阴的正常与否能反映肾中精气和肝血的盛衰。肾之阴精充足，肝之阴血旺盛，阴窍得精血濡润，则外阴发育正常，色泽濡润。若先天不足，胎堕甚密，久病失养，或年老肾虚等，皆可耗伤肾精，肾精不足无精化血，则肝血亏虚，血虚则阴部肌肤失于濡养而致色素减退或萎缩。血虚生风化燥，致风燥阻络，或恰遇风、热、燥、湿之邪客于阴部，使阴部经络阻滞，蕴久血络瘀阻，均可致阴部瘙痒；瘀阻日久，甚至瘀滞不通，可致阴部皮肤增厚。治疗此病，一定要内外合治，综合调理，方能见效。方中熟地黄补血养阴，填精益髓。《本草纲目》载其可"填骨髓，长肌肉，生精血，补五脏、内伤不足，通血脉，利耳目，黑须发，男子五劳七伤，女子伤中胞漏，经候不调，胎产百病"。山药健脾补虚，滋肾益精，润皮毛。枸杞子甘平而润，能补肾，润肺，生精，益气。现代药理研究证明其有调节免疫、抗衰老、保护生殖系统等作用。茯苓健脾利水渗湿，宁心。山萸肉、补骨脂、黄柏、旱莲草补益肝肾，滋阴润燥。炙甘草益气补虚。正所谓"治风先治血，血行风自灭"。当归补血活血；白芍柔肝养血；地肤子、白鲜皮、防风祛风止痒；鸡血藤行血补血；香附疏肝理气。诸药合用，共奏益肾养肝、养血润燥、祛风止痒之功效。

五、不孕症

女子婚后夫妇同居1年以上，配偶生殖功能正常，未避孕而未受孕者，或曾孕育过，未避孕又1年以上未再受孕者，称为"不孕症"，前者称为"原发性不孕症"，后者称为"继发性不孕症"。古称前者为"全不产"，后者为"断绪"。

西医学认为女性原因引起的不孕症，主要与排卵功能障碍、盆腔炎症、盆腔肿瘤和生殖器官畸形等疾病有关。中医学对女性先天生理缺陷和畸形的不孕总结了五种不宜——"五不女"，即螺（又作骡）、纹、鼓、角、脉五种，其中除脉之外，均非药物治疗所能奏效，故不属本节论述范畴。

1. 病因病机

男女双方在肾气盛、天癸至、任脉冲盛的条件下，女子月事以时下，男子精气溢泻，两性相合，便可媾成胎孕，可见不孕主要与肾气不足、冲任气血失调有关。临床常见有肾虚、肝郁、痰湿、血瘀等类型。

（1）肾虚

先天禀赋不足，或房事不节，损伤肾气，冲任虚衰，胞脉失于温煦，不能摄精成孕；或伤肾中真阳，命门火衰，不能化气行水，寒湿滞于冲任，湿壅胞脉，不能摄精成孕；或经期摄生不慎，涉水感寒，寒邪伤肾，损及冲任，寒客胞中，不能摄精成孕；或房事不节，耗伤精血，肾阴亏损，以致冲任血少，不能凝精成孕，甚则阴血不足，阴虚内热，热伏冲任，热扰血海，以致不能凝精成孕。

（2）肝郁

情志不畅，肝气郁结，疏泄失常，血气不和，冲任不能相资，以致不能摄精成孕。

（3）痰湿

素体肥胖，或恣食膏粱厚味，痰湿内盛，阻塞气机，冲任失司，躯脂满溢，闭塞胞宫，或脾失健运，饮食不节，痰湿内生，湿浊流注下焦，滞于冲任，湿壅胞脉，导致不能摄精成孕。

（4）血瘀

经期、产后余血未净之际，涉水感寒，或不禁房事，邪与血结，瘀阻胞脉，以致不能摄精成孕。

2. 辨证论治

不孕症的辨证，主要依据月经的变化、带下病的轻重程度，其次依据全身症状及舌脉，进行综合分析，明确脏腑、气血、寒热、虚实，以指导治疗。治疗重点是温养肾气，调理气血，使经调病除，则胎孕可成。此外，还需情志舒畅，房事有节，择氤氲期而合阴阳，以利于成孕。

（1）肾虚型

①肾气虚证

主要证候：婚久不孕，月经不调，经量或多或少，头晕耳鸣，腰酸腿软，精神疲倦，小便清长，舌淡，苔薄，脉沉细，两尺尤甚。

证候分析：肾气不足，冲任虚衰，不能摄精成孕，而致不孕；冲任失调，血海失司，故月经不调，量时多时少；腰为肾府，肾主

177

骨生髓，肾虚则腰酸腿软；髓海不足，则头晕耳鸣，精神疲倦；气化失常，则小便清长。舌淡，苔薄，脉沉细，为肾气不足之征。

治疗法则：补肾益气，填精益髓。

方药举例：毓麟珠（《景岳全书》）。

人参、白术、茯苓、芍药（酒炒）、川芎、炙甘草、当归、熟地黄、菟丝子（制）、鹿角霜、杜仲（酒炒）、川椒

共为末，炼蜜为丸。

方中菟丝子、鹿角霜、杜仲补肾强腰膝而益精髓，四君子以补气，配四物以养血，佐川椒温督脉以扶阳。全方既养先天肾气以生髓，又补后天脾气以化血，并佐以调和血脉之品，使精充血足，冲任得养，胎孕乃成。

②肾阳虚证

主要证候：婚久不孕，月经后期，量少色淡，甚则闭经，平时白带量多，腰痛如折，腹冷肢寒，性欲淡漠，小便频数或失禁，面色晦暗，舌淡，苔白滑，脉沉细而迟或沉迟无力。

证候分析：肾阳不足，命门火衰，冲任失于温煦，不能摄精成孕，故致不孕；阳虚气弱，不能生血行血，冲任空虚，血海不按时满，故使月经后期，量少色淡，甚则闭经；肾阳虚，气化失常，水湿内停，伤及任带，故带下量多；肾阳不足，命门火衰，胞脉失煦，故腰痛如折，腹冷肢寒，性欲淡漠；肾阳不足，气化失常，关门不固，故小便频数或不禁。面色晦暗，舌淡，苔白滑，脉沉细而迟或沉迟无力，为肾阳不足之征。

治疗法则：温肾助阳，化湿固精。

方药举例：温胞饮（《傅青主女科》）。

巴戟天、补骨脂、菟丝子、肉桂、附子、杜仲、白术、山药、

芡实、人参

方中巴戟天、补骨脂、菟丝子补肾助阳而益精气；杜仲补肾而止腰痛；肉桂、附子温肾助阳以化阴；人参、白术健脾益气而除湿；山药、芡实补肾涩精而止带。全方共奏温肾助阳、填精助孕之效。

若寒客胞中致宫寒不孕者，症见月经后期，小腹冷痛，畏寒肢冷，面色青白，脉沉紧，治宜温经散寒，方用艾附暖宫丸（《沈氏尊生书》）。

艾叶、香附、当归、续断、吴茱萸、川芎、白芍、黄芪、生地黄、肉桂

方中肉桂、吴茱萸、艾叶温经散寒而暖宫；香附理气行血，祛胞中之瘀滞；生地黄、白芍、当归、川芎养血和血以调经；黄芪、续断补气固肾而养冲任。全方可收温经散寒、暖宫调经之功，经调则胎孕可成。

③肾阴虚证

主要证候：婚久不孕，月经错后，量少色淡，头晕耳鸣，腰酸腿软，眼花心悸，皮肤不润，面色萎黄，舌淡，苔少，脉沉细。

证候分析：肾阴亏损，精血不足，冲任空虚，不能凝精成孕，则月经后期，量少色淡，婚久不孕；精血亏少，血虚不能上荣清窍，则头晕、耳鸣、眼花，内不荣脏腑，则心悸，腰酸腿软，外不荣肌肤，则皮肤不润，面色萎黄。舌淡，苔少，脉沉细，为精血亏虚之征。

治疗法则：滋肾养血，调补冲任。

方药举例：养精种玉汤（《傅青主女科》）。

熟地黄（酒蒸）、当归（酒洗）、白芍（酒炒）、山萸肉（蒸熟）

方中熟地黄、山萸肉滋肾而益精血，当归、白芍养血调经。全方共奏滋肾养血调经之效，精血充足，冲任得滋，自能受孕。

若血虚甚者，酌加鹿角胶、紫河车等血肉之品填精养血，大补奇经。

若血虚伤阴、阴虚内热者，症见月经先期，量少，色红，腰酸腿软，手足心热，甚则潮热盗汗，口燥咽干，颧赤唇红，舌红而干，脉细数，治宜养阴清热，方用清血养阴汤。

若兼有潮热者，酌加知母、青蒿、龟板、炙鳖甲等以滋阴而清虚热。

（2）肝郁型

主要证候：多年不孕，月经愆期，量多少不定，经前乳房胀痛，胸胁不舒，小腹胀痛，精神抑郁，或烦躁易怒，舌红，苔薄，脉弦。

证候分析：情志不舒，则肝失条达，气血失调，冲任不能相资，故多年不孕；肝郁气滞，故经前乳房胀痛，胸胁不舒，小腹胀痛；肝郁疏泄失常，血海失司，则月经愆期，量多少不定。舌红，苔薄，脉弦，为肝郁之征。

治疗法则：疏肝解郁，理血调经。

方药举例：百灵调肝汤（《百灵妇科》）。

当归、赤芍、牛膝、通草、川楝子、瓜蒌、皂角刺、枳实、青皮、甘草、王不留行

方中当归、赤芍活血养肝；枳实、青皮、川楝子疏肝解郁理气；瓜蒌宽胸利气化痰；通草、王不留行行水活血以通肝经之滞；皂角刺、牛膝活血通经以行少腹之瘀。全方共奏疏肝解郁、调经助孕之效。

若肝气犯脾，肝郁脾虚者，兼见不思饮食、倦怠嗜卧等，治宜疏肝理脾、养血调经，方用开郁种玉汤（《傅青主女科》）。

当归、白芍、白术、茯苓、花粉、牡丹皮、香附

方中当归、白芍养血柔肝；香附理气行滞，以解肝郁；牡丹皮凉血活血；白术、茯苓健脾胃以资化源；花粉生津益血。全方共奏疏肝理脾、养血调经之效。

（3）痰湿型

主要证候：婚久不孕，形体肥胖，经行延后，甚或闭经，带下量多，色白质黏无臭，头晕心悸，胸闷泛恶，面色㿠白，苔白腻，脉滑。

证候分析：肥胖之人，痰湿内盛，气机不畅，则冲任阻滞，脂膜壅塞于胞而致不孕；冲任阻滞，则经行延后，甚或闭经；痰湿中阻，清阳不升，则面色㿠白，头晕；痰湿停于心下，则心悸，胸闷泛恶；湿浊下注，故带下量多，色白质黏无臭。苔白腻，脉滑，为痰湿内蕴之征。

治疗法则：燥湿化痰，理气调经。

方药举例：启宫丸（经验方）。

制半夏、苍术、香附（童便浸炒）、茯苓、神曲（炒）、陈皮、川芎

共为细末，蒸饼为丸。

方中苍术、茯苓、神曲健脾祛湿消积；制半夏、陈皮燥湿化痰理气；香附、川芎理气行滞调经。

若痰湿内盛、胸闷气短者，酌加瓜蒌、南星、石菖蒲宽胸利气以化痰湿；经量过多者，去川芎，酌加黄芪、续断补气益肾以固冲任；心悸者，酌加远志以祛痰宁心；月经后期或闭经者，酌加鹿角胶、仙灵脾、巴戟天。

（4）血瘀型

主要证候：多年不孕，月经后期，量少或多，色紫黑，有血块，

经行不畅，甚或漏下不止，少腹疼痛拒按，经前痛剧，舌紫黯，或舌边有瘀点，脉弦涩。

证候分析：瘀血内停，冲任受阻，胞脉不通，则致多年不孕；瘀血阻滞，故经行后期，量少，色紫黑，有血块及少腹疼痛；血不归经，或致漏下不止。舌脉也为瘀血内阻之征。

治疗法则：活血化瘀，温经通络。

方药举例：少腹逐瘀汤（《医林改错》）。

小茴香、干姜、延胡索、没药、当归、川芎、肉桂、赤芍、蒲黄、五灵脂

方中小茴香、干姜、肉桂温经散寒；当归、川芎、赤芍养血活血行瘀；没药、蒲黄、五灵脂、延胡索活血化瘀止痛。

若血瘀日久化热者，症见小腹灼痛，拒按，月经量多，色红，质黏有块，舌红，苔黄，脉滑数，治宜清热解毒、活血化瘀，方用血府逐瘀汤加红藤、败酱草、薏苡仁、金银花等。

若兼血虚者，伴头晕眼花，心悸少寐，治宜养血活血，方用调经种玉汤（《万氏妇人科》）。

当归身、川芎、熟地黄、香附、白芍、茯苓、陈皮、吴茱萸、牡丹皮、延胡索

方中四物养血调经；茯苓、陈皮健脾和胃；香附、牡丹皮、延胡索理气化瘀止痛；吴茱萸温通血脉。全方共奏养血活血之效，使经调而胎孕可成。

古人认为不孕症不能单独责之女方，老师治疗不孕症体会必须详察不孕原因。首先，要审男女之尺脉，这是因为尺脉主肾，肾藏精气，主生长发育和生殖。脏腑功能正常、气血旺盛、阴阳平衡为受孕基本条件，如禀赋不足或婚后纵欲则气血亏欠，冲任虚损而致

不孕。其次，当审女方有无邪伤冲任而致经带为病，络道受阻，胞寒胞热，体盛痰多，脂膜壅塞胞中，均能导致不孕。同时须注意双方情怀和谐，交之以时，否则亦为不孕原因之一。

不孕症在临床上分虚实两大证型，也有虚实并见。治疗应按审因论治、治病求本的原则，实则攻之，虚则补之。如有经带癥瘕等证，则当先治病调经，再论种子。

虚证分脾肾阳虚和肝肾阴虚。

①脾肾阳虚

经期不准，量少，色淡或闭经，神疲纳呆，畏寒，腰部疼楚有寒冷感。性欲淡漠，大便溏薄。脉沉细迟，尺脉细软，舌淡，苔薄，有齿印。基础体温单相或呈爬行上升，输卵管造影显示畅通。治法分3个阶段进行。

第一阶段：健脾和胃，养血调经。

方药：党参12 g，白术9 g，茯苓10 g，炙甘草6 g，陈皮6 g，姜半夏6 g，广木香4.5 g，砂仁（后下）3 g，当归10 g，赤芍9 g，白芍9 g。

成药：十全大补丸、人参养荣归脾丸、附子理中丸等。

第二阶段：温养冲任，益髓填精（适用于排卵不理想者）。

方药：党参9 g，黄芪9 g，当归12 g，白芍9 g，川芎4.5 g，熟地黄12 g，菟丝子12 g，覆盆子12 g，紫河车9 g，鹿角片9 g，巴戟天9 g，甜苁蓉12 g。

上药于经净后起服7~14天，以期基础体温出现典型双相曲线。

第三阶段：温肾助孕。

方药：党参12 g，黄芪12 g，当归12 g，熟地黄12 g，鹿角霜9 g，仙灵脾12 g，仙茅12 g，巴戟天9 g，石楠叶9 g，蛇床子9 g。

上药于月经周期的第 11 天起服 5~7 天。

②肝肾阴虚

月经失调，量少，色紫或闭经。头晕失眠，心悸，咽喉干痛，口苦口糜，便坚，面色萎黄或色素沉着，腰痛肢软。脉弦细、尺弱，舌红或暗红，苔少或剥。基础体温双相，输卵管造影通畅。治疗分 2 个阶段进行。

第一阶段：滋补肝肾，养血调经。

方药：制黄精 12 g，生地黄 9 g，熟地黄 9 g，赤芍 9 g，白芍 9 g，紫丹参 12 g，沙参 6 g，麦冬 6 g，巴戟天 9 g，甜苁蓉 12 g，山茱萸 9 g。

第二阶段：滋肾助孕。

方药：熟地黄 12 g，枸杞子 9 g，菟丝子 12 g，覆盆子 12 g，山茱萸 9 g，石楠叶 9 g，巴戟天 9 g，仙灵脾 12 g，紫石英 12 g，制黄精 12 g。

上药于月经周期的第 11 天起服 5~7 天。

实证主要是冲任受损、络道受阻。

①邪伤冲任，湿热内蕴

小腹一侧或双侧刺痛，经临更甚，经前乳房作胀，腹胀，月经失调，量或多或少，色紫质黏，经后有秽带，脉弦数，舌红，苔腻。基础体温多双相，盆腔检查有炎性改变，输卵管造影通畅或欠畅。

治法：清热利湿，疏肝调经。

方药：生地黄 12 g，牡丹皮 9 g，赤芍 9 g，蒲公英 12 g，红藤 12 g，柴胡 6 g，玄胡 6 g，广郁金 9 g，知柏 9 g，川楝子 9 g。

新邪为病时，以清热利湿为主、疏肝调经为辅。旧邪肝郁时，以疏肝调经为主。上药于经前有乳胀预兆时即服，期中加路路通

12 g、皂角刺 12 g、广地龙 12 g。

②冲任阻滞，胞脉闭塞

久婚不孕，乳胀腹胀，经事后期，量少或闭经，体肥神疲，腰酸，性欲淡漠。脉弦细或濡细，舌暗，苔腻。盆腔检查阴性，基础体温单相或双相，输卵管造影多阻塞。

治法：理气通滞。

方药：制香附 9 g，枳壳 6 g，王不留行子 12 g，皂角刺 12 g，路路通 12 g，菖蒲 9 g，沉香（吞服）1.5 g，小茴香 3 g，月季花 6 g。

上药于经期中及经期前服用，同时配合通液治疗。

③瘀阻瘕聚

经水不调，量多或少，腹痛由轻渐剧，拒按，腰骶酸楚，肛门有坠胀感，脉弦细，舌紫有瘀点。盆腔检查子宫后穹隆可摸到结节或附件肿块，输卵管造影通畅或欠畅，基础体温双相或单相。

治则：化瘀破结，调理冲任。

方药：蒲黄（包煎）12 g，五灵脂（包煎）12 g，三棱 12 g，莪术 12 g，青皮 6 g，陈皮 6 g，柴胡 6 g，延胡索 6 g，刘寄奴 12 g，石打穿 18 g，血竭粉（吞服）3 g。

上药于经期中至经行停服。如肝肾不足者，待经净后调补。

3. 临证验案选

（1）不孕症（脾肾两虚、冲任不调证）

姓名：樊某某，性别：女，年龄：28 岁。

初诊日期：2013 年 5 月 10 日。

主诉：婚后未避孕未孕 3 年。

现病史：结婚 3 年，夫妻生活正常，未避孕而未孕，近 3 年来月经后错，周期 50~70 天，经期 2~3 天，量较前减少，色淡红，痛经（＋）。经多家医院诊治，未受孕。欲中药治疗求子，遂至王主任处就诊。前次月经 2013 年 1 月 5 日，量较少。末次月经 2013 年 3 月 13 日，量偏少，时有下腹疼痛，伴腰酸，阴道干涩，头昏，烦躁，盗汗，眠差，纳可，舌质淡红，苔黄微腻，脉沉细。

B 超：子宫 3.6 cm×2.8 cm×2.7 cm，子宫内膜厚 0.6 cm，双侧卵巢分别为 2.1 cm×1.5 cm、1.9 cm×1.6 cm，查卵泡左侧 2 个，大小分别为 1.2 cm×1.1 cm、1.0 cm×1.1 cm，右侧 1 个，1.1 cm×1.1 cm。

性激素检查：FSH 5.36 mIU/ mL，LH 8.8 mIU/ mL，E_2 70 pg/ mL。输卵管造影未查。丈夫精液检查正常。

既往史：无特殊病史。

月经史：既往月经尚规律，经期 4~5 天，周期 30 天，量中等，夹有血块，痛经（＋），块下痛减。

辨证分析：肾为先天之本，主生殖，主藏精，肾气虚弱则腰酸，肾精不足则阴道干涩；脾为后天之本，主运化水谷精微物质，心脾气血不足，化生乏源，则头昏、眠差。综合症状及舌脉，辨证属脾肾两虚证。

中医诊断：不孕症（脾肾两虚、冲任不调证）。

西医诊断：原发性不孕。

治法：补气养血，健脾益肾。

方药：当归 15 g，炒白芍 15 g，川芎 10 g，生地黄 15 g，熟地黄 15 g，党参 15 g，黄芪 15 g，茯苓 15 g，枸杞子 15 g，山茱萸 15 g，菟丝子 15 g，五味子 15 g，女贞子 20 g，旱莲草 12 g，覆盆子 15 g，紫河车粉（冲服）3 g，北沙参 15 g，车前子（包煎）15 g。14 剂，水煎服，每日一剂，饭后分 2 次温服。

二诊（2013 年 5 月 26 日）：患者于 5 月 20 日月经自然来潮，

量少，色红。现阴道分泌物增多，头昏、腰酸、盗汗好转，纳、眠可，二便调。仍治以补气养血，健脾益肾。守原方加续断 15 g、桑寄生 15 g、仙灵脾 10 g，14 剂。

三诊（2013 年 6 月 20 日）：患者月经未按时来潮，近两天白带多，纳、眠可，治以一诊方加益母草 15 g、王不留行 15 g、川牛膝 15 g，7 剂。

四诊（2013 年 7 月 10 日）：患者于 2013 年 6 月 26 日月经自然来潮。量中等，持续 7 天干净，无头昏及腰酸。治以二诊方加茺蔚子 15 g、紫石英 30 g，14 剂。

五诊（2013 年 8 月 8 日）：患者停经 42 天，有恶心感，嗜睡，舌淡红，苔薄白，脉细滑。查血 HCG：10357.41 mIU/ mL，P：28 ng/ mL。B 超提示宫内早孕。

按语：古有"调经种子"之说，调经是孕育的先决条件。《女科要旨》云："妇人无子，皆因经水不调。经水所以不调者，皆由内有七情之伤，外有六淫之感，或气血偏盛，阴阳相乘所致。种子之法，即在于调经之中。"肾气旺盛，任脉通，冲脉充盈，月事才得以如期来潮，从而具备孕育的功能。此患者月经不调，故先调其经。五子衍宗丸全方由枸杞子、菟丝子、覆盆子、五味子、车前子五种中药组成。枸杞子、菟丝子可生精补肾，覆盆子、五味子可润精生血，加车前子可利尿固肾。全方有补肾填精、疏利肾气、种嗣衍宗之功，被誉为"古今种子第一方"。八珍汤出自吴昆《医方考》卷 3："血气俱虚者，此方主之。人之身，气血而已。气者百骸之父，血者百骸之母，不可使其失养者也。是方也，人参、白术、茯苓、甘草，甘温之品也，所以补气；当归、川芎、芍药、地黄，质润之品也，所以补血。气旺则百骸资之以生，血旺则百骸资之以养。形体既充，则百邪不入，故人乐有药饵焉。"方中八珍汤补气养血，五子衍宗丸补肾填精；紫河车乃血肉有情之品，性味甘、咸、温，入肺、心、肾经，有补肾益精、益气养血之功。二至丸补益肝肾，滋阴止血，加沙参有养阴清肺、益胃生津的功效。山茱萸益肾固精。二诊继续予仙灵脾、续断、桑寄生补益肝肾；三诊患者月经后错，考虑有瘀滞，予益母草、川牛膝、王不留行活血通经；四诊予茺蔚子，《本草经疏》："茺蔚子，为妇人胎产调经之要药。此药补而能行，辛散而兼润者也。……其气纯阳，辛走而不守，故除水气。"《本草正义》云："《本经》之明目益精，则温和养血，而又沉重，直达下焦，故为补益肾阴之用。除水气者，辛温下降，故能通络而逐水。"紫石英镇心，安神，降逆气，暖子宫，治虚劳惊悸、咳逆上气、妇女血海虚寒不孕。《药性论》："女子服之有子，主养肺气，治惊痫，蚀脓，虚而惊悸不安者，加而用之。"全方阴阳气血均补，心、肝、脾、肺、肾同治，故经过以上方药调治，患者成功受孕。

（2）不孕症（肾虚肝郁证）

姓名：陶某，性别：女，年龄：35 岁。

初诊日期：2011 年 4 月 11 日。

主诉：婚后未避孕未孕 3 年。

现病史：患者结婚 3 年来未采取避孕措施而未受孕。月经 14 岁初潮，3 个月一行，经期 3~4 天，无痛经。末次月经 2011 年 2 月 5 日。刻下症见：停经 2 个月，心烦、失眠，面色萎黄，精神疲乏，胸闷头眩，腰膝酸软，舌淡红，苔薄白，脉弦细。

既往史：3 个月前行输卵管通液术示双侧输卵管通畅，余无特殊病史。

实验室检查：阴道分泌物中，白细胞 ++，清洁度 III，爱人精液常规正常。

其他功能检查：B 超示子宫附件未见异常。

辨证分析：肾主生殖，肾气虚弱则腰膝酸软。肾为肝之母脏，肾气虚弱则子盗母气，肝阳偏旺。肝主情志主疏泄，肝郁气滞则心烦、失眠；肝气过旺，克伐脾土，影响脾胃的运化功能则神疲乏力，面色萎黄。综合症状及舌脉，辨证属肾虚肝郁证。

中医诊断：不孕症（肾虚肝郁证）。

西医诊断：不孕症。

治法：补肾养血，健脾解郁。

方药：柴胡 6 g，香附 15 g，当归 10 g，炒白芍 10 g，菟丝子 12 g，覆盆子 15 g，仙灵脾 15 g，巴戟天 15 g，车前子（包煎）15 g，杜仲 10 g，女贞子 20 g，黄芪 20 g，熟地黄 10 g，茯神 20 g，夜交藤 30 g，五味子 12 g，炙甘草 6 g。7 剂，水冲服，每日一剂，分两次温服。

二诊（2011 年 4 月 20 日）：胸闷较前缓解，夜寐尚可，仍感腰酸痛，舌淡红，苔白，脉沉细。方药在上方的基础上去香附、茯神、夜交藤、五味子，加续断、黄精各 15 g，继服 7 剂。

三诊（2011 年 4 月 30 日）：昨日月经来潮，量少，色淡，腰膝酸软，舌淡红，苔白，脉细滑。加赤芍 10 g、益母草 15 g、泽兰 12 g、川牛膝 15 g，去黄精、续断，继服 7 剂。

四诊（2011 年 5 月 10 日）：略感腰酸，舌淡红，苔白，脉细。上方去益母草、泽兰、川牛膝、赤芍，加五味子 10 g、鹿角霜 10 g、紫河车 3 g，继服 7 剂。

经上方调整治疗 3 个月后受孕。

按语：不孕症与月经不调关系密切。《女科要旨》谓："妇人无子，皆因经水不调。"朱丹溪谓"求子之道,莫如调经"。月经调畅,则生育机会多。肾气不足,冲任虚衰,不能摄精成孕;冲任失调,血海失司,故月经不调。腰为肾之府,肾主骨生髓,肾虚致腰酸膝软;情志不舒,则肝失条达,气血失调,冲任不能相资,故多年不孕;肝郁气滞则心烦失眠。本例患者禀赋素弱,月经3个月一行,以致婚后3年未孕,情绪又抑郁不欢。治以疏肝郁、补肾气并重,以逍遥丸和五子衍宗丸加减。初诊以柴胡、香附疏肝解郁;当归、炒白芍、熟地黄养血调经;菟丝子、覆盆子、女贞子、车前子、五味子补肾益气,调经种子;仙灵脾、巴戟天、杜仲补肾益气;黄芪益气扶正;夜交藤、茯神宁心安神;炙甘草调和诸药。二诊患者夜寐尚可,去茯神、夜交藤、五味子、香附,加续断、黄精补益肾精;三诊月经来潮,量少,去滋腻之黄精,因续断有补肾止血的功效,在经期故去之不用,加活血通经之川牛膝、益母草、赤芍、泽兰,经水调畅后,在排卵期前后服用峻补冲任之鹿角霜、紫河车等助孕之品。经调理3个月后,患者成功受孕。

(3)不孕症(肾虚肝郁夹痰浊证)

姓名:邓某某,性别:女,年龄:31岁。

初诊日期:2013年3月10日。

主诉:月经后错5余年,人流术后未避孕未孕3年。

现病史:患者既往月经规律。近5余年来月经后错,周期1~5个月,经期5~7天,量少,色红,偶感痛经。末次月经2013年2月24日。现月经第15天,未见蛋清样白带,无腹痛腰酸。患者形体偏胖,纳谷尚可,口苦,夜梦纷扰,带下量多,色偏黄,二便尚调,舌质偏红,苔薄黄腻,脉细弦。

辅助检查:B超示双侧卵巢多囊样改变。性激素六项中,促黄体生成素（LH）/卵泡刺激素（FSH）>2。

辨证分析：肾阴偏虚，阴虚则精血不足，津液亏少，以致月经后期；肝郁气滞夹有痰浊，则见夜梦纷扰，形体肥胖；肝郁化火则口苦，带下量多，色黄。综合舌脉分析，本案属肾虚肝郁夹痰浊证。

中医诊断：不孕症（肾虚肝郁夹痰浊证）。

西医诊断：多囊卵巢综合征、不孕症。

治法：疏肝解郁，滋肾益阴，化痰祛瘀。

方药：柴胡6g，丹参15g，赤芍12g，莲子心12g，茯神10g，续断10g，菟丝子10g，郁金12g，黄芩10g，合欢皮10g，竹茹12g，怀牛膝10g，炒黄柏15g，远志12g，荷叶12g，决明子15g，石斛（先煎）15g。10剂，水煎服，每日一剂。

二诊（2013年3月22日）：患者服药后白带夹血丝，夜寐仍欠佳，梦多。在上方的基础上加鹿角霜10g、巴戟天12g、石菖蒲15g，10剂，水煎服，每日一剂。

三诊（2013年4月5日）：药后，3月30日月经来潮，量较前增多，无血块，小腹隐痛，大便稀溏，夜寐尚可，舌淡红，苔薄白，脉细弦。在上方的基础上去黄柏、黄芩、决明子、赤芍、竹茹，加党参15g、炒白术15g、炒山药15g、炙黄芪15g，继服10剂，水煎服，每日一剂。

四诊（2013年4月20日）：药后大便正常，余未诉特殊不适，舌淡红，苔薄白，脉细弦。在上方的基础上去茯神，加紫石英15g、黄精15g，继服10剂。患者月经于5月2日来潮。如此按周期序贯调治半年，月经周期基本规律，月经量较前增多。2013年11月30日月经超期，自测尿HCG阳性，后电话随访，顺娩一健康女婴。

按语：此例患者是典型的多囊卵巢综合征（PCOS）合并不孕。

《丹溪心法》云："肥盛妇人，禀受甚厚，恣于饮食，经水不调，不能成胎，谓之躯脂满溢，闭塞子宫。"初诊时患者月经第 15 天未见蛋清样白带，考虑患者平素阳盛伤阴，恢复经后期的阴分尤其重要，要用滋肾益阴之法以滋阴补肾，促进卵泡发育。故以菟丝子、续断、怀牛膝、石斛、炒黄柏滋阴益肾，合欢皮、丹参、远志、茯神、莲子心安神宁志，柴胡、郁金、赤芍平抑肝火，黄芩、决明子、荷叶、竹茹清热祛痰。二诊时，患者白带夹血丝，判断即将进入经间排卵期，选用鹿角霜、巴戟天补肾益精，微促卵子排出，因夜寐欠佳，故取菖蒲郁金汤之意加石菖蒲以镇心神，从而促进卵子排出。三诊时，经后血海亏虚，况且患者大便稀溏，考虑脾气不足，故去清热之黄芩、黄柏、决明子、竹茹、赤芍，不再滋阴清热，而选用党参、炙黄芪、炒山药、炒白术以健脾益气。四诊时，患者寐可，故去茯神，加入紫石英、黄精以补肾助阳，维持阴长。如此调治半年而孕育。

六、经断前后诸证

妇女在绝经前后出现烘热面赤，进而汗出，精神倦怠，烦躁易怒，头晕目眩，耳鸣心悸，失眠健忘，腰背酸痛，手足心热，或伴有月经紊乱等与绝经有关的症状，称"经断前后诸证"，又称"经绝前后诸证"。这些证候常参差出现，发作次数和时间无规律性，病程长短不一，短者数月，长者可迁延数年以至数十年不等。

本病相当于西医学更年期综合征，双侧卵巢切除或放射治疗后双侧卵巢功能衰竭者，也可出现更年期综合征的表现。

1. 病因病机

本病的发生与绝经前后的生理特点有密切关系。妇女 49 岁前后，肾气由盛渐衰，天癸由少渐至衰竭，冲任二脉气血也随之衰少，在此生理转折时期，受内外环境的影响，如素体阴阳有所偏胜偏衰，素性抑郁，宿有痼疾，或家庭、社会等环境改变，易导致肾阴阳失调而发病。"肾为先天之本"，又"五脏之伤，穷必及肾"，故肾阴阳失调，每易波及其他脏腑，而其他脏腑病变，久则必然累及肾。故本病之本在肾，常累及心、肝、脾等多脏、多经，致使本病证候复杂。常见的分型有肾阴虚和肾阳虚。

（1）肾阴虚

素体阴虚血少，经断前后，天癸渐竭，精血衰少，复加忧思失眠，营阴暗损，或房事不节，精血耗伤，或失血大病，阴血耗伤，肾阴更虚，脏腑失养，遂致经断前后诸证发生。

（2）肾阳虚

素体虚弱，肾阳虚衰，经断前后，肾气更虚，复加大惊卒恐，或房事不节，损伤肾气，命门火衰，脏腑失煦，遂致经断前后诸证发生。

2. 辨证论治

辨证以肾阴阳之虚为主，治疗以调治肾阴阳为大法，若涉及他脏者，则兼而治之。

（1）肾阴虚型

主要证候：经断前后，头晕耳鸣，腰酸腿软，烘热汗出，五心烦热，失眠多梦，口燥咽干，或皮肤瘙痒，月经周期紊乱，经量少或多，色鲜红，舌红，苔少，脉细数。

证候分析：经断前后，天癸渐竭，肾阴不足，精血衰少，髓海失养，故头晕耳鸣；腰为肾府，肾主骨，肾之精亏血少，故腰酸腿软；肾阴不足，阴不维阳，虚阳上越，故烘热汗出；水亏不能上制心火，心神不宁，故失眠多梦；肾阴不足，阴虚内热，津液不足，故五心烦热，口燥咽干；精亏血少，肌肤失养，血燥生风，故皮肤瘙痒；肾虚天癸渐竭，冲任失调，血海蓄溢失常，故月经周期紊乱，经量少或多，色鲜红。舌红，苔少，脉细数，也为肾阴虚之征。

治疗法则：滋肾益阴，育阴潜阳。

方药举例：六味地黄丸（《小儿药证直诀》）加生龟板、生牡蛎、石决明。

熟地黄、山药、山茱萸、茯苓、牡丹皮、泽泻

若肾水不足，不能上济心火，以致心肾不交者，症见心烦失眠，心悸易惊，甚至情志失常，头晕健忘，腰酸乏力，舌红，苔少，脉细数。治宜滋阴补血、养心安神，方用天王补心丹（《摄生秘剖》）。

人参、玄参、当归身、天冬、麦冬、丹参、茯苓、五味子、远志、桔梗、酸枣仁、生地黄、朱砂、柏子仁

若肾阴亏，水不涵木致肝肾阴虚者，症见头晕耳鸣，两胁胀痛，口苦吞酸，外阴瘙痒，舌红而干，脉弦细。治宜滋肾养肝，方用一贯煎（《柳州医话》）。

沙参、麦冬、当归、生地黄、川楝子、枸杞子

若肝肾阴虚甚，以致肝阳上亢者，症见眩晕头痛，耳鸣耳聋，急躁易怒，面色红赤，舌红，苔薄黄，脉弦有力。治宜育阴潜阳、镇肝熄风，方用镇肝熄风汤（《医学衷中参西录》）。

怀牛膝、生赭石、生龙骨、生牡蛎、生龟板、白芍、玄参、天冬、川楝子、生麦芽、茵陈、甘草

若情志不遂，以致肝郁化热者，症见头晕目眩，口苦咽干，心胸烦闷，口渴饮冷，便秘溲赤，舌红，苔黄，脉弦数。治宜疏肝解郁清热，方用丹栀逍遥散（《内科摘要》）。

牡丹皮、栀子、当归、白芍、柴胡、茯苓、白术、甘草、生姜、薄荷

（2）肾阳虚型

主要证候：经断前后，头晕耳鸣，腰痛如折，腹冷阴坠，形寒肢冷，小便频数或失禁，带下量多，月经不调，量多或少，色淡质稀，精神萎靡，面色晦暗，舌淡，苔白滑，脉沉细而迟。

证候分析：经断前后，肾气渐衰。肾主骨生髓，腰为肾府，肾虚则髓海、外府失养，故头晕耳鸣，腰酸腿软；肾阳虚下焦失于温煦，故腹冷阴坠；膀胱气化失常，关门不固，故小便频数或失禁；气化失常，水湿内停，下注冲任，损伤带脉，约束无力，故带下量多；肾阳虚冲任失司，故月经不调，量多或少；血失阳气温化，故色淡质稀；肾阳虚命火衰，中阳不振，故形寒肢冷，精神萎靡；肾主黑，肾阳虚肾水上泛，故面色晦暗。舌淡，苔白滑，脉沉细而迟，也为肾阳虚衰之征。

治疗法则：温肾壮阳，填精养血。

方药举例：右归丸。

若肾阳虚不能温运脾土，致脾肾阳虚者，症见腰膝酸痛，食少腹胀，四肢倦怠，或四肢浮肿，大便溏薄，舌淡胖，苔薄白，脉沉细缓。治宜温肾健脾，方用健固汤加补骨脂、仙灵脾、山药。

人参、白术、茯苓、巴戟天、薏苡仁

若肾阴阳俱虚者，症见时而畏寒恶风，时而潮热汗出，腰酸乏力，头晕耳鸣，五心烦热，舌红，苔薄，脉沉细。治宜补肾扶阳、滋肾养血，方用二仙汤（《中医临床方剂手册》）加生龟板、女贞子。

仙茅、仙灵脾、当归、巴戟天、黄柏、知母

方中仙茅、仙灵脾、巴戟天补肾扶阳；生龟板、女贞子、当归

滋肾养血；知母、黄柏滋肾阴而泻相火。全方肾阴阳双补，使肾阴肾阳恢复平衡，经断前后诸证自能向愈。

3. 临证验案选

（1）经断前后诸证（肝肾阴虚证）

姓名：高某某，性别：女，年龄：43 岁。

初诊日期：2012 年 5 月 18 日。

主诉：绝经 1 年余，头晕伴耳鸣 3 月余。

现病史：患者已绝经 1 年余，末次月经 2011 年 3 月 10 日。患者近 3 个月来出现眩晕伴耳鸣，腰膝酸软，双目昏花，心烦易怒，伴有自汗、盗汗、口干，血压 140/100 mmHg，舌略红，苔微黄，脉弦细略数。

辅助检查：颈椎正侧位片未见明显异常。头部 CT 未见明显异常。盆腔超声示子宫附件无明显异常。

辨证分析：精血同源，肝肾同源，肾阴久亏，水不涵木，肝阳化风，症见心烦易怒、头晕目眩、不寐。肾藏精，肝藏血，肝肾同源，精血互生，肝肾不足，精血衰少，则腰膝酸软；肾精不能上充于清窍，肝血不能上荣于目，故头眩，双目昏花；阴虚不敛阳，则逼外泻，故自汗、盗汗。综合症状及舌脉，辨证属肝肾阴虚证。

中医诊断：经断前后诸证（肝肾阴虚证）。

西医诊断：围绝经期综合征。

治法：滋补肝肾，平肝降火。

方药：熟地黄 20 g，山茱萸 15 g，山药 30 g，茯苓 20 g，泽泻 20 g，石决明 30 g，知母 15 g，黄柏 10 g，怀牛膝 20 g，生杜仲 15 g，生龙骨（先煎）30 g，生牡蛎（先煎）30 g，珍珠母（先煎）30 g，钩藤（后下）6 g，天麻 20 g，五味子 12 g，7 剂，水煎服，每日一剂。

二诊（2012年5月26日）：自觉眩晕好转，自汗减轻，仍有腰痛，上方加桑寄生15 g、续断30 g，继服7剂。

三诊（2012年6月5日）：眩晕大减，稍有盗汗，上方龙骨、牡蛎煅用，加浮小麦45 g，继服7剂。后患者家属来就诊时告知患者眩晕已愈。

按语：经断前后诸证是妇女在经断前后由于天癸将竭，肾气渐衰，阴阳平衡失调，月经开始紊乱、稀发，渐至绝止，伴随着月经的变化而出现的以烘热汗出为主症的绝经前后诸证，发无定时，随情绪波动。常伴有倦怠乏力、急躁易怒、眩晕心悸、失眠健忘、耳鸣、腰膝酸软、手足心热、面目浮肿、尿频失禁等症状。方中重用熟地黄为君滋阴补肾，填精益髓；山茱萸补养肝肾，健脾补虚，益精固肾，能治诸虚劳损；泽泻利湿泻浊，防熟地黄滋腻敛邪；重用茯苓淡渗利湿，助山药健运脾胃；怀牛膝、生杜仲合用，补肝肾、强筋骨；知母、黄柏合用，滋阴而降相火；珍珠母、石决明、生龙骨、生牡蛎、钩藤、天麻合用以平肝潜阳；五味子滋阴敛汗。诸药合用，滋补肝肾，平肝降火，标本兼顾，故7剂而眩晕好转。二诊时偶有腰痛，方中加入桑寄生、续断以增强补益肝肾之功。三诊时眩晕已止，只是微有盗汗，故生龙骨、生牡蛎易为煅龙骨、煅牡蛎，加浮小麦以增强敛汗之功。

（2）绝经前后诸证（脾肾阳虚证）

姓名：尹某，性别：女，年龄：52岁。

初诊日期：2014年12月5日。

主诉：月经紊乱2年，头晕耳鸣半年。

现病史：患者诉近2年来月经紊乱，现月经延后50天未行，半年来头晕耳鸣，耳鸣如蝉，腰膝酸冷，疼痛如折，腹冷阴坠，夜尿频多，夜尿 5~6 次，晨起大便稀溏，寐差，乏力，气短，舌淡胖，苔白，脉沉涩。

辨证分析：七七之年，肾气渐衰，天癸渐竭，冲任督三脉逐渐亏虚，渐至绝经。患者年过七七，病发 2 年。腰为肾之府，肾阳虚弱，故腰膝酸冷，腹冷阴坠；脾气虚弱则乏力，气短；肾阳虚弱，火不暖土，故大便稀溏；肾阳虚衰，阳不化气，故夜尿频多。舌淡胖，苔白，脉沉涩，也属脾肾阳气虚弱之征。

中医诊断：绝经前后诸证（脾肾阳虚证）。

西医诊断：绝经前后诸证。

治法：温肾壮督，填精益髓。

方药：鹿角霜 12 g，仙茅 12 g，仙灵脾 12 g，吴茱萸 12 g，补骨脂 12 g，肉桂（后下）10 g，仙鹤草 30 g，益智仁 30 g，乌药 10 g，炒山药 30 g，党参 15 g，炙黄芪 15 g，炒白术 15 g，旱莲草 15 g，7 剂。

二诊（2015 年 1 月 4 日）：患者服上方后，腹冷阴坠明显减轻，夜尿 2~3 次，夜寐欠佳，余证明显减轻，舌淡，苔白，脉沉。上方有效，在原方的基础上加茯神 15 g、夜交藤 30 g，继服 7 剂。

三诊（2015 年 1 月 12 日）：诉头晕、精神萎靡、腰膝酸软、大便稀溏消失，脑鸣寐差、腰膝疼痛缓解，舌淡红，苔薄白，脉沉缓。上方加金毛狗脊 15 g，怀牛膝 15 g，继服 15 剂，巩固疗效。半年后随访，至今未再复发，精神状态良好。

按语：《素问·上古天真论》载"七七，任脉虚，太冲脉衰少，天癸竭"，在此生理转折期，身体受内外环境影响，加之素体阴阳偏盛偏衰而发病。肾虚督脉虚损以阳虚为主要表现者，以甘温之鹿角霜为主药，益肾助阳，并以二仙（仙茅、仙灵脾）温肾助阳为辅佐；善补阳者，必于阴中求阳，故以旱莲草滋补肾阴；因夜尿频多、大便溏泻，故以缩泉丸（益智仁、乌药、炒山药）合四神丸（补骨脂、吴茱萸、肉桂）温肾助阳为佐药。先天肾阳常常累及后天脾阳，故又用党参、炙黄芪、仙鹤草、炒白术健脾益气。二诊加茯神、夜交藤养心安神；三诊加金毛狗脊、怀牛膝，意在强筋壮骨，又引药达病所。绝经前后诸证是女性步入老年的衰老性疾病，药证相符，效如桴鼓，但观其疗效，还要缓图暂进，意在巩固。

（3）经断前后不寐（心肾不交证）

姓名：尹某某，性别：女，年龄：43 岁。

初诊日期：2012 年 5 月 4 日。

主诉：绝经 1 年余，失眠半年余。

现病史：患者已绝经 1 年余，末次月经 2011 年 1 月 10 日。近半年来失眠，曾服多种镇静药物，收效不显。自诉入夜则心神烦躁，辗转反侧，不能成寐。烘热汗出，口干，头昏耳鸣，腰酸疲惫，二便尚调。舌红少苔，脉弦细而数。

辅助检查：头部 CT 未见异常。心电图未见异常。B 超示子宫双附件未见明显异常。

辨证分析：绝经妇女肾气虚衰，肾水不足，不能上济心火，心火亢盛，故心烦不寐，口干，头晕耳鸣；心火不能下达于肾，故腰酸，烘热汗出。综合症状及舌脉，辨证属心肾不交证。

中医诊断：经断前后不寐（心肾不交证）。

西医诊断：围绝经期综合征。

治法：滋阴清热，养血安神。

方药：酸枣仁 30 g，知母 20 g，川芎 12 g，茯神 20 g，炒白芍 15 g，当归 15 g，熟地黄 20 g，柏子仁 20 g，郁金 15 g，夜交藤 25 g，合欢皮 20 g，黄连 15 g，黄芩 12 g，牡丹皮 15 g，阿胶（烊化）6 g，

百合 30 g，珍珠母 30 g，炙甘草 15 g，10 剂，水煎服，每日一剂。

二诊（2012 年 5 月 12 日）：患者寐而能安，虽仍易醒，但情绪佳，汗出减轻。上剂更服 7 剂。

三诊（2012 年 5 月 20 日）：夜寐安，无明显烘热汗出，再服 7 剂以求完效。

按语：《内经》认为，女子生长发育中"女子七岁，肾气盛，齿更发长……七七，任脉虚，太冲脉衰少，天癸竭，地道不通，故形坏而无子也"。女子在 49 岁前后，肾气渐衰，天癸将竭，冲任二脉虚衰，月经将断而至绝止。此时人体调节阴阳平衡的功能减退，部分妇女由于体质因素，心、肝、脾功能不调，或兼有情志因素，而不能适应这些变化，出现一系列脏腑功能失调的证候。《景岳全书·不寐》有云："真阴精血不足，阴阳不交，而神有不安其室耳。"本案辨证为水亏火旺，心肾不交，用酸枣仁汤合黄连阿胶汤加减。酸枣仁汤首载于《金匮要略》，主治虚劳虚烦不得眠，即肝血不足、阴虚内热之证。重用酸枣仁，入心肝经，养血补肝，宁心安神；知母滋阴清热除烦，以助酸枣仁安神除烦；茯神宁心安神健脾；川芎活血行气，调畅气机，舒达肝气，与酸枣仁相配，酸收辛散并用，补而不滞；炙甘草甘缓；郁金、夜交藤、合欢皮与疏肝解郁安神诸药相伍，一则养心肝之血以宁心神，一则清内热以除虚烦。黄连清心泻火，《本草纲目》言其"泻心脏火"；阿胶甘平，补血滋阴，《本草从新》谓之"平补而润……滋肾补阴"；二药合用，交融水火，除烦安神。《本草从新》言黄芩"苦人心，寒胜热，泻火除湿"，炒白芍"补血敛阴"，芩、芍并用，助君药滋阴降火，除烦安神。因该患者有头晕、耳鸣、腰酸等肾水不足之证，恐其泻火有余，补肾水之力不足，故加入熟地黄滋阴补肾，填精益髓。当归补血活血；

牡丹皮清泻相火；茯神、夜交藤、合欢皮、柏子仁、百合、珍珠母均为甘平之药，具有养心安神之效。本方苦寒与咸寒并用，滋阴与泻火兼施，泻火而不伤阴，滋阴而不碍邪，以达到直折少阴之心火、壮足少阴之肾水之效。

（4）水肿（气机阻滞、水饮内停证）

姓名：李某某，性别：女，年龄：46岁。

初诊日期：2013年4月20日。

主诉：绝经1年，双下肢浮肿半年余。

现病史：患者45岁绝经，近半年来双下肢浮肿反复发作，曾间断服中药治疗但症状反复，浮肿时轻时重，晨轻午后加重，有时不服药，浮肿也会自行消退，伴见烦躁易怒、腹胀不适、纳差、睡眠差，大小便正常。舌质淡，苔薄白腻，脉沉细。查体：一般情况可，形体偏胖，颈、腋下及腹股沟淋巴结不肿大，心肺正常，肝脾未扪及肿大，腹部未扪及肿块，叩诊无移动性浊音，双肾区无叩痛，双下肢中度凹陷性水肿。

辅助检查：血、尿常规正常。B超示肝、胆、胰、脾、肾、子宫附件均正常，心电图正常，胸片正常。

辨证分析：患者素性抑郁，肝郁克脾，脾气受损，运化失司，水液代谢失常，引起水液潴留体内，泛滥肌肤，而成水肿；水湿停聚，气机阻滞，故腹胀不适，烦躁易怒，夜寐差；肝郁克脾，影响脾胃运化功能，故纳差。综合症状及舌脉，辨证属气机阻滞、水饮内停证。

中医诊断：水肿（气机阻滞、水饮内停证）。

西医诊断：围绝经期综合征。

治法：调畅气机，健脾利水。

方药：柴胡15g，白芍15g，枳实15g，炙甘草12g，茯苓15g，

泽泻12 g，赤小豆15 g，黄芩12 g，炒薏苡仁30 g，山药30 g，川
牛膝15 g，车前子（布包）15 g，泽兰12 g，益母草15 g。水煎服，
服1剂浮肿明显减轻，守上方连服7剂而痊愈，半年后随访未复发。

按语：通过反复分析，发现患者虽浮肿午后加重，但不恶寒，
不属阳虚；兼见烦躁易怒，腹胀不适，纳差，睡眠差，舌质淡，苔
薄白腻，脉沉细，为气机不畅、脾虚湿阻之征象。应先调畅气机，
气行则湿行，湿除则浮肿自消。秦伯未在《谦斋医学讲稿》中提到
"即使脾虚为主因，在已经形成水肿之后，就不适宜于单纯的补脾
了"。虽肾主水，脾主运化，但必须三焦气机通调，水湿才能下注
膀胱，排出体外。先调畅三焦气机，是治疗本病的关键。四逆散为
疏肝解郁、调和肝脾的祖方。方中柴胡既可疏解肝郁，又可升清阳
以使郁热外透，用为君药；白芍养血敛阴，与柴胡相配，一升一敛，
使郁热透解而不伤阴。茯苓、山药、炒薏苡仁、车前子、赤小豆健
脾利水为臣药；泽泻利水渗湿，佐以枳实行气散结，以增强疏畅气
机之效；黄芩清热燥湿；《本草经疏》曰川牛膝"走而能守，性善
下行"，取其引水下行之功效；泽兰、益母草活血利水；炙甘草缓
急和中，又能调和诸药为使。

（5）梅核气（痰湿内生、郁阻咽喉证）

姓名：谢某某，性别：女，年龄：43岁。

初诊日期：2011年6月29日。

主诉：喉中有异物感3月余。

现病史：患者喉中有异物感，无疼痛，吐之不出，咽之不下，
已3月余，伴心下痞塞，纳呆乏力，二便尚调。舌淡红，苔白厚腻，
脉滑缓。

辨证分析：咽喉是肺胃之门户，饮食劳倦伤及脾胃，脾失健运，

水湿不化，聚湿生痰，痰湿阻滞，土壅木郁，痰气循经上逆，交阻于咽喉而发病，气属无形，痰虽有形而聚于经络，故咽部有异物感，吐之不出，咽之不下。综合症状及舌脉，辨证属痰湿内生、郁阻咽喉证。

中医诊断：梅核气（痰湿内生、郁阻咽喉证）。

西医诊断：慢性咽炎。

治法：燥湿化痰，开结理气。

方药：半夏 10 g，干姜 5 g，黄芩 9 g，党参 10 g，厚朴 10 g，紫苏 10 g，茯苓 15 g，陈皮 12 g，炒白术 15 g，枳壳 12 g，瓜蒌皮 12 g，炙甘草 5 g。

嘱服 8 剂后其症顿失。嘱继进一周以固其效。

按语：梅核气尤以妇人为多见。《万病回春》载："梅核为病，大抵因七情之气郁结而成。或因饮食之时，触犯恼怒，遂成此症。"治以开郁顺气、利膈化痰清肺为主。仲景已有明文"妇人咽中如有炙脔"，半夏厚朴汤主之。本案患者咽中不利之外，亦有心下痞塞之证，结合舌苔、脉象亦符合，半夏泻心汤合半夏厚朴汤寒热并用以和其阴阳，苦辛并进以调其升降，使痰热得去，气机随之畅通，痰气交阻亦随之顿失。方中半夏、厚朴、干姜辛以散结，苦以降逆；茯苓佐半夏以利饮行涎；黄芩清泄里热；党参、陈皮、炒白术、炙甘草益气健脾；紫苏、枳壳、瓜蒌皮宣通郁气。诸药合用，痰热得去，气机调畅。医者须权变病机灵活变化，方可无误也。

（6）梅核气（痰凝气滞证）

姓名：谭某，性别：女，年龄：43 岁。

初诊日期：2013 年 10 月 29 日。

主诉：喉中有异物感半月余。

现病史：患者近半月余自觉喉中有异物感，无疼痛，吐之不出，咽之不下。开始未予重视，因异物感未自行缓解，近日就诊于王主任门诊。刻下症见：喉中异物感伴心下痞塞，纳呆乏力，寐可，二便尚调。舌淡红，苔白厚腻，脉滑缓。

辨证分析：咽喉为脾胃之候，咽作为"水谷之道"，饮食入于其中，必有赖于胃的受纳腐熟、脾的升清降浊，才可转化为人体所需的营养物质，而咽亦可得以濡养，功能方能出焉。饮食劳伤，脾失健运，水湿内停，湿聚生痰，土壅木郁，肝气上逆，结于咽喉，故可见喉中异物、纳呆乏力等症。综合症状及舌脉，辨证属痰凝气滞证。

中医诊断：梅核气（痰凝气滞证）。

西医诊断：慢性咽炎。

治法：疏肝健脾，理气化痰。

方药：半夏 10 g，厚朴 10 g，茯苓 15 g，白术 15 g，桔梗 10 g，牛蒡子 10 g，党参 10 g，紫苏 10 g，香附 10 g，炙甘草 5 g，麦冬 10 g，射干 10 g，陈皮 10 g。嘱服 7 剂后，上症均减轻。嘱再服一周以巩固疗效。

按语：梅核气虽病位在咽喉，但其病机主要是痰气互结，聚而成核，而脾胃为生痰之源，肝郁是气滞之由，所以治疗上总以疏肝健脾、理气化痰为主，使痰化气畅，积聚散而咽喉利。方中白术、党参补气健脾燥湿；茯苓淡渗利湿健脾，《世补斋医书》云："茯苓一味，为治痰主药。痰之本，水也，茯苓可以行水；痰之动，湿也，茯苓又可行湿。"陈皮理气健脾，燥湿化痰；四者健脾、燥湿、利湿、理气并用，共助脾运化之职以绝生痰之源，化利停聚之痰湿以散其结。半夏燥湿化痰，消痞散结，"湿去则土燥，痰涎不生"；

厚朴行气又燥湿，《本草汇言》云："厚朴之温可以燥湿，辛可以清痰，苦可以下气也"；二者辛以散结，苦以降逆。紫苏辛香舒郁，利气开结，善治气郁气逆；香附行气解郁，《本草正义》言其"专治气结为病"，《本草求真》云其"专属开郁散气"。四药疏肝解郁，理气行滞，调畅气机。桔梗开宣肺气、祛痰利咽，并引药上行达于病所。气郁痰凝日久，易于化火生热，故以射干、牛蒡子清热解毒，利咽消肿，既能除蕴积咽喉之热毒，又可制约他药燥热之性。麦冬养阴润肺，益胃生津，润养咽喉，又防辛燥药物伤阴。炙甘草益气补中，清热祛痰，调和药性。全方针对痰凝气滞的病机特点，扶正祛邪兼顾，理气化痰共施，寒温宣降并行，使脾健肝舒，痰化气畅，结散核消而咽喉利。本病常因情志因素诱发，治疗的同时一定要保持精神愉快，避免不良刺激，学会心理放松和自我减压，并忌食辛辣肥腻性食物，减少对咽喉局部的刺激，才能取得更满意的疗效。另外，本病容易反复发作，临床症状消失后仍然要注意情绪、饮食、起居等方面的调护，防患于未然。

（7）经断前后诸证（肝肾阴虚、虚火内扰证）。

姓名：刘某，性别：女，年龄：48岁。

初诊日期：2018年3月14日。

主诉：手脚心热间作20余年，加重伴汗出3个月。

现病史：患者诉20余年前无明显诱因出现手脚心发热，夏日更甚，间断口服知柏地黄丸缓解。近3个月来，患者上述症状加重，不欲近衣，汗出明显，烘然汗出，尤以午后、夜间为甚，夜寐欠佳，辗转难以入睡，情绪控制不良，心烦易怒，口干。纳可，大便干，小便调。舌红，上有裂纹，少苔，脉细数。末次月经2018年3月6日，月经量多，色红，经期7天，近半年来月经周期25天。

中医诊断：经断前后诸证（肝肾阴虚、虚火内扰证）。

西医诊断：围绝经期综合征。

治法：滋补肝肾，养阴降火。

方药：清骨散加减。

银柴胡 15 g，秦艽 12 g，鳖甲 10 g，地骨皮 15 g，青蒿 12 g，知母 9 g，牡丹皮 12 g，煅牡蛎（先煎）15 g，浮小麦 20 g，麻黄根 15 g，黄芪 20 g，酸枣仁 10 g，生地黄 12 g，栀子 15 g，玫瑰花 10 g。7 剂，每日一剂，水煎 200 mL，分早晚饭后温服。

二诊（2018 年 3 月 21 日）：手脚心热较前缓解，汗出明显改善，入睡较前容易，心烦次数较前减少，大便正常。守原方治疗，10 剂，水煎服，每日一剂。

三诊（2018 年 3 月 31 日）：手脚心热明显缓解，欲近衣，汗出明显减少，夜寐尚可，情绪可控，无口干，二便调。守原方治疗 1 个月后随诊，患者上述症状未作。

按语：患者 20 余年前出现手脚心发热，夏日更甚，间断口服知柏地黄丸缓解，素为阴虚体质。女子以肝为先天，现正值七七，任脉虚，太冲脉衰少，经断前后，天癸将绝，五脏六腑功能衰退，精血津液衰少，阴虚更甚。肝肾阴虚，虚热内生，津液不足，则见手脚心热、口干；阴不维养，虚阳上越，则见烘然汗出，午后、夜间属阴，阴虚则午后、夜间症状加重；肾阴亏虚，水虚不能制火，心神内扰，则见心烦、易怒，不易入睡；阴虚内热，热扰冲任，冲任不固，则月经提前，量多。故其病性属实，病位在肝肾，以虚热为主，治宜滋补肝肾、养阴降火，以清骨散加减。方中银柴胡直入阴分而清虚热除蒸；知母泻火滋阴以退虚热；地骨皮、牡丹皮清热除蒸，其中地骨皮尤善退有汗之骨蒸；秦艽、青蒿、鳖甲皆可清虚热并透伏热以外解，鳖甲滋阴的同时亦可潜阳，引药直入阴分；煅牡蛎敛阴潜阳、固涩止汗；麻黄根、浮小麦敛汗养阴，浮小麦又兼清心除烦之效；黄芪益气实卫，固表止汗；生地黄滋阴生津；栀子入三焦助清心除烦；酸枣仁滋肝血而养心安神；玫瑰花活血解郁除烦。全方共奏补肝肾、养阴降火之功，使阴虚得补，虚热得退，汗出得敛，而诸证自愈。

（8）经断前后诸证（少阳太阳合病）

张某，女，45 岁，河南商丘市人，在家务农。

初诊：2014 年 7 月 8 日。

主诉：头晕头痛半年余。

现病史：患者诉半年前绝经后出现头晕头痛，曾在他院针灸科行针灸治疗，效不佳，每次症状发作，即服用西药对乙酰氨基酚片，可缓解疼痛，但停药后反复发作，后经人介绍来我院门诊要求中药治疗。刻下症见：头晕头痛半年余，经常神疲乏力，怕冷，汗出，口苦，食欲不振，心悸失眠，二便正常，舌质淡，苔薄，脉弦细。

中医诊断：经断前后诸证（少阳太阳合病）。

西医诊断：更年期综合征。

治法：和解少阳，通络止痛。

方药：柴胡 15 g，黄芩 10 g，清半夏 10 g，党参 10 g，桂枝 12 g，生白芍 12 g，生龙骨（先煎）20 g，煅牡蛎（先煎）20 g，炙甘草 6 g，生姜 3 片，大枣（切开）4 个为引。6 剂，水煎服，每日一剂，早晚饭后 1 小时温服。

医嘱：服药期间禁忌辛辣、油腻、生冷，畅情志。

二诊（2014 年 7 月 15 日）：患者服上药 6 剂后，乏力、汗出、恶寒症状均有减轻，头痛头晕亦有减轻，余症不变。上方调整如下：

柴胡 15 g，黄芩 10 g，清半夏 10 g，党参 10 g，桂枝 15 g，生白芍 15 g，生龙骨（先煎）30 g，煅牡蛎（先煎）30 g，炒酸枣仁 20 g，延胡索 15 g，香附 15 g，炙甘草 6 g，生姜 3 片，大枣（切开）4 个为引。6 剂，水煎服，每日一剂，早晚饭后 1 小时温服。医嘱同前。

三诊（2014 年 7 月 22 日）：患者服完上药后，头痛头晕已基本痊愈，睡眠也明显改善，遂效不更方，原方再进 7 剂以善后，后以他病来诊告知头痛头晕未再发作。

按语：本案患者有口苦一症，多定位于六经之少阳病，弦脉亦为少阳病所主，《伤寒论》第 265 条："伤寒，脉弦细，头疼发热者，属少阳。"另外，患者头痛反复发作、汗出，此为六经太阳病之桂枝汤证，所以本病辨证为少阳太阳合病，以小柴胡汤合桂枝汤加龙骨、牡蛎治疗。少阳居半表半里，是津液出入之通道、病邪进退之枢纽，更年期女性的少阳枢机不利者，多在半表半里之间，应用小柴胡汤和解少阳，且针对神疲乏力、怕冷、反复头晕一派虚弱症候；桂枝汤为古代强壮剂，适用于虚弱体质的调理。心悸以桂枝主治气上冲之自觉悸动不安，又以龙骨、牡蛎主治惊悸，特别是胸腹悸动，"龙骨质最黏涩，具有翕收之力……且敛正气而不敛邪气"，可收敛安神以治失眠。"老者之气血衰，其肌肉枯……故昼不精，夜不寐"指出营卫、阴阳与失眠的关系，故本方又用桂枝、生白芍、生姜、大枣以调和营卫、阴阳。二诊中，加大桂枝、生白芍用量，除了调营卫以安神，更是调和阴阳以纠正更年期女性阴阳失衡的状态。二诊仍有失眠、心悸、头痛等症，除了用龙骨、牡蛎收敛安神，又加用炒酸枣仁养心益肝安神，延胡索、香附行气止痛。本病例虽以头疼头晕为主诉，但辨证要点并不在此，抓其主证在于口苦、脉弦、汗出、头疼诸症，恰属少阳太阳合病。

（9）经断前后诸证（太阳病）

赵某某，女，45岁，河南夏邑县人，在家务工。

初诊：2016年5月7日。

主诉：不定时发热1年余。

现病史：患者1年前出现发热，温度在37.1~38.5℃之间，发热汗出，心烦易怒。曾在县医院做各种检查，均未见异常，诊断为：内分泌失调、更年期综合征。服中药数十剂，效不佳，观其药方，多以麦冬、生地黄、柴胡、黄芩、玉竹等滋阴清热药为主，患者每遇发热，便服用布洛芬退热，后经人介绍来我院门诊要求中医治疗。刻下症见：不定时发热汗出，饮食、睡眠可，情绪稳定，大小便正常，未发热时如常人一般，发热时倦怠乏力，舌质淡，苔薄，脉细弱。

中医诊断：经断前后诸证（太阳病）。

西医诊断：更年期综合征。

治法：发汗祛邪，调和营卫。

方药：桂枝15g，生白芍15g，生姜15g，炙甘草9g，大枣（切开）6枚。6剂，水煎服，每日一剂，早晚饭后1小时温服。

医嘱：服药期间禁忌辛辣、油腻、生冷，畅情志。

二诊（2016年5月15日）：患者服完6剂药，未见发热，遂嘱咐患者继服上方15剂，水煎服，每日一剂，早晚饭后1小时温服。医嘱同前。

三诊（2016年8月12日）：患者以他病来诊，告知上方总共服用1月余，至今未见发热。

按语：《伤寒论》第2条："太阳病，发热，汗出，恶风，脉缓者，名为中风。"发热是太阳病的常见症候，但并非单见于太阳病，也有阳明发热、少阳发热，抑或阴虚潮热、瘀血发热等，但阳明发热多以壮热为主，伴大汗出、脉洪大等，热象明显；少阳发热的特点为往来寒热，多伴胸胁苦满、默默不欲饮食、口苦、脉弦等；阴虚潮热、瘀血发热亦有其固有特征。本例患者不定时发热日久，除汗出外，并无其他特殊症候，正所谓患者"脏无他病，时发热自汗出而不愈者，宜桂枝汤"。其病程日久，前医以多法治之，皆效不佳，究其病机，并无他邪，实为营卫不和所致，因此以桂枝汤发汗祛邪、调和营卫，营卫和则阴平阳秘，热自息矣。

七、妇科肿瘤

妇女下腹有结块，或胀，或满，或痛者，称为"癥瘕"。癥与瘕，按其病变性质有所不同。癥，坚硬成块，固定不移，推揉不散，痛有定处，病属血分；瘕，痞满无形，时聚时散，推揉转动，痛无定处，病属气分。但就临床所见，每有先因气聚，日久则血瘀成瘕，因此不能把它们截然分开，故前人每以癥瘕并称。

1.病因病机

多因脏腑不和，气机阻滞，瘀血内停，气聚为癥，血结为瘕，以气滞、血瘀、痰湿及毒热为多见。

（1）气滞

七情所伤，肝气郁结，气血运行受阻，滞于冲任、胞宫，结块积于小腹，成为气滞癥瘕。

（2）血瘀

经期产后，胞脉空虚，余血未尽之际，房事不节，或外邪侵袭，气血凝滞，或暴怒伤肝，气逆血留，或忧思伤脾，气虚而血滞，瘀血留滞，瘀血内停，渐积成瘕。

（3）痰湿

素体脾虚，或饮食不节，损伤脾胃，健运失职，湿浊内停，聚而为痰，痰湿下注冲任，阻滞胞络，痰血搏结，渐积成瘕。

（4）毒热

经期产后，胞脉空虚，余血未尽之际，外阴不洁，或房事不禁，感染湿热邪毒，入里化热，与血搏结，瘀阻冲任，结于胞脉，而成癥瘕。

2.辨证论治

辨证要点是按包块的性质、大小、部位，病程的长短，兼症，月经情况，辨其在气在血，属痰湿还是热毒。治疗大法以活血化瘀、软坚散结为主，佐以行气化痰，兼调寒热。但又必须根据患者体质强弱、病之久暂，酌用攻补，或先攻后补，或先补后攻，或攻补兼施，随证施治，并需遵循"衰其大半而止"的原则，不可一味地猛攻峻伐，以免损伤元气。诊断明确的内生殖系统肿瘤，可施行中西医结合治疗。

（1）气滞型

主要证候：小腹有包块，积块不坚，推之可移，时聚时散，或上或下，时感疼痛，痛无定处，小腹胀满，胸闷不舒，精神抑郁，月经不调，舌红，苔薄，脉沉弦。

证候分析：瘕乃气聚而成，故小腹有包块，积块不坚，推之可移，时聚时散，或上或下；气滞则痛，气散则止，故时痛时止，痛无定处；肝失条达，气机不畅，故小腹胀满，胸闷不舒，精神抑郁；气滞冲任失司，则月经不调。舌红，苔薄，脉沉弦，为气滞之征。

治疗法则：疏肝解郁，行气散结。

方药举例：香棱丸（《济生方》）。

木香、丁香、三棱、莪术、枳壳、青皮、川楝子、小茴香

211

上药共研细末，面糊为丸，如梧桐子大，朱砂为衣。

方中木香、丁香、小茴香温经理气；青皮疏肝解郁，消积行滞；川楝子、枳壳除下焦之郁结，行气止痛；三棱、莪术行气破血，消瘕散结；朱砂护心宁神。

（2）血瘀型

主要证候：小腹有包块，积块坚硬，固定不移，疼痛拒按，肌肤少泽，口干不欲饮，月经延后或淋漓不断，面色晦暗，舌紫黯，苔厚而干，脉沉涩有力。

证候分析：瘀血积结，气血不畅，故小腹有包块，积块坚硬，固定不移，疼痛拒按；瘀阻脉络，肌肤失养，则肌肤少泽，且面色晦暗；瘀血内阻，津液不能上承，则口干不欲饮；瘀阻冲任，甚则血不归经，故经期错后或淋漓不止。舌紫黯，苔厚而干，脉沉涩有力，为血瘀之征。

治疗法则：活血破瘀，散结消癥。

方药举例：桂枝茯苓丸（《金匮要略》）。

桂枝、茯苓、牡丹皮、桃仁、赤芍各等分

研细末，炼蜜为丸。

方中桂枝温通血脉，赤芍行血中之滞以开郁结，茯苓淡渗以利行血，与桂枝同用能入阴通阳，牡丹皮、桃仁破瘀散结消癥。

若积块坚牢者，酌加鳖甲、穿山甲以软坚散结，化瘀消瘕；疼痛剧烈者，酌加延胡索、莪术、姜黄以行气活血止痛；小腹冷痛者，酌加小茴香、炮姜以温经散寒；月经过多、崩漏不止者，酌加三七粉、炒蒲黄、血余炭等化瘀止血。

若血瘀甚者，兼肌肤甲错，两目黯黑，用大黄䗪虫丸（《金匮要略》）。本方重在取其虫类搜剔脉络，祛瘀消瘕。

（3）痰湿型

主要证候：小腹有包块，按之不坚，时或作痛，带下量多，色白质黏稠，胸脘痞闷，时欲呕恶，经行愆期，甚或闭而不行，舌淡胖，苔白腻，脉弦滑。

证候分析：痰湿下注冲任，阻滞胞络，积而成证，则小腹有包块，按之不坚，时或作痛；痰饮内结，则胸脘痞闷；痰阻中焦，则恶心泛呕；痰湿阻于冲任经脉，则月经愆期，甚或经闭不行；痰湿下注，则带下量多，色白黏稠。舌淡胖，苔白腻，脉弦滑，为痰湿内阻之征。

治疗法则：除湿化痰，散结消癥。

方药举例：散聚汤（《女科秘诀大全》）。

半夏、陈皮、茯苓、当归、杏仁、桂心、槟榔、甘草

方中杏仁、陈皮、槟榔行上、中、下三焦之气滞而化痰结；半夏、茯苓除湿化痰，降逆止呕；桂心、当归温经活血而消癥；甘草调和诸药。全方共奏除湿化痰、消结散癥之效。若脾胃虚弱、纳差神疲者，酌加党参、白术健脾益气。若兼血滞者，用三棱煎（《妇人大全良方》）。

三棱、莪术、青橘皮、半夏、麦芽

上药用蝇醋六升煮干，焙干为末，醋糊丸如梧桐子大。每服三四十丸，淡醋汤下。痰积多，姜汤下。方中三棱、莪术理气活血消癥，青橘皮、半夏、麦芽行气燥湿化痰。

（4）毒热型

主要证候：小腹有包块拒按，下腹及腰骶疼痛，带下量多，色黄或五色杂下，可伴经期提前或延长，经血量多，经前腹痛加重，烦躁易怒，发热口渴，便秘溲黄，舌红，苔黄腻，脉弦滑数。

证候分析：湿热积聚，蓄久成毒，阻滞冲任，气滞血瘀，结而

成癥瘕，故小腹有包块拒按，下腹及腰骶疼痛；湿热蕴结，损伤任带二脉，任脉不固，带脉失约，湿浊下注，故带下量多，色黄臭秽；热扰冲任，迫血妄行，又瘀血内阻，血不归经，故经期提前或延长，经血量多；瘀血内停，气机不畅，经前血海盛满，故经前腹痛加重，烦躁易怒；毒热壅盛，营卫不和，故发热口渴；热邪伤津，故便秘溲黄。舌红，苔黄腻，脉弦滑数，为湿热毒邪内蕴之征。

治疗法则：解毒除湿，破瘀消癥。

方药举例：银花蕺菜饮（《中医妇科治疗学》）加赤芍、牡丹皮、丹参、三棱、莪术、皂角刺。

金银花、蕺菜、土茯苓、炒荆芥、甘草

方中金银花、土茯苓、蕺菜、炒荆芥清热解毒，利湿排脓；赤芍、牡丹皮、丹参清热凉血，活血化瘀；三棱、莪术、皂角刺行气破瘀，消癥散结；甘草调和诸药。

若小腹包块疼痛，兼带下量多，色黄稠如脓，或五色带杂下，臭秽难闻，疑为恶性肿瘤者，酌加半枝莲、穿心莲、白花蛇舌草、七叶一枝花以清热解毒消癥。

3.临证验案选

癥瘕（脾肾两虚、癌毒浊瘀证）

姓名：邱某某，性别：女，年龄：72岁。

初诊日期：2010年12月9日。

主诉：卵巢癌术后1年，腹胀便溏1个月。

现病史：患者1年前在宁夏医科大学因"左侧卵巢肿物"行子宫加双附件切除术，术后病理提示左侧卵巢癌，术后一般情况尚可，化疗一个疗程后因呈恶病质态不耐化疗，来我院求诊。刻下症见：消瘦，头晕，乏力，寐欠佳，面色黯黄，纳差，腹胀便溏，大便一日 7~8 次，小便量少，舌淡黯，苔厚腻，脉沉细而数。

辨证分析：手术造成气血脉络损伤，导致经脉阻塞不通，气血亏虚，脾胃运化功能失司，则消瘦、乏力、面色萎黄，纳差，腹胀便溏；脾虚气弱，血不养心则寐欠佳。综合症状及舌脉，辨证属脾肾两虚、癌毒浊瘀证。

中医诊断：癥瘕（脾肾两虚、癌毒浊瘀证）。

西医诊断：卵巢癌术后。

治法：健脾养胃，兼以疏肝养血，化浊散瘀。

方药：太子参 15 g，陈皮 12 g，炒山药 30 g，炒白术 15 g，焦三仙 15 g，生薏苡仁 30 g，山慈姑 6 g，蜂房 10 g，白花蛇舌草 45 g，茯苓 15 g，炒白芍 15 g，水蛭 3 g，枳壳 6 g，生甘草 6 g，7 剂，水煎服，每日一剂。

二诊（2010 年 12 月 17 日）：服药 1 周后，患者腹胀、便溏较前好转，大便一日 2~3 次，纳食较前好转，舌脉同前，治疗有效，效不更方，继服上方 14 剂。

随后患者坚持服用中药，继续调理 2 年，其间多次复查肿瘤指标均在正常范围，B 超提示子宫附件未见异常，自觉已无其他任何不适。

按语：老师认为该患者属正虚邪盛而病机复杂，治宜"难病取中"之策，当以固护中焦脾胃为先，兼以疏肝养血、化浊散瘀、扶正抗癌而标本同治。方中首用太子参益气扶正，再用陈皮、茯苓、枳壳运中化浊，重用炒白术、炒山药、生薏苡仁健脾开胃、保护胃气，焦三仙消食化积，炒白芍养肝柔肝，水蛭活血散瘀，山慈姑、蜂房、白花蛇舌草清热解毒抗癌，生甘草调和诸药。服药 1 周后，纳食转佳，二便渐调，老师认为胃气来复，病有挽救之机，仍守原法，遵循"存人为先，缓消瘤肿"之旨，在扶正振中的同时巧兼祛邪，随证加减消瘤散结抗癌之品，调理数月，患者精神状态明显好转，能自行前来复诊。

八、乳腺疾病

乳房疾病是外科的常见病、多发病，妇女患者占绝大多数。《妇科玉尺》说："妇人之疾，关系最巨者则莫如乳。"可见前人对乳房疾病十分重视。

早在《黄帝内经》中就有关于乳房的经络和生理、病理等方面的记载。汉《中藏经》即载有乳癖病名。此后，历代文献均有所记载，如晋《肘后备急方》《刘涓子鬼遗方》载有"乳痈""乳发"，隋《诸病源候论》载有"乳石痈""乳疽""乳漏"，宋《妇人大全良方》载有"乳岩"，明《外科理例》载有"乳衄"等，且对各种乳房疾病的病因、证候、治法多有论述。

1. 乳房与脏腑经络的关系

早在《黄帝内经》中就有关于乳房与经络关系的记载，如："足阳明胃经，行贯乳中；足太阴脾经，络胃上膈，布于胸中，足厥阴肝经上膈，布胸胁绕乳头而行；足少阴肾经，上贯肝膈而与乳联；冲任二脉起于胸中，任脉循腹里，上关元至胸中，冲脉挟脐上行，至胸中而散。"后世医家认为，男子乳头属肝，乳房属肾；女子乳头属肝，乳房属胃。故乳房疾病与肝、胃二经及肾经、冲任二脉关系最为密切。

乳汁来源于脾胃水谷精微，因胃主纳谷，脾主运化，同居中央，属土味甘，故乳汁之味甘。脾胃气壮，则乳汁多而浓；血衰则少而淡。

冲任为气血之海，上行为乳，下行为经，妇女哺乳期则经止。乳汁的分泌、控制和肝木之气有关，肝主疏泄，若肝气不舒，疏泄不利，则可发生乳房疾病。

2. 病因病机

清代余听鸿《外证医案汇编》说："乳症，皆云肝脾郁结，则为癖核；胃气壅滞，则为痈疽。"乳房疾病的发生，主要由于肝气郁结、胃热壅滞、冲任失调、肝肾不足、痰瘀凝结、乳汁蓄积或外邪侵袭等，影响乳房的正常生理功能而发生病变。

一般而言，感染性乳房疾病多由乳头破碎，感染毒邪；或嗜食厚味，脾胃积热；或情志不畅，肝气郁结，以致乳汁积滞，郁久化热，热盛肉腐而成。肿瘤性乳房疾病，则系忧思郁怒，脾胃受损，以致气郁痰凝，阻于乳络而成。

乳房疾病多由肝、胃二经受病。临床辨证既要观察局部病变，又须详究全身症状，从而审症求因，辨证论治。现将辨证要点归纳如下。

（1）肝胃蕴热

情志内伤，肝气郁结，失于条达；饮食不节，胃经积热，气血凝滞，郁久化热，易致局部红肿热痛，酿脓如鸡啄剧痛；憎寒壮热，口干欲饮，全身酸痛，小便短赤，大便秘结；脉弦数或滑数，舌苔白厚或黄干等。如乳痈、乳发多与此有关。

（2）肝气郁结

忧思郁闷，肝失条达，脾失健运，痰浊内生，以致气滞痰凝，脉络不和，积聚成核，如桃李样，质坚，表面光滑，推之可动，肿块随喜怒而消长；心烦易怒，胸闷不适，月经不调，舌苔薄黄，脉弦滑等。如乳癖、乳核多与此有关。

（3）肝肾不足

后天失调，或先天不足，生育过多，以致肝肾亏损，冲任失调，精血不足，肝失濡养，易致肝气郁结，横逆犯脾，脾失健运，痰浊内生，气滞痰凝而成乳核。其结块的生长与发展，常与发育、妊娠、月经等有关，胀痛常在经前加剧、经后减轻；并有头晕耳鸣，腰酸肢软，月经不调，舌苔薄，脉濡软无力等。如乳疬、乳癌、乳癖常与此有关。

（4）阴虚痰凝

肝肾阴亏，以致阴亏火旺，肺津不能输布，灼津为痰，痰火凝结于乳络，结块皮色不变，隐隐作痛，化脓迟缓；常伴有午后潮热，干咳颧红，形瘦食少，夜寐盗汗，舌质红，苔薄，脉细数等。如乳疬常与此有关。

乳房疾病常用的检查方法包括望诊、触诊、X线检查、活体组织检查等，尤以乳房的触摸检查最为重要。治疗以理气通络为常用法则，常用治法有疏表清热、清热解毒、托里透脓、解郁化痰、调理冲任和补益扶正等，并酌情选用敷贴和手术等外治疗法。

3. 临证验案选

（1）乳癖（肝郁脾虚、痰凝血瘀证）

姓名：段某，性别：女，年龄：42岁。

初诊日期：2011年4月29日。

主诉：双乳胀痛3年余，加重半个月。

现病史：双乳胀痛3年余，经前加重，经后减轻。曾先后应用乳癖消片、逍遥丸等多种方法治疗，疗效欠佳。近半个月来双侧乳房胀痛较前加重，不可触碰，伴胸闷、乏力、口苦。舌黯淡，边有瘀斑，苔黄，脉弦滑。检查见双侧乳房外上象限可触及片状增生，触痛明显，两腋下未触及肿大淋巴结。

辅助检查：彩超（2011年1月10日于本院）示双侧乳腺小叶增生伴乳腺内多发增生结节。

辨证分析：乳头、乳晕属肝经，乳房属胃经，脾胃互为表里，肝之经脉布胁肋过乳房，肝经挟胃两旁，故肝与乳房关系最密切。一旦肝病，最易传脾致肝脾同病。情志失调、饮食不节、劳逸内伤日久，致肝脾之气郁结，气血不畅，遂气、痰、瘀结阻于乳络，则为肿、痛，而发为乳癖。口苦为肝郁化火之证，乏力为肝郁克脾之表现。综合症状及舌脉，辨证属肝郁脾虚、痰凝血瘀证。

中医诊断：乳癖（肝郁脾虚、痰凝血瘀证）。

西医诊断：乳腺增生病。

治法：疏肝健脾，化瘀散结。

方药：柴胡6 g，赤芍12 g，香附12 g，生麦芽45 g，浙贝母15 g，橘核12 g，荔枝核15 g，芥子10 g，穿山甲粉（冲服）6 g，全蝎3 g，山慈姑6 g，枳壳12 g，皂角刺12 g，14剂，水煎服，每日一剂。

二诊（2011年5月23日）：服上药14剂后，乳房胀痛减轻，舌、脉同前。原方去荔枝核，继服14剂。

三诊（2011年6月23日）：又服上方1个月，诸症均见好转，触诊乳房触痛减轻。继服上方1个月。

服药3个月后，复查B超，增生结节较前缩小。

按语：乳腺增生的发生与肝、脾、胃、肾、冲任二脉均有关。其发病基础是先天禀赋不足，但后天情志、饮食、劳倦、内伤最为关键。本病多伴随月经周期反复发作，经久难愈。临证多见经前乳房肿块增大和疼痛加剧，经后则肿块缩小和疼痛减轻。此均与肝之气血通畅与否密切相关。方中赤芍养肝体、除血瘀；穿山甲、皂角刺、全蝎善于走窜，性专行散，通经达络，破坚积而理肝血；荔枝核、橘核、浙贝母功专软坚散结。老师最解肝主升发，方中柴胡与枳壳合用调升降、疏肝气；皂角刺能引诸药上行，与柴胡、枳壳、赤芍、香附、生麦芽相合以疏肝木，顺其喜升发条达之性。芥子善化顽痰，对增生日久之结节，配合山慈姑、穿山甲具有良好的消散作用。诸药合用，通利而无损伤肝脾之弊，使肝脾疏运畅达，气行瘀化痰消，其癖自散。

（2）乳痛证（肝气郁滞证）

姓名：禹某某，性别：女，年龄：40 岁。

初诊日期：2013 年 5 月 12 日。

主诉：经前乳房烧灼样疼痛 3 个月。

现病史：3 个月来经前乳房烧灼样疼痛，未触及结块，胸闷，纳差，口苦，行经后诸症俱消，二便调。舌质暗红，苔薄黄，脉细弦。

触诊：双侧乳腺未触及明显增生肿块，触痛明显，双侧腋窝淋巴结未触及。B 超：双侧乳腺未见异常。

辨证分析：女子以肝为先天，肝之经脉，属肝络胆，上贯膈，布胁肋，肝藏血，调畅情志，情志不舒，郁结气滞，肝经气血失畅，则发生乳痛证。口苦、胸闷均属肝气郁结之表现，肝郁克脾，则见纳差。综合症状及舌脉，辨证属肝气郁滞证。

中医诊断：乳痛证（肝气郁滞证）。

西医诊断：乳痛，原因待查。

治法：疏肝和胃，理气消胀。

方药：柴胡 6 g，香附 10 g，郁金 10 g，白术 10 g，茯苓 10 g，白芍 10 g，丝瓜络 20 g，枳壳 10 g，浙贝母 10 g，煅牡蛎 30 g，山慈姑 6 g，夏枯草 12 g，橘核 12 g，炙甘草 8 g，延胡索 15 g，川楝

子 15 g，7 剂，水煎服，每日一剂。

在经行前乳胀时服用，直至经行为止。连服 3 个月，患者告愈。

按语：乳痛证西医多为乳腺增生疾病。本病多由七情内伤、肝气郁结、气血运行不畅、乳络不通所致。生理上，中医认为，女子以肝为先天，肝之经脉"循股阴，入毛中，环阴器，抵小腹，挟胃，属肝，络胆，上贯膈，布胁肋"，从肝经走向可见，肝与生殖器、乳腺有着千丝万缕的联系；在功能上，女子以血为用，肝藏血，调畅情志，肝气条达，血海充盈，气血调畅；若肝经气血失畅，情志不舒，郁结气滞，则发生经带胎产及乳痛诸疾。从现代医学来看，女性的生理活动与机体的内分泌功能有着密切的关系，内分泌又受到中枢神经系统的支配，而乳痛证多发于行经前后，由体内雌激素与孕激素的分泌失去平衡、下丘脑下部与自主神经功能紊乱而致；同时体内激素的生成和代谢大多在肝脏进行，所以肝脏功能直接影响激素的代谢，从而导致疾病的发生。总之，从中西医角度来看，肝脏与妇女病、乳房疾病有着直接的关系。方中柴胡、香附、郁金疏肝解郁，白术、茯苓健脾散结，白芍、炙甘草缓急止痛，加煅牡蛎、夏枯草、山慈姑、浙贝母、丝瓜络化痰软坚散结；橘核、枳壳理气行滞；延胡索、川楝子行气止痛。全方配伍得当，共同达到气行结消痛止的目的。

（3）粉刺样乳痛（肝经郁热证）

姓名：白某某，性别：女，年龄：40 岁。

初诊日期：2011 年 4 月 15 日。

主诉：发现左乳肿块 4 个月。

现病史：患者 4 个月前发现左乳内上有一肿块，表皮红肿，触之稍痛，遂至宁夏医科大学肿瘤科就诊，核磁共振提示左乳感染性病变；左乳穿刺提示左乳慢性炎症，未见恶性细胞。给予头孢类药物治疗 10 余日，病情未见好转，肿块稍有增大，建议手术治疗。患者为求保守治疗，遂至本院就诊。刻下症见：左乳肿块轻微疼痛，大便欠畅，纳可，寐安。舌质红，苔薄黄，脉弦数。

专科检查：左乳头凹陷，左乳晕内下可扪及大小约 5 cm × 6 cm 的肿块，皮肤微红，皮温略高，质中，边界欠清，活动度欠佳，无波动感，有轻压痛。左腋下可扪及肿大淋巴结。

辅助检查：B 超提示双侧乳腺小叶增生；左乳 6 点处透声差，无回声区；浆乳改变；左腋下淋巴结肿大。

辨证分析：乳头属肝，乳房属胃，本病患者素有乳头凹陷畸形，复因肝气郁滞，营气不从，气滞血瘀，聚而成块；郁久化热，蒸酿肉腐而为脓肿溃破成漏。综合症状及舌脉，辨证属肝经郁热证。

中医诊断：粉刺性乳痈（肝经郁热证）。

西医诊断：左乳浆细胞性乳腺炎。

治法：疏肝清热，活血消痈。

方药：柴胡 6 g，制香附 9 g，郁金 12 g，蒲公英 30 g，当归 12 g，赤芍 12 g，丹参 30 g，穿山甲 5 g，金银花 20 g，连翘 10 g，白花蛇舌草 30 g，夏枯草 12 g，浙贝母 12 g，山慈菇 6 g，枳壳 12 g，14 剂，水煎服，每日一剂。

嘱患者治疗期间忌油炸类及辛辣刺激类食物，多吃新鲜的蔬菜、水果，注意调畅情志，保持心情舒畅，经常擦洗凹陷乳头等。

二诊（2011 年 5 月 16 日）：上药连服 1 个月，药后肿块局部缩小至 3 cm × 4 cm，质地较前软，大便仍欠畅，苔薄，边尖红，脉弦数。辨证为肝经郁热，治以疏肝清热、活血消脂化浊。方药在上方的基础上加酒大黄 10 g、火麻仁 15 g、黑芝麻 15 g，14 剂。

三诊（2011年6月2日）：上药再进半个月，局部肿块明显缩小，大小约2 cm×2 cm，质地较软，肿块中有一破溃口，有少许脓液渗出，大便改善，苔薄，脉细弦。二诊方加黄芪30 g、皂角刺15 g、三棱9 g，14剂。

四诊（2011年7月3日）：局部肿块缩小至1 cm×1.5 cm，溃破口基本愈合。上方去皂角刺，又进1个月，局部肿块已不明显。复查乳房B超示：双乳乳腺厚度正常，乳腺导管正常，双乳乳腺增生症，双腋下未见肿大淋巴结。

按语：本例患者初诊时乳房结块红肿疼痛，处于粉刺性乳痈之肿块期，证属肝经郁热、瘀浊凝滞。治疗上采用消法，用疏肝清热、活血化浊消痈法，促使肿块消散。方中柴胡、制香附、郁金、枳壳疏肝解郁，理气行滞；蒲公英、金银花、连翘、白花蛇舌草疏肝清热解毒；当归、赤芍、丹参、穿山甲、浙贝母、山慈姑、浙贝母、夏枯草活血化瘀，软坚散结。二诊时肿块有缩小，大便仍欠通畅，在上方的基础上加用酒大黄、火麻仁、黑芝麻润肠通便。三诊时肿块明显缩小，但化脓溃破，此时为粉刺性乳痈的脓肿溃破期，治疗上应消、托并用，故加用三棱活血消肿，黄芪、皂角刺托毒排脓。全方疏肝清热，托毒排脓。溃口收，肿块消，半年随访未有复发。本案例是老师采用清消法治疗粉刺性乳痈的临床实践，并取得了良好效果，体现了中医药治疗乳房疾病的特色。治疗方面，《疡科纲要》曰"治痈之要，未成者必其消，治之于早，虽有大证而可以消于无形"。故中医外科中消、托、补是其治法总则，并在长期的中医外科理论与实践发展中始终坚持"以消为贵"这一重要治疗原则。消法不仅能使外疡内消，而且对伴疮痈而发之瘀结、痰凝均可以起到消散的作用。

（4）乳癖（肝郁气滞、脾肾两虚证）

姓名：徐某某，性别：女，年龄：32 岁。

初诊日期：2014 年 11 月 29 日。

主诉：两乳胀痛渐重 2 年。

现病史：双侧乳房胀痛渐进性加重，尤以经前期为甚，伴有胸闷烦躁，肋胁作胀，腹胀腰酸。刻下症见：月经周期第 23 天，乳房胀痛难忍，伴有胸闷烦躁，肋胁作胀，腹胀腰酸，寐欠安，纳可，小便调，大便艰行。舌淡，苔腻，脉弦细。

月经史：14 岁初潮，经期 3 天，周期 26~27 天，量偏少，色紫红，有血块，经行第 1 天腹痛。

辅助检查：B 超示双乳腺结节状增生。

中医诊断：乳癖（肝郁气滞、脾肾两虚证）。

西医诊断：乳腺增生病。

治法：补肾助阳，疏肝理气。

方药：右归饮合越鞠丸加减。

当归 10 g，赤芍 10 g，白芍 10 g，山药 10 g，熟地黄 10 g，牡丹皮 10 g，茯苓 10 g，鹿角霜 12 g，五灵脂 10 g，荔枝核 15 g，制香附 10 g，川续断 10 g，钩藤 12 g，青皮 10 g。7 剂，每日一剂，水煎服，分 2 次服。

二诊（2014 年 12 月 6 日）：患者诉服上药后乳痛缓解，大便调，眠仍差，适值月经来潮，治以疏肝调经，方取越鞠丸合通瘀煎加减，方药：制香附 10 g，苍术 10 g，茯苓 10 g，丹参 10 g，五灵脂 10 g，生山楂 10 g，益母草 10 g，桃仁 10 g，红花 5 g，合欢皮 10 g，龙胆草 15 g，川牛膝 10 g，5 剂。

三诊（2014 年 12 月 12 日）：患者诉诸症改善，转从经后期论治，以滋阴养血为主，方取二至地黄丸加减，方药：女贞子12 g，墨旱莲12 g，山药10 g，熟地黄10 g，牡丹皮10 g，茯苓10 g，山茱萸9 g，川续断10 g，桑寄生12 g，钩藤12 g，青皮10 g，荔枝核12 g，7剂。

四诊（2014年12月20日）：服上药后患者诉带下增多，呈拉丝状，给予补肾温阳之中药口服，同时适当加入调理脾胃之品。方药：丹参、赤芍、白芍、山药、山茱萸、牡丹皮、茯苓、川续断、菟丝子、鹿角霜、五灵脂各10 g，木香9 g，红花6 g，7剂。如此调治3个月后，疼痛大有缓解。

按语：乳房不仅是女性最显著的第二性征，也是广义生殖系统中的一个组成部分，乳房的发育、成熟、稳定、衰退、萎缩，虽然与肾、肝、胃及冲任等脏腑经络有关，但主要与肾气、天癸有关，与天癸中阴阳消长转化的节律运动有关。老师认为乳腺增生病本质上与阴阳消长转化的周期失调有关，故要从根本上论治，以补肾调阴阳为主，按月经周期的阶段特点进行论治。但其形成与发展与心、肝的关系也很密切，所以在运用调周法的同时兼顾肝及心。如上述病案中佐以钩藤、青皮、荔枝核、制香附等，获效更佳。取越鞠丸中治疗气郁之香附配以青皮、荔枝核、钩藤以行气解郁，治气郁；牡丹皮、赤芍、五灵脂清热化瘀以清肝经之伏热；此方虽无治痰郁之品，然痰郁多由脾湿引起，故以山药、茯苓健脾益气；熟地黄、鹿角霜、川续断以温阳补肾；又加当归配合熟地黄、白芍以增益滋阴养血之效。其配伍滋阴养血药的意义，即《景岳全书》所说"善补阳者，必于阴中求阳"之意。二诊适值月经来潮，予越鞠丸加通瘀煎疏肝理气，活血化瘀，让瘀血顺势而下。三诊转从经后期论治，予疏肝理气、滋阴补肾之中药口服。四诊患者带下量增多，有拉丝状白带，提示有排卵，予补肾温阳之中药加理气健脾之中药以补肾调阴阳。经 3 个月的治疗后患者疼痛大减。

九、皮肤病

黧黑斑（肝郁血虚、气滞血瘀证）

姓名：林某，性别：女，年龄：40 岁。

初诊日期：2011 年 11 月 15 日。

主诉：面部色斑 2 年余。

现病史：患者面部色斑 2 年余，深褐色，尤以两颊上部、唇周明显，边界较清。月经规律，量少色黯，经行乳胀。平素工作忙碌，经常出差，出门必施脂粉遮盖。曾在美容院做过护理、激光等，效果不明显。患者初诊神情忧郁，夜寐欠佳，口苦，大便干，一日一次，小便调，纳一般。舌质红，苔薄白，脉细弦。

辨证分析：肝喜条达而恶抑郁，情志不畅，导致肝气郁结，血行瘀阻，气血失和，面部皮肤得不到气血津液的濡养，则生成黄褐斑。综合症状及舌脉，辨证属肝郁血虚、气滞血瘀证。

中医诊断：黧黑斑（肝郁血虚、气滞血瘀证）。

西医诊断：黄褐斑。

治法：疏肝清热，养血活血。

方药：牡丹皮 15 g，栀子 9 g，柴胡 6 g，当归 12 g，茯苓 15 g，赤芍 12 g，炒白芍 12 g，生地黄 12 g，熟地黄 12 g，三棱 10 g，莪术 10 g，黄芪 15 g，鹿角霜 12 g，龟板 15 g，女贞子 15 g。嘱其不可使用化妆品，同时开畅情怀，14 剂，水煎服，每日一剂。

治疗 3 个月后颧部色斑大片脱落，月经量有所增加。

按语：《医宗金鉴·黧黑斑》云：黧黑斑"由忧思抑郁，血弱不华，火燥结滞而生于面上，妇女多有之"。本案患者工作压力大，情志不舒，肝木不能条达。肝郁气机阻滞，气滞血瘀，忧思抑郁，损伤脾胃，气血生化不足，终至肝肾精血不足，故见月经量少色暗、乳胀、面部色斑等。治当疏肝解郁、调畅情志以治其本，同时活血养血以祛瘀斑等。故以逍遥散疏肝养血，加牡丹皮、栀子清热凉血、泻火除烦，泻肝郁之火，鹿角霜、龟板、女贞子、生地黄、熟地黄益肾填精，三棱、莪术、赤芍活血祛瘀，黄芪健脾益气。如此调理，肝气得疏，气血得养，冲任调和，则容颜光泽。

十、妇科杂病

凡不属经、带、胎、产和前阴疾病范畴，而又与女性解剖、生理特点有密切关系的疾病，称为"妇科杂病"。

常见的妇科杂病有不孕症、子宫脱垂、妇人腹痛、癥瘕等。

妇科杂病，临床证候不同，病因病机各异。就病因而论，总结有三：其一，起居不慎，感受外邪；其二，脏阴亏少，情志不调；其三，禀赋不足，气血虚弱。这些病因作用于机体，导致脏腑、经络、气血功能失调，便产生各种疾病。

妇科杂病病情多变，治疗必须以脏腑、经络、气血为核心，辨证施治。一般来说，不孕症以温养肾气、调理气血为主；子宫脱垂以补气升提为主，挟湿热者又宜清热渗湿；妇人腹痛以通调气血为主，必须按寒、热、虚、实用药；癥瘕宜理气散结，破血消瘀，然必察正气盛衰，酌用攻补。总之，对妇科杂病的治疗，只要从整体观念出发，辨证施治，就可以收到满意疗效。

阴痛（寒湿凝滞证）

姓名：朱某某，性别：女，年龄：46 岁。

初诊日期：2015 年 5 月 15 日。

主诉：外阴痛 3 个月。

现病史：患者近 3 个月无明显诱因出现外阴痛。刻下症见：外阴冷痛，遇冷加重，精神焦虑不安，经行腹痛，肛门下坠，腰骶冷痛。末次月经 2015 年 4 月 19 日，经量中等，5 天干净，经色淡暗，有血块，舌质淡，苔薄白，脉沉迟。

妇科检查：已产外阴，阴道通畅，宫颈充血，宫体后位，正常大小，活动受限，举痛（＋），左附件区增厚，压痛（＋），右附件压痛（＋），子宫直肠窝有触痛结节。

辅助检查：B 超提示子宫附件未见异常。

既往史：一年前因右侧卵巢巧克力囊肿行右附件切除术。

辨证分析：寒湿之邪侵入胞宫，与血相博结成瘀，闭阻冲任胞脉，不通则痛，遇冷加重。综合症状及舌脉，辨证属寒湿凝滞证。

中医诊断：阴痛（寒湿凝滞证）。

西医诊断：外阴痛。

治法：温经散寒，散结止痛。

方药：小茴香 10 g，干姜 10 g，没药 10 g，延胡索 10 g，川芎 10 g，当归 10 g，橘核 10 g，五灵脂 10 g，乌药 15 g，赤芍 15 g，青皮 10 g，柴胡 10 g，荔枝核 10 g，茯苓 10 g，白术 15 g，桂枝 10 g，炙甘草 10 g。7 剂，水煎服，每日一剂，分 2 次服。

二诊（2015 年 5 月 25 日）：诸症减轻，仍有轻微外阴痛，再以温经散寒、散结止痛为法。方药：小茴香 10 g，干姜 10 g，川芎 10 g，当归 10 g，橘核 10 g，五灵脂 10 g，乌药 15 g，青皮 10 g，荔枝核 10 g，茯苓 10 g，桂枝 10 g，三棱 15 g，莪术 15 g，山慈姑 15 g，半枝莲 15 g，21 剂。

三诊（2015 年 7 月 1 日）：诸症明显好转，外阴痛止，痛经好转，继用前方加减，巩固疗效。2 个月后停药未复发。

按语：《傅青主女科》云："夫寒湿乃邪气也。妇人有冲任之脉，居于下焦……寒湿满二经而内乱，两相争而作疼痛。"足厥阴肝经之脉起于足大指，经下肢内侧上行，绕阴器，过少腹，若寒气客于络血之中，血泣不得注于大经，血气稽留不得行，气机阻滞，不通则痛，即可发为前阴痛，故见阴部及大阴唇疼痛，见一系列伴随症。王淑斌根据多年的临床经验用少腹逐瘀汤加疏肝理气药并配合中药保留灌肠治疗该病，效果较好。方中小茴香、桂枝、干姜温经散寒；当归、川芎、赤芍养营活血；五灵脂、延胡索化瘀止痛；乌药、没药行气舒肝，散寒止痛；柴胡、青皮、橘核、荔枝核入肝经，行气散结止痛；茯苓、白术健脾利湿；三棱、莪术行气活血止痛；山慈姑、半枝莲清热解毒；炙甘草调和诸药。寒散血行，气机舒畅，自无疼痛之虐。

附：论文选录

补益通乳汤治疗产后缺乳 167 例疗效观察

杜凤香，李文红，王淑斌

（宁夏中医研究院妇产科）

母乳是新生儿的理想食物，其所含的蛋白质、脂肪、碳水化合物的比例适合新生儿消化能力和生长发育的需要。产后最初几日，乳汁分泌不足，常需要配合其他代乳品，因此可引起新生儿消化不良等反应。2001—2002 年，笔者用补益通乳汤治疗产后缺乳 167 例，并与西药常规治疗 163 例进行对照观察，现报告如下。

1 资料与方法

1.1 一般资料：330 例产妇均为住院患者，无产科并发症及内外科合并症，平均年龄 26.5 岁，最大 35 岁，最小 18 岁；观察时间为产后 1~5 日。将产妇随机分为 2 组，治疗组 167 例，其中正常产 108 例，剖宫产 59 例；对照组 163 例，其中正常产 105 例，剖宫产 58 例。2 组产妇年龄、分娩方式经统计学处理无显著性差异（ $P > 0.05$ ），具有可比性。

1.2 诊断标准[1]：产后排出乳汁量少，甚或全无,不够喂养婴儿；乳房松软，不胀不痛，挤压乳汁点滴而出，质稀，或乳房丰满，乳腺成块，挤压疼痛，乳汁难出，质稠。排除因乳头凹陷、皲裂造成的乳汁壅积不通，哺乳困难。

1.3 治疗方法

1.3.1 治疗组：予补益通乳汤治疗。药物组成：党参 10 g，炙黄芪 15 g，白术 10 g，当归 10 g，川芎 6 g，穿山甲 15 g，王不留行 15 g，通草 30 g，陈皮 6 g，漏芦 12 g。每日一剂，水煎，分 2 次服，每次 50 mL。正常产自产后第 1 日开始服药，剖宫产自产后第 2 日开始服药，连服 3~5 日为 1 个疗程。

1.3.2 对照组：采用产后常规治疗、护理，不服用中药。

1.4 疗效标准[1]：治愈，乳汁分泌正常，能正常哺乳；好转，乳汁分泌增多或乳汁分泌正常，但量少，不够喂养婴儿；无效，服药后乳汁分泌无变化。

2 结果

2 组疗效比较见表 1。

表 1　2 组疗效比较

组别	n	治愈	好转	无效	总有效率 /%
治疗组	167	121	46	0	100
对照组	163	86	53	24	85.3

3 讨论

产后缺乳临床较为多见，其发病率有上升的趋势，严重影响产妇身心健康和婴幼儿健康成长。目前西医尚缺乏有效的治疗方法。导致产后缺乳的因素较多，其发病机制较复杂，这是临床治疗的难点之一。"不治已病，治未病"，针对产妇"易虚易瘀""多虚多瘀"

的主要病机特点，笔者在临床上采用补益通乳汤治疗，正常产自产后第1日口服，剖宫产自产后第2日口服，治疗效果优于对照组。《傅青主女科》言："夫乳乃气血之所化而成也，无血固不能生乳汁，无气亦不能生乳汁。然二者之中，血之化乳，又不若气之所化为尤速。新产之妇，血已大亏，血本自顾不暇，又何能以化乳？乳全赖气之力，以行血而化之也。""气旺则乳汁旺，气衰则乳汁衰，气涸则乳汁亦涸，必然之势也。"补益通乳汤方中党参、炙黄芪、白术补气健脾；王不留行苦平，既能泻血通络，又能下乳；穿山甲咸能软坚，性善走窜，可通达经络直达病所，有下乳之功；漏芦味苦性寒，归胃经，可下乳，与长于下乳的穿山甲、王不留行配伍应用，加强通乳之效；通草为利水渗湿药，乳汁的分泌和排出为三焦通行水道、主持全身气化功能的具体表现，淡渗利湿药可通利三焦，增强气化功能，对全身各处之分泌机能具有普遍意义，这正是利水通乳的作用机制所在；《本草备要》所述，陈皮味辛，能散能补能泻，能升能降，为脾肺气分之药，调中快膈，导滞消痰，利水破癥，宣通五脏，与当归、川芎合用，行气和血调血。诸药合用，共奏补益气血、通络下乳之功。

参考文献

[1] 国家中医药管理局.中医病证诊断疗效标准 [M].南京：南京大学出版社，1994：71.

从肾虚论治胎动不安 60 例

冯亚宏，王淑斌，梁学勤

（宁夏中医研究院）

近年来，笔者从肾虚论治胎动不安 60 例，取效较好，现报道如下。

1. 一般资料

本组 60 例患者均为门诊患者，年龄最小 23 岁，最大 36 岁；其中初孕者 38 例，有流产史或多次妊娠者 22 例。临床表现为：妊娠期间先自觉腰骶酸痛、腹部胀坠作痛，继有阴道流血或多或少。排除难免流产及异位妊娠。

2. 治疗方法

以菟丝子 30 g、川续断 15 g、杜仲 15 g、桑寄生 30 g 为基础方，依据临床症状进行加减；若见阴道流血量多色深者，可加用生地炭、地榆炭、仙鹤草、苎麻根炭以安胎止血；色淡红，加升麻炭、藕节炭、陈皮炭升提止血；兼见精神倦怠，心慌气短，面色苍白，加党参、黄芪、白术、阿胶益气养血；兼见胸闷纳呆，大便溏薄，加用炒白术、山药、茯苓强健脾胃；兼见内热口干，头晕耳鸣，手足心热，加黄芩、黄柏、白芍清热养血。每日一剂,水煎,早晚分服,症状消失后继续巩固治疗 1 个月。治疗期间宜绝对卧床休息,合理营养饮食。

3.疗效标准及结果

痊愈:血止胎安,兼症消失,观察 2 周后各项检查证实继续妊娠。好转:漏红减少,兼症改善,各项检查证实正常妊娠。无效:出血不止,甚至堕胎流产,或胎死腹中。治疗结果:60 例中,痊愈 46 例,好转 12 例,无效 2 例,有效率为 96.67%。

4.病案举例

杨某,女,28 岁,2004 年 3 月 8 日初诊。主诉:停经 2 个月,阴道少量流血 2 天。伴腰骶酸痛,小腹下坠,精神倦怠,头晕目眩,舌淡,苔薄白,脉细滑无力。停经 44 天时测尿妊娠试验阳性。

1 年前曾孕 2 月余自然流产 1 次。现 B 超示孕囊 3 cm × 4 cm × 3 cm,可见胎芽及原始心管搏动。诊断:胎动不安(肾虚兼气血不足)。治疗:补肾益气,养血安胎。方药:菟丝子 30 g,川续断 15 g,杜仲 15 g,桑寄生 30 g,党参 10 g,黄芪 15 g,白术 10 g,仙鹤草 10 g,升麻炭 6 g,生甘草 5 g。4 剂,每日一剂,早晚服,并嘱患者卧床休息。药后阴道流血和腹痛逐渐停止,但仍有腰骶微酸,大便干,上方去仙鹤草、升麻炭,加玄参 10 g、桑葚 15 g,3 剂,药后诸症悉除,舌脉正常。后续二方去桑葚,加山药 15 g,每周服 3 剂以巩固疗效,直到孕 4 月余停药。于 2004 年 12 月 20 日足月顺娩一 3200 g 健康女婴。

5. 讨论

肾为先天之本、元气之根，主藏精，是人体生长发育和生殖的根本。《素问·奇病论》曰："胞脉系于肾。"《景岳全书·妇人规·胎漏》亦言："冲任之本在于肾，如肾气不藏则冲任不固。"验之临床，月经不调，胎孕疾患，属肾虚者居多。"胎动不安"属现代医学"先兆流产"范围，系指妊娠期间小腹下坠，腰骶酸痛，阴道流血或多或少的征象[1]。《景岳全书》曰："妇人肾以系胞，而腰为肾之府，故胎妊之妇最虑腰痛，痛甚则堕，不可不防。"且腰骶酸痛一症和预后亦有密切关系，笔者在临床上体会到，凡腰骶酸痛严重而阴道流血量多者，保胎较难，预后多不佳；凡腰骶酸痛较轻而阴道流血较少者，保胎较易，预后多佳。故临床治疗胎动不安以菟丝子、川续断、杜仲、桑寄生为主药以补益肝肾，稳固胎儿。临症依据虚、实、寒、热，从肾虚论治加减化裁，灵活应用，每可取得良好的效果。

参考文献

[1] 杨传英，贾淑敏，陈阿丽. 胎漏、胎动不安的辨证论治 [J]. 河南中医学院学报，2005，20（1）：53-54.

贾占清临床运用药对的经验

王淑斌

（宁夏中医研究院）

贾占清为全国第二批老中医药专家学术经验继承指导老师之一，从事中医临床工作30余年，治学勤勉，经验丰富。贾主任在灵活变通经方、古方、验方的基础上用药广泛，配伍精当，善用药对。笔者现将其运用药对的经验介绍如下。

1. 三棱与莪术

三棱与莪术均能活血祛瘀，行气止痛，但三棱偏于活血，为血中气药，多用于祛瘀；莪术偏于行气，为气中血药，多用于消积。二药相须为用，效果更好。治癥瘕积聚，血瘀经闭，食积腹满、腹痛，乳腺增生等。有瘀可消，无瘀可通，能行补药之滞，善开至坚之结。

2. 柴胡与生麦芽

柴胡性平味苦，清轻升散，能疏肝解郁，宣通气血，可用于气机不舒而致胸胁胀满、胁肋疼痛、月经不调、乳胀等。生麦芽性平，味甘、咸，开胃气，助消化，调肝气。柴胡重在升提，生麦芽重在宣通。二者相伍则肝气之郁自开，遏者自舒，而渐还其疏泄之常矣。

3. 白术与鸡内金

白术健脾益气，多服久服有塞滞之弊，与鸡内金相伍，以其善消瘀积之性而除白术之壅滞，起到健脾消积之功。用于脾胃虚弱，积滞不消的脘腹痞闷、胀满不舒等症。

4. 白芍药与甘草

甘草性平，味甘，通行十二经；白芍药性微寒，味苦酸，入肝、脾、肺经。二药相配有甘酸化阴之妙，故能滋阴分，益脾胃，既能解健脾药多偏燥无滋阴之功，又能化滋阴药多偏腻而少健脾之力。同时取其甘酸化阴，以敛阴养血，使精血足而筋脉得养，达到缓急止痛之效。用于气血不和的腹痛、筋脉挛痛等症。

5. 半夏与夏枯草

半夏除痰和胃，夏枯草清泄肝火，二药相配有泄肝火、和胃气的功效，可治痰热为患的失眠等症。

6. 川芎与露蜂房

川芎为治头痛之要药，性湿，味辛，入肝、胆、心包经，具有活血行气、祛风止痛的功效。川芎辛湿芳香，性善走窜，上行头目，下达血海，能散肝气之风，为治少阳、厥阴及血虚头痛之圣药，既活血又行气，有"血中气药"之称。然头痛如裂或反复发作者，单用川芎疗效不甚满意，取露蜂房质轻上行、散风通络止痛之效，与川芎相伍，治疗剧烈头痛、血管神经性头痛，疗效颇佳。

7. 龙骨与牡蛎

龙骨、牡蛎虽是收涩之品，但兼具开通之性，肝气横恣致胁下胀痛者用之可"敛戢肝火"，"此敛之即以泻之，古人治肝之妙术也"。二药敛正气而不敛邪气。凡心气耗散，肺气息贲，肝气浮越，肾气滑脱，用之皆有捷效。"即证兼瘀兼疼，或兼外感，放胆用之，毫无妨碍"。如清肾汤治小便频数、遗精、自浊而兼痛涩者即有二药入方。龙骨入肝以安魂，牡蛎入肺以定魄，故能宁心安神。贾主任认为二药又为治痰之神品，可治"至虚而兼实之痰"，"能开痰亦能补虚"。

8. 白术与当归

白术性湿，味甘苦，归脾、胃经，健脾益气助运；当归性湿，味甘辛，归肝、心、脾经，补血养阴润肠道。二药合用有异曲同工之妙。白术健脾防当归滋腻碍脾，当归滋润防白术湿燥，二药虽性湿，但均无生热之虞。二药相伍治疗虚秘，取效更佳。

9. 黄芪与麻黄

黄芪升补胸中大气以通卫气，功能逐风外出，而又以最善发表之麻黄辅之，一则扶正以祛邪，一则发汗以透邪。二药相济为用，"其逐风之力最猛，而实不至伤正气也"。二药相伍治疗风袭经络肌肉，初见麻木不仁，渐至肢体关节不利，疗效颇佳。

10. 人参与代赭石

人参补气而性兼升举，治上脱，恐有气高不返之虞，气虚而兼喘逆者不宜。佐以代赭石重坠之力以引之下行，能纳气归肾，壮下焦真元，且能使"上焦之逆气浮火，皆随之顺流而下"。

贾占清主任对乳腺癌术后的治疗

王淑斌[1]，杜凤香[1]，张耀贤[2]

（1. 宁夏中医研究院；2. 宁夏人民医院）

几十年来，贾主任以《内经》"正气存内，邪不可干""邪之所凑，其气必虚""精神内守，病安从来"为依据，认为乳腺癌的发生是由于人体正气虚弱，邪毒为患，其病机是肝气不舒，气机运行不畅，致使经络、脏腑、气血阴阳失调，气滞血瘀，痰凝聚瘕，蕴毒成瘤。治法上根据《内经·至真要大论》"寒者热之，热者寒之""坚者削之，客者除之，劳者温之，结者散之，留者攻之""损者益之"，以扶正固本、祛邪抗癌为治疗总则，来调整人体的阴阳气血、脏腑经络等功能，从而提高机体的免疫力及抗癌能力。现将其扶正固本以及祛邪抗癌的法则及方药分述如下。

扶正固本、补气生血：适用于气血两虚者，常用八珍汤加减；

健脾和胃：适用于脾胃两虚者，常用归脾汤加减；

温肾健脾：适用于脾肾两虚者，常用附桂八味丸加减；

益气养阴：适用于气阴两虚者，常用生脉饮加减；

调补冲任：适用于冲任不调者，常用四君子合二仙汤加味；

祛邪抗癌、清热解毒：适用于热毒内蕴者，常见残余癌，癌瘤手术、放化疗后尚有残留癌细胞未清除，以及防止癌细胞扩散转移。

常用白花蛇舌草、半枝莲、蒲公英、红藤、败酱草、金银花、连翘、仙鹤草、蚤休等。

活血化瘀： 适用于瘀血内阻者，常见机体微循环差，血液黏稠度高，并可用于预防癌症转移、复发。常用桃仁、红花、丹参、牡丹皮、川芎、益母草、当归、玄胡等。

软坚散结： 适用于有结块者，乳腺癌晚期已无法手术或手术不彻底带瘤生存者。常用炙山甲、夏枯草、山慈姑、蛰虫、三棱、莪术等。

化痰祛湿： 适用于痰湿内阻者。常用制半夏、胆南星、苍术、薏苡仁、厚朴、白芥子、藿香、佩兰等。

疏肝理气解郁：适用于气机郁滞不畅者。常用柴胡、郁金、香附、青皮、大腹皮、厚朴、枳实等。

温通散寒: 适用于寒邪凝滞者。常用吴茱萸、桂枝、肉桂、乌药、小茴香、细辛、干姜、附子等。

从乳腺癌患者发病的整个过程来看，均表现出邪正相争、虚实错杂的征象，因此它是本虚标实的。治疗上以扶正固本为主，抗癌祛邪为辅。对于正虚邪恋者，治疗应扶正与祛邪并重，并且需要随着邪正消长的变化随时权衡扶正与祛邪之间的轻重缓急，从而调整治疗方案，使各种治法互相渗透，灵活应用，才能做到"祛邪不伤正，扶正以达邪"。用药要循序渐进，连续服药，缓图其功，方能奏效。

另外，贾主任在扶正固本、祛邪抗癌的辨证论治之外，还针对乳腺癌患者在接受其他治疗过程中的全身状况及毒副反应进行对症治疗。①乳腺癌术后身体虚弱：乳腺癌患者在接受根治术后，手术对其生理及心理的打击较大，患者可能会出现气血双亏的情况，治疗则以调补气血为主，兼以解毒攻邪；②乳腺癌化疗后白细胞减少：

化疗最常见的毒副反应之一便是骨髓抑制，白细胞计数减少，治疗宜以养血生血为主，佐以解毒；③乳腺癌化疗后消化道反应：这也是化疗最常见的毒副反应之一，患者常感觉食欲降低，食量减少，甚则恶心呕吐，治疗宜以健脾和胃为主，佐以解毒；④乳腺癌放疗后放射性肺炎：放射性肺炎是放疗最常见的毒副反应之一，治疗宜养阴清肺；⑤乳腺癌术后患侧上肢淋巴水肿：这是乳腺癌根治术后比较常见的并发症，治疗宜益气活血、通络消肿。中医对症治疗常可有效缓解各种症状，减轻患者的痛苦，使患者体质得以增强，能够继续坚持做完必要的放化疗，最终可以延长生存期，提高生活质量。

贾主任在治疗乳腺癌时提倡辨证与辨病相结合的治疗原则，在辨病过程中，能够考虑到此病的病理特点，从局部的癌瘤及由肿块引起的症状出发，有针对性地自始至终选用具有抗癌作用的中药；在辨证过程中，能从整体观念出发，根据患者的具体情况针对病因病机，按照阴阳之所虚、邪毒之所在、标本之缓急、癌症所累脏腑之特性以及脏腑间的相互关系而制定具体病例在特定阶段的治则；在治疗过程中，应用中药优于其他抗癌药物，无毒副作用，并且能够根据症候千变万化的具体情况及时调整处方，灵活加减用药。

中医疗法具有调节人体阴阳、气血、脏腑经络功能平衡稳定，以及增强机体抗癌功能的作用，有下列特点：①对乳腺癌术后能起到扶正的功效；②减轻治疗过程（放疗和化疗）中的副作用和毒性反应；③提高治疗效果以及延长生存期；④改善骨髓造血机能，使白细胞和血小板上升或保持不降；⑤提高和调整机体的免疫功能，增强巨噬细胞的吞噬能力；⑥增强体液调节和提高内分泌功能，可以防癌及减少癌细胞转移机会；⑦提高和改善机体的新陈代谢能力，以利于患者恢复健康；⑧调节细胞内环核苷酸的含量，使肿瘤细胞向正常细胞转化，稳定内环境。中医疗法具有疗效较高、副作用少、生存质量好、生存期长的优点，故较受患者的欢迎，是乳腺癌康复过程中不可缺少的治疗方法之一。

典型病例：马某，女，57 岁，农民。1999 年 3 月 3 日初诊。患者 5 年前行左侧乳腺癌扩大手术，现化疗结束，自觉乏力，红外线扫描示右乳有一小结节，可疑癌，腋下淋巴结未触及，右颈部扪及 1 cm×1 cm 大小淋巴结，舌红苔薄，脉细，查血 Hb 122 g /L，WBC 4.1×10^9/L，N 0.58，L 0.42，给予黄芪、丹参、白花蛇舌草各 30 g，党参、半枝莲各 15 g，夏枯草、生牡蛎各 20 g，柴胡、浙贝母、海藻、昆布、莪术各 12 g，僵蚕 10 g，6 剂，水煎服，每日一剂。3 月 10 日复诊，左肩背疼痛，淋巴结减小，偶有咳嗽。上方加桂枝、前胡各 12 g，鸡内金、枳壳各 6 g，6 剂，水煎服，每日一剂。3 月 17 日三诊，左肩背疼痛减轻，纳可，余无特殊。查血 Hb 122 g /L，WBC 9.1×10^9/L，N 0.72，L 0.28。上方加玄参 12 g、鱼腥草 30 g、蜈蚣 2 条（分冲），6 剂，水煎服，每日一剂。守上方随证加减，共进 72 剂，后精神好转，纳、便正常，余无不适，胸部摄片肺部未见转移，查血 Hb 138 g /L，WBC 7.4×10^9/L，N 0.76，L 0.20，M 0.04，嘱定期复查巩固疗效。

经阴道超声监测卵泡大小及子宫内膜厚度
在不孕症治疗中的应用

潘慧琴，王淑斌

（宁夏中医研究院）

随着环境污染、性传播疾病的不断增加，不孕症发病率有逐渐上升的趋势，已成为世界性的生殖健康问题，其中排卵障碍是引起女性不孕的重要原因，占不孕的 25%[1]。经阴道超声（TVS）监测卵泡生长发育排卵及子宫内膜变化已广泛应用于临床，尤其在不孕症患者的治疗中，显出特有的优势。本文介绍 TVS 对 68 例不孕症患者 3 个以上月经周期的卵泡发育、子宫内膜变化进行连续监测的情况，现报告如下。

1 资料与方法

1.1 一般资料：2006 年 3 月至 2008 年 9 月来我院门诊就诊的 68 例不孕妇女，其中原发性不孕 48 例，继发性不孕 20 例。患者年龄 23~38 岁，平均年龄 29 岁；不孕年限 2~5 年，月经周期 24~35 天。本组患者于监测排卵前常规检查子宫、附件均正常 50 例，子宫正常伴多囊卵巢 11 例，卵巢正常伴双角子宫 4 例，卵巢正常伴纵隔子宫 3 例。所有患者输卵管通畅，并排除男性不育者。

1.2 仪器与方法：使用西门子 Sonoline Omnia 型超声显像仪，

阴道探头频率为 6.3 MHz。嘱患者排空膀胱，取膀胱截石位， 将阴道探头表面涂耦合剂，外套一次性避孕套，缓慢放入阴道内行多角度扫查，监测内容包括子宫大小、形态、内膜厚度，双侧卵巢大小，其内卵泡数目、质量情况。所有患者从月经周期第 8~11 天开始监测，连续监测到月经第 14~18 天，连续监测 3 个月经周期以上。卵泡直径 <10 mm，每 3 天监测 1 次；卵泡直径 <15 mm，每 2 天监测 1 次；卵泡直径 ≥ 15 mm，则每日监测 1 次，至成熟卵排卵为止。 精确测量、准确记录， 观察有无成熟卵泡及排卵。

排卵前后，卵泡的形态有明显的变异，用二维图显示，排卵前的卵泡壁薄、液清，拉长呈椭圆形或哑铃形，一端见丘状低回声斑块，整个卵泡移向卵巢上端的表面并向外突起。排卵后的黄体恢复成圆形、壁厚、囊液透声差的囊泡。

2 结果

68 例不孕症患者中，子宫、附件均正常 50 例，子宫内膜增殖早期，双侧卵巢均可见生长的卵泡， 卵泡直径 3~5 mm；至子宫内膜增殖中期，卵泡逐渐长大，42 例见一侧卵巢生长卵泡，大多 3~4 个，并有 1 个优势卵泡，其中 37 例对侧卵巢也可见到生长的卵泡，但无优势卵泡；至子宫内膜增殖中晚期，其卵泡不再长大，一般停留在 17 mm 以下。在常规阴道超声对卵泡生成及子宫内膜变化情况的监测下，采用氯米芬及 HCG 对不孕症患者进行促卵泡生长及促排卵治疗。治疗后，排卵障碍不孕症患者中有优势卵泡且最终排卵成功 42 例（61.8%），先有优势卵泡后逐渐萎缩 18 例（其中包括多囊卵巢综合征 10 例，卵泡不破裂黄素化 5 例，余 3 例排卵前后子宫附件正常）， 未见优势卵泡 8 例。最终排卵 42 例中，三线征子宫内膜 27 例（64.3%），均质征子宫内膜 15 例（35.7%），均质征子宫内膜厚度 < 9 mm；22 例妊娠患者中，2 例为子宫发育不良患者。42 例排卵成功妊娠与非妊娠患者的卵泡直径及子宫内膜厚度比较差异有统计学意义。

3 讨论

女性不孕病因复杂，其中女性是否排卵是一个重要监测指标，超声技术的应用可以发挥肯定的作用。既往在这方面多依赖基础体温和血、尿中激素水平的变化来判断是否排卵。卵泡发育的监测，有无正常排卵，对查找不孕症的病因起着重要的作用[2]。连续超声检查能发现一些与激素水平变化不一致的特殊情况，超声的图像特征可以判断卵泡的成熟度和是否已排卵。本组 68 例不孕症患者利用超声进行卵泡发育及子宫内膜变化连续监测，采用氯米芬及 HCG 治疗，最终排卵 42 例中有 22 例妊娠，受孕率达 52.4%，在正常排卵周期中还有 20 例（47.6%）未受孕。监测结果显示，妊娠组卵泡直径和子宫内膜状况明显优于非妊娠组，两组比较差异有统计学意义；受孕最佳卵泡直径（22.10 ± 1.20）mm，最佳子宫内膜厚度（12.91 ± 1.15）mm，并呈三线征。本组治疗结果显示，卵泡直径过大或过小均不能受孕，子宫内膜太薄或过厚均不能使受精卵着床。本组 68 例中有 4 例（5.88%）为大卵泡周期，大卵泡周期直径 > 30 mm，此时卵泡老化，受孕率几乎为零。

超声排卵监测可以了解卵巢对排卵治疗的反应性，在指导、调整及制订个体化治疗方案中发挥重要作用[3]。诱导排卵治疗不孕症时要注意预防并发症，其中卵巢过度刺激征最严重。当超声监测发现给药时间内卵泡发育过大，卵巢明显增大，直径 > 48 mm，有轻度腹胀、恶心、呕吐等症时，应立即提示临床医师，治疗过程中要掌握好用药剂量和给药时间，可通过适时的卵泡监测调整用药剂量，以减少及避免此综合征的发生[4]。

参考文献

[1] 卢惠霖，卢光琇. 人类生殖与生殖工程 [M]. 郑州：河南科学技术出版社，2001：175.

[2] 董铄. 不孕症的超声监测与应用 [J]. 中华超声影像学杂志，2001，10（5）：320 -321.

[3] 庄广伦. 现代辅助生育技术 [M]. 北京：人民卫生出版社，2005：129.

[4] 符亚莉，李海蓉，陈向清. 超声对（FSH/CC）两种不同促排卵方法效果的监测 [J]. 中国现代医学杂志，2000（11）：94.

铁心甘草治疗痛经的临床疗效观察

牛阳[1]，侯玲玲[1]，王淑斌[2]，杨莉侠[1]

（1.宁夏医学院中医系；　2.宁夏中医研究院）

铁心甘草为豆科植物甘草的根及质地坚硬、呈紫黑色的茎心部分。铁心甘草产于西北各省区，在宁夏地区主要产于盐池、陶乐、灵武等地，民间常用该药治疗腹痛及妇科痛经等[1]。依据民间经验，结合侯玲玲教授的临床实践，笔者将该药制成煎剂，与疗效肯定的市售成药延胡索止痛片做对照，现总结报道如下。

1 资料与方法

1.1 临床资料

病例的诊断标准、中医辨证分型标准及疼痛程度划分标准均遵照卫生部制定的《中药新药临床研究指导原则》中的"中药新药治疗痛经的临床研究指导原则"中的有关规定[2]。本研究从宁夏医学院附属医院及宁夏中医研究院妇产科门诊无选择性地收集了 68 例痛经患者，将其随机分为观察组和对照组。

观察组 38 例，年龄 17~47 岁，平均（23.42±5.4）岁，病程（6±4.2）年。对照组 30 例，年龄 18~42 岁，平均（26.4±8.1）岁，病程（6.9±4.1）年。 68 例痛经患者中，原发性痛经 53 例，其中观察组 32 例，对照组 21 例；继发性痛经 15 例，其中观察组 6 例，对照组 9 例。疼痛程度：轻度疼痛 6 例，其中观察组 2 例，对照组 4 例；中度疼痛 35 例，其中观察组 19 例，对照组 16 例；重度疼痛 27 例，其中观察组 17 例，对照组 10 例。按中医辨证，观察组中属气滞血瘀型 22 例，寒湿凝滞型 7 例，气血虚弱型 8 例，肝肾不足型 1 例；对照组中分别为 18 例、6 例、4 例、2 例。两组资料经统计学处理均无显著性差异，具有可比性。

1.2 治疗方法

1.2.1 药物：观察组服用 100% 铁心甘草煎液，制剂由宁夏医学院附属医院制剂中心生产提供；对照组服用延胡索止痛片，由河南省社旗县制药厂生产 [豫卫准字（84）37008 号]。

1.2.2 服药方法：采用单盲法，观察组于痛经时服用，每次服用 20 mL，每日 1 次，连用 3 日，连续治疗 3 个月经周期；对照组，每次服用 6 片，每日 3 次，服药开始时间及疗程同前。两组患者在治疗期间均停服其他中西药，并随访 3 个月经周期。

1.3 疗效标准

采用卫生部制定的《中药新药临床研究指导原则》中的疗效标准 [2]。①痊愈：服药后积分恢复至 0 分，腹痛及其他症状消失，停药 3 个月经周期未复发。②显效：积分降低至治疗前积分的 1/2 以下，腹痛明显减轻，其余症状好转，不服止痛药能坚持工作。③有效：积分降低至治疗前积分的 1/2~3/4，腹痛减轻，其余症状好转，服止痛药能坚持工作。④无效：腰痛及其他症状无改变者。

2 结果

2.1 两组总疗效比较：治疗 3 个月经周期后，观察组中，痊愈 11 例（占 28.9%），显效 15 例（占 39.5%），有效 9 例（占

23.7%），无效 3 例（占 7.9%），总有效率为 92.1%。对照组中，痊愈 3 例（占 10.0%），显效 7 例（占 23.3%），有效 9 例（占 30.0%），无效 11 例（占 36.7%），总有效率为 63.3%。两组疗效比较有极显著性差异（$\chi^2 = 8.51$，$P < 0.01$）。

2.2 原发性痛经与继发性痛经的疗效比较：两组间原发性痛经疗效相比，观察组显著优于对照组（$\chi^2 = 10.33$，$P < 0.001$）；继发性痛经的组间疗效无明显差异（$\chi^2 = 0.069$，$P > 0.05$）。

2.3 中医辨证分型与疗效的关系：观察组中属肝肾亏虚型 1 例，治愈 1 例；对照组中属肝肾亏虚型 2 例，治愈 1 例，无效 1 例。因例数少，疗效无统计学意义。

3 讨论

3.1 痛经的发病，有虚有实，或因情志不遂，肝气郁滞，血行受阻，经血滞于胞中；或因受寒伤湿，寒湿聚于下焦，经血为寒湿所凝，运行不畅；或因气血亏虚，运血无力，血海空虚，胞脉失养；或因素体虚弱，久病不愈，肝肾亏虚，不能滋养胞脉。然其病机关键在于邪气阻滞气机，气血运行不畅，经血滞留，不通则痛[3]。

3.2 铁心甘草微苦、甘、平，功能和中缓急、理气止痛，民间刮取研细末，温开水或黄酒冲服，治疗腹痛及妇科痛经等病。笔者用 100% 铁心甘草煎液治疗痛经，发现该药疗效高，作用范围广，对气滞血瘀、寒湿凝滞、气血虚弱、肝肾亏虚型均有满意疗效，尤其对气滞血瘀型及气血虚弱型疗效较为突出，许多患者经 3 个月经周期治疗后，随着痛经症状的减轻或消失，经血量增多，血块减少或消失，提示该药可能具有活血化瘀、益气养血、理气调经的功能。除个别患者服药后有轻度恶心外，未见毒副反应。

3.3 现代实验研究表明，铁心甘草不仅可以抑制正常大鼠离体子宫平滑肌的正常活动[4]，而且可以抑制由 PGF2α 及催产素引起的家兔在体子宫平滑肌的强烈收缩，还可以明显抑制由醋酸引起的小鼠疼痛，具有明显的镇痛作用，同时具有扩张毛细血管、增加血流量及抗炎消肿作用[5]。这些都可能是该药治疗痛经的现代医学机理。

参考文献

[1] 邢世瑞. 宁夏中药志（上卷）[M]. 第 1 版. 银川：宁夏人民出版社，1991：480.

[2] 中华人民共和国卫生部. 中药新药临床研究指导原则 [S]. 第一辑. 1993：263.

[3] 孙宁铨，林雅沄，张众羽，等. 痛经散治疗原发性痛经的临床与机制初探 [J]. 中西医结合杂志，1986（12）：711.

[4] 赵自强，高保京，韩生银，等. 铁心甘草对大鼠离体子宫的作用研究 [J]. 宁夏医学院学报，1996，18（3）：20-23.

[5] 赵自强，牛阳，韩生银，等. 铁心甘草治疗痛经的药理作用的实验研究 [J]. 中国中医药科技，1995，2（6）：26-27.

痛经多瘀

王淑斌

（宁夏中医研究院）

痛经亦称"经行腹痛"，临床上分为原发性和继发性两种，前者是指生殖器官无器质性病变的痛经，后者是指由于生殖器官某些器质性病变而引起的痛经。

痛经多见于瘀，临床上按常见于气郁、寒凝、湿热下注等，分述如下。

气郁：《灵枢·百病始生》中有"若内伤于忧怒，则气上逆，气上逆则六输不通，温气不行，凝血蕴里而不散"，这说明愤怒伤肝，使肝气郁滞，血行受阻，经血滞于胞宫而痛。

寒凝：寒为阴邪，其性收引。若感受寒邪或食生饮冷，过服寒凉而导致阳虚生寒，血遇寒凝而形成血瘀，《诸病源候论》说："月经痞涩不通，或产后余秽未尽，因而乘风取凉，为风冷所乘，血得冷则结成瘀也。"《医宗金鉴》云："产后经来风冷客，血室之内有瘀停。"感受寒湿之邪，经血被凝，血行不畅而痛。

湿热下注：脾虚湿盛，肝经郁热，湿与热结，流入冲任，阻滞气血致经行不畅而痛。痰湿流注于肌膝脉络之间，阻滞脉道，使经血不畅而痛。

瘀阻而致痛经的主证：血色紫暗，量少或行而不畅，有血块，质黏，血块下则腹痛减轻或消失。舌质暗，红边，有瘀点或瘀斑，脉细弦或细涩。

方用桃红四物汤加香附、玄胡、赤芍、甘草。方中桃红四物汤活血化瘀；香附理气解郁而止痛；玄胡活血兼能行气而止痛；赤芍凉血活血，散瘀止痛；甘草与白芍相配缓急止痛并调和诸药。诸药相配，有活血祛瘀、养血调经、行气止痛之功效。

临床应用时若偏寒者，温经散寒而化瘀，加用吴茱萸、附子、桂枝、小茴香等；若偏热者，清热凉血而化瘀，加用黄连、生地黄、黄芩等；虚者养血益气而化瘀，加用黄芪、党参、阿胶等；用药时还需根据妇女气有余、血不足的特点，慎用大辛大热、大苦大寒之药。

妇女以血为主，以血为用，气与血相辅相成。"血为气母，气为血帅。"因血壅阻胞脉必兼气滞，故治疗痛经时应调整气血之间的关系，使之达到相对平衡。正如《素问·至真要大论》所谓"疏其血气，令其调达，而致和平"。因此，在活血化瘀的同时，应加用行气之药，瘀化气行则疼痛自止。

病案举例：李某某，女，40岁，教师，1996年3月22日初诊。经行腹痛5年，末次月经3月21日，量少色紫红，质黏，有血块较多，但不大，血流不畅，乳房胀痛，腹胀憋痛，面目浮肿，有明显精神刺激史，纳可便调。舌暗，苔薄黄，脉细弦。证属气滞血瘀。暂拟疏肝解郁、化瘀止痛之法，方用柴胡18 g、川楝子（打）12 g、泽兰叶10 g、桃仁10 g、红花10 g、熟地黄12 g、赤芍6 g、当归15 g、川芎10 g、制香附15 g、玄胡20 g、杭芍15 g、坤草15 g、生甘草6 g。5剂，水煎服，并嘱其要心情舒畅。药后乳胀减轻，腹憋、面目浮肿消失，苔脉同前，效不更方，原方继进3剂而愈。

阴道彩色超声在中西医结合
治疗不孕症中的临床应用

潘慧琴，杜凤香，王淑斌，冯亚宏，李维军，李迎辉，

崔聚红，党秀丽

（宁夏中医研究院）

女性不孕症占育龄夫妇的 10%~15%，其中排卵障碍占不孕症的 25%~35%[1-2]，该病严重影响孕龄妇女的生殖健康。本项研究通过阴道彩色超声监测及跟踪观察，按期指导临床应用中药养精种玉汤辅以西药治疗 72 例排卵障碍性不孕症，现总结报告如下。

1 资料与方法

1.1 一般资料：本研究 72 例患者系 2009 年 10 月至 2012 年 10 月在我院妇产科不孕症门诊确诊为排卵障碍性不孕症[2]，中医证属肝肾不足、精血亏虚之患者；年龄 24~36 岁，平均（30±1.3）岁；月经周期 26~30 天，病程 2~8 年。72 例患者输卵管均通畅，卵巢、子宫无器质性病变，配偶精液化验正常。72 例患者中，妊娠 25 例，为妊娠组；未妊娠 47 例，为未妊娠组，妊娠率为 34.7%。2 组患者年龄、病程、月经周期等比较，差异无统计学意义（$P > 0.05$），具有可比性。

1.2 超声判定标准 [3]

1.2.1 卵泡发育正常： ①卵泡发育良好，卵泡饱满，张力好，卵泡壁见环状血流分布，排卵前卵泡直径（21.6 ± 2.5）mm；②卵巢动脉血流灌注丰富，血流频谱呈低阻力血流特征，卵巢动脉搏动指数（PI）、卵巢动脉阻力指数（RI）值越来越低；③排卵期子宫内膜快速增厚，厚度平均达（13.40 ± 0.72）mm，排卵后子宫内膜持续缓慢增厚，呈三线征。

1.2.2 卵泡发育异常： 卵泡小且血流灌注差，整个排卵期卵泡大小及子宫内膜厚度缺乏周期性变化，卵泡直径 > 17 mm，排卵期子宫内膜厚度多 < 8 mm，卵巢动脉血流频谱监测不到或频谱呈高阻力血流特征。PI、RI 值无特征性改变。

1.3 方法

1.3.1 治疗方法： 2 组患者均于月经第 5 天开始口服枸橼酸氯米芬胶囊（广州康和药业有限公司生产），每次 50 mg，2 次 / 天，连服 5 天；于月经第 8 天开始行阴道超声检测，并口服补益肝肾、填精养血的中药养精种玉汤加减治疗。药物组成：熟地黄黄 20 g，当归 15 g，白芍 24 g，山茱萸 18 g，菟丝子 15 g，覆盆子 12 g，黄精 15 g，制首乌 10 g，制香附 10 g，鹿角霜 6 g。水煎服，每日一剂，分 2 次煎服，连服 5 天。月经周期内，枸橼酸氯米芬胶囊给药后 5 天，肌肉注射绒毛膜促性腺激素（丽珠制药厂生产）5000 IU/ 次，之后根据超声监测卵泡发育和排卵情况，酌情服用中药促排卵汤。药物组成：赤芍 15 g，牛膝 9 g，当归 10 g，巴戟天 9 g，丹参 12 g，路路通 12 g，炮穿山甲（冲服）6 g，枳壳 6 g，仙灵脾 9 g，鸡血藤 15 g，皂角刺 12 g。水煎服，每日一剂，分 2 次煎服，连服 2 天。超声监测排卵后，再用养精种玉汤调补黄体功能，若未孕，连续治疗 6 个月经周期。

1.3.2 超声监测：采用 GE VOLUSON E6 超声诊断仪，阴道探头频率为 6 MHz。受检者排空膀胱，探头上涂耦合剂，然后套上无菌避孕套，将探头轻轻置入患者阴道内，调节图像增益，使图像清晰。若行彩色多普勒血流显像，注意旋转调整探头方向，以获得各部位血流显示的最佳图像，血流与声束夹角均校准至 < 60°，取样线 1~2 mm 为宜。对所选 72 例排卵障碍性不孕症患者从月经第 8 天开始监测至月经第 18 天，1~2 天监测 1 次，直至卵泡成熟并排卵。一般连续监测 3 个月经周期以上，主要观察：①卵泡大小、卵泡发育、排卵情况及子宫内膜厚度、形态；②监测卵巢动脉血流频谱，测量 PI、RI 值，准确记录数据。经阴道彩色超声监测，按受孕和未受孕的不同参数值分组对比，最后对各项参数进行统计学处理。

1.4 统计学方法：采用 SPSS 13.0 统计软件，计量资料以 $\bar{x} \pm s$ 表示，组间比较采用 t 检验，计数资料采用 χ^2 检验，以 $P < 0.05$ 为差异有统计学意义。

2 结果

72 例患者经临床治疗 6 个月经周期以上，已妊娠 25 例，尚未妊娠 47 例。超声监测显示受孕组卵泡大小（F）、子宫内膜厚度（EN）明显优于未受孕组（$P < 0.01$），受孕组和未受孕组卵巢动脉 PI、RI 值差异有统计学意义（$P < 0.01$）。

3 讨论

不孕症历来是困扰女性生殖健康的重要问题，也一直是临床诊断与治疗的世界性难题。现随着阴道彩色超声技术的不断更新及推广应用，其已逐渐成为临床探索不孕症致病原因和指导临床制订治疗方案的重要手段，再加上可指导患者掌握受孕时机，对提高临床不孕症治疗成功率具有重要意义 [4]。

本研究资料显示，卵泡发育大小、子宫内膜厚度及卵巢动脉血流是影响妊娠的主要因素。为了准确掌握女性不孕症患者的排卵期，可根据 PI 和 RI 值预测卵泡发育是否正常，以指导妊娠 [5]。本研究经过阴道彩色多普勒超声观察卵巢动脉舒张期血流 PI、RI 值的变化，发现受孕组排卵期卵泡发育正常或接近正常，近排卵期子宫内膜快速增厚，排卵后子宫内膜持续缓慢增厚，卵巢动脉血流从卵泡发育期到排卵期越来越丰富，PI、RI 值越来越低，到排卵期 PI、RI 值最低，此时受精卵容易着床。未受孕组整个排卵期卵泡大小和子宫内膜厚度缺乏周期性变化，卵泡直径 < 17 mm，排卵时子宫内膜厚度多 < 8 mm，卵巢动脉血流频谱监测不到或频谱呈高阻力血流特征，PI、RI 值无特征性改变，表明卵巢血供障碍导致卵泡发育差、不排卵。由此可见，子宫内膜厚度及其特征性变化在一定程度上反映卵巢功能，这与部分学者提出的"子宫内膜厚度代表着子宫内膜组织受激素调控的生长情况，且与妊娠率存在着一定关系" [6]的观点相吻合。

参考文献

[1] 毕胜利，张春晖. 输卵管性不孕症的治疗现状 [J]. 中国现代药物应用，2009，3（3）：182-183.

[2] 乐杰. 妇产科学 [M]. 第 7 版. 北京：人民卫生出版社，2008：351-353.

[3] 谌立军，田艾军，蒋晓光，等. 经阴道彩色多普勒超声对

不孕症患者卵泡发育及卵巢血流灌注的研究 [J].中国超声诊断杂志，2004（6）：432-434.

[4] 刘艳. 超声监测子宫内膜厚度及卵泡发育在不孕症中的应用 [J]. 医学理论与实践，2008，21（10）：1201.

[5] 于传鑫，李诵弦. 实用妇科内分泌学 [M]. 第 2 版. 上海：复旦大学出版社，2004：27-28.

[6] 门殿霞，刘望彭. 经阴道超声评价不孕症患者子宫内膜容受性的研究进展 [J]. 临床超声医学杂志，2006，8（9）：548-549.

中西医结合治疗女性
抗精子抗体阳性不孕 112 例

杜凤香，王淑斌

（宁夏中医研究院妇产科）

1 临床资料

112 例患者均为 1988—2002 年我科门诊患者，年龄 22~24 岁 8 例，25~29 岁 71 例，30 岁及以上 33 例；不孕年限 2~4 年有 65 例，5~7 年有 42 例，8 年以上有 5 例。

1.1 诊断标准[1]：育龄妇女结婚 2 年以上，夫妇同居，双方性生活正常，不避孕而未受孕者；排除生殖系统先天性生理缺陷和畸形；化验血液抗精子抗体阳性。

1.2 治疗方法：上述患者均采用抗阳助孕方加减和泼尼松配合治疗。方药组成：丹参 30 g，当归 12 g，黄芪 15 g，三七（分冲）5 g，知母 10 g，黄柏 10 g。随证加减：阴虚，加女贞子 10 g、旱莲草 12 g；阳虚，加仙灵脾 12 g、鹿角霜 6 g；肝气郁结，加台乌药 12 g；卵泡期，加党参 15 g、淮山药 12 g、熟地黄 15 g、白芍 15 g；排卵期，加茺蔚子 15 g、路路通 12 g；黄体期，加仙茅 12 g、鹿角胶 6 g、紫河车 6 g。随月经周期每日一剂，水煎服，经期停服。同时口服泼尼松 5 mg，每日 3 次，饭后服，连服 3 个月为 1 个疗程，服用 1~2 个疗程。治疗期间性交用避孕套。

疗效标准[1]：治愈，抗体转阴并妊娠；有效，虽未妊娠但抗体转阴；无效，抗体未转阴也未妊娠。

2 治疗结果

经不孕年限及各年龄组显著性检验分析，差异均有显著性（$P < 0.01$），说明本方剂配合泼尼松对不孕年限在 2~7 年以及年龄在 22~29 岁间的女性抗精子抗体阳性不孕症患者具有较好的疗效。这提示抗体转阴率、妊娠率与不孕年限有着重要的关系，不孕年限越长，年龄越大，妊娠率越低。

3 讨论

病因病理：抗精子抗体的存在是造成不孕不育的主要免疫因素之一，约占不孕妇女的 20%。其病因是精子、精浆、受精卵等作为抗原在女性体内引起免疫反应，产生相应的抗体。其主要作用机理为：①阻碍精子穿透宫颈黏液；②影响精子酶活力，抑制精子对透明带的附着与穿透；③封闭顶体膜上的抗原位点，阻碍顶体反应；④针对受精位点，干扰精子与透明带接触结合；⑤抑制精子与卵黄膜融合，影响精卵结合[2-3]。中医理论认为，免疫性不孕主要与阴阳气血失调及消长转化节律有关，湿热、瘀血、邪毒是诱因。邪毒内侵胞宫，损伤冲任，导致肾虚血瘀，气血不畅，胞宫纳精无力，精子行进受抑甚至凝集难动，精卵难以结合而不孕。

治疗原则：清除抗体，调节免疫功能。依据中医理论基础，结合月经周期，采用分期调周法治疗，按照月经周期中阴阳消长转化规律，辨证施治。本方中丹参能补冲任脉之血，文献报道它对免疫反应具有调节作用，能改善微循环；当归能补血活血、调冲任，据药理研究它含有人体必需的微量元素，能参与多种酶的合成与调节；三七具有较强的活血化瘀效果；黄芪补气，能增强身体的免疫力；知母、黄柏润肺滋肾，清热解毒。诸药合用再随证并依月经周期的不同阶段加减，能增强机体对各种不良刺激的非特异性抵抗力，抑制女性体内抗体的产生等，对抗精子抗体的转阴起到积极作用。同时，泼尼松具有干扰巨噬细胞对抗原的加工、减少补体对精子的细胞毒作用，可使抗精子抗体效价下降以致受孕。服药期间性交用避孕套，目的是阻断抗原的接触，减少抗精子抗体的再产生。

目前，临床上单一西药方法治疗效果不够理想。笔者采用中西医结合的方法进行治疗，提高了疗效，增加了妊娠机会，且未发现明显的副作用。

由于许多不孕患者在身体局部还并存或单独存在其他抗体，如宫颈黏液抗精子抗体、抗子宫内膜抗体等，因此治疗效果不够理想，还应考虑并治疗其局部病变。

参考文献

[1] 国家中医药管理局. 中医病证诊断疗效标准 [M]. 南京：南京大学出版社，1994：72.

[2] 徐晓峰. 抗精子抗体产生的机制及其作用的研究 [J]. 生殖与避孕，1997，17（1）：8-11.

[3] 刘雯，曹晓纲，曹凤根. 抗精子抗体对精子顶体酶活性的影响 [J]. 中国男科学杂志，1998，12（2）：86-87.

中药益肾安胎膏治疗先兆流产临床疗效观察

冯亚宏，高迎春，王淑斌

（宁夏中医研究院妇产科）

近年来，随着经济的快速发展以及生活节奏的加快，人们面临的压力越来越大，在这种特殊的社会环境下，先兆流产的发病率逐年增高，所以寻找一种有效且便捷的方法治疗先兆流产，改变妊娠结局，具有积极的临床意义和社会意义[1]。本研究选取宁夏中医研究院妇产科的 120 例先兆流产患者，分别采用益肾安胎膏、注射黄体酮、口服孕康颗粒 3 种不同方法治疗，现报道如下。

1 资料与方法

1.1 一般资料

选取 2013 年 1 月至 12 月来我院妇产科就诊的先兆流产患者 120 例作为研究对象。患者以停经、腹痛或腰酸、阴道出血为主诉就诊，妊娠试验呈阳性，经 B 超检查，胎儿存活。早期先兆流产的诊断标准参照《妇产科学》（第 6 版），结合 B 超检查宫内孕囊变化及心管搏动的变化，并观察治疗后阴道出血、腹痛或腰酸情况，随访 3 个月综合评定疗效。将 120 例患者随机分为 3 组，治疗组 40 例，年龄 22~42 岁，平均（28.6±1.5）岁；西药对照组 40 例，年龄

21~40 岁，平均（27.3±1.5）岁；中药对照组 40 例，年龄 13~41 岁，平均（28.8±1.5）岁。3 组患者年龄、病程等方面比较，差异无统计学意义（$P > 0.05$），具有可比性。

1.2 治疗方法

治疗组患者选用我院中医传承工作室负责人王淑斌经验方益肾安胎膏（组方：菟丝子、桑寄生、续断、阿胶、太子参、党参、黄芪、白术、砂仁等）治疗，每次 10 g，每日 3 次，口服；西药对照组给予黄体酮注射液 20 mg，每日 1 次，肌注；中药对照组给予孕康颗粒，每次 1 包，每日 3 次，口服。3 组患者均连续用药 2 周。

1.3 疗效判定标准

显效：腹痛、阴道出血等症状消失，采用 B 超复查时发现孕囊直径增大，有胚芽及原始心管搏动；有效：腹痛、阴道出血等症状显著减轻，复查时孕囊直径增大，有胚芽及原始心管搏动；无效：腹痛加剧、阴道出血增多致流产，或复查 B 超时胚胎停止发育，治疗失败。总有效率＝（显效＋有效）例数／总例数 ×100%。

1.4 统计学方法

采用 SPSS 19.0 统计学软件对所得数据进行统计分析，计算总有效率（含显效和有效），计数资料以率（%）表示，采用 χ^2 检验，以 $P < 0.05$ 为差异有统计学意义。

2 结果

2.1 3 组患者临床疗效比较

治疗组患者显效 33 例，有效 5 例，无效 2 例，总有效率为 95.0%；西药对照组患者显效 28 例，有效 7 例，无效 5 例，总有效率为 87.5%；中药对照组患者显效 25 例，有效 8 例，无效 7 例，总有效率为82.5%。3种药物对先兆流产都有效，治疗组总有效率明显高于西药对照组和中药对照组，差异有统计学意义。

2.2 3组患者妊娠情况比较

对3组保胎治疗有效的患者进行随访，治疗组有1例患者流产，继续妊娠率为97.4%；西药对照组有3例患者流产，继续妊娠率为91.4%；中药对照组有5例患者流产，继续妊娠率为84.8%。比较3组患者妊娠结果，治疗组继续妊娠率高于2组对照组，差异有统计学意义。

3 讨论

先兆流产是临床上常见的孕期并发症，且近年来发病率逐渐上升，西医治疗方法主要是补充黄体酮，抑制宫缩，卧床休息，严禁性生活[2]。但补充黄体酮并不适用于所有患者，对其他原因引起的先兆流产则疗效欠佳[3]。先兆流产属中医学"胎漏""胎动不安""滑胎"等范畴。历代医家向来重视对胎漏、胎动不安的诊治，早在《金匮要略·妇人妊娠病脉证并治》中就提出了安胎、养胎的方药[4]，安胎是中医妇科的优势之一。广州罗元恺教授的学术继承人经20余年的研究，通过首创病证结合流产模型用于保胎机理研究，阐明肾虚是流产的主要病机[5]。基于这一病机，王淑斌经验方以益肾为基础，以寿胎丸为基础方合理组方，方中的主要成分菟丝子、桑寄生、续断能补肾益精，固摄冲任，肾旺自能荫胎[6]；阿胶养血补血安胎；太子参、党参、黄芪、白术、砂仁甘温益气、健脾调中，以助生化之源。本方以后天养先天，化生气血以化精，先后天同补，加强安胎之功，并对剂型进行了大胆创新，口感好，膏剂服用方便，利于孕妇接受，提高了中医药的临床使用率，值得临床推广应用。

参考文献

[1] 刘婷. 中西医结合治疗早期先兆流产的临床观察 [J]. 光明中医, 2013, 28（12）: 2614.

[2] 乐杰. 妇产科学 [M]. 第6版. 北京: 人民卫生出版社, 2007: 89-91.

[3] 汤光. 临床药学百科 [M]. 北京: 化学工业出版社, 2007: 116.

[4] 封艳琴, 王莉. 补肾安胎法治疗先兆流产40例疗效观察 [J]. 河北中医, 2010, 32（1）: 52-53.

[5] 张玉珍. 中医妇科学 [M]. 北京: 中国中医药出版社, 2007: 214-215.

[6] 张霞, 郝淑慧, 韩金玲. 寿胎丸加味治疗先兆流产50例 [J]. 临床合理用药杂志, 2013, 6（12）: 29.

中药周期疗法治疗乳腺增生病 830 例

杜凤香，王淑斌

（宁夏中医研究院）

2001—2004 年，笔者用自制乳核速消 I 、 II 、 III 、 IV 号胶囊治疗 830 例经诊断明确为乳腺增生病患者，取得了满意疗效，现报告如下。

1 临床资料

1.1 一般资料：830 例患者均为 18~45 岁非孕期女性，病程最短 45 天，最长 15 年。单侧乳房发病 8 例，双侧乳房发病 822 例；发病部位：肿块发于外上象限者占 85%，其他部位占 15%。治疗组 830 例，对照组 148 例，经统计学分析，两组在年龄、病程、病情上分布相近，具有可比性（$P > 0.05$）。

1.2 诊断标准：依据《中医病证诊断疗效标准》[1]中乳癖的诊断标准。

2 治疗方法

2.1 组方：乳核速消 I 号胶囊：柴胡、郁金、制香附、三棱、莪术、赤芍、海藻、夏枯草、山慈姑等。乳核速消 II 号胶囊：熟地黄、枸杞子、菟丝子、怀牛膝、肉苁蓉、半夏、胆南星、夏枯草、蜂房、山甲珠、生牡蛎等。乳核速消Ⅲ号胶囊：柴胡、郁金、莪术、没药、生黄芪、半夏、胆南星、白芥子、海藻、夏枯草、昆布、山慈姑、三七、生牡蛎等。乳核速消Ⅳ号胶囊：柴胡、乳香、没药、莪术、延胡索、鹿角霜、肉苁蓉、蜂房、白芥子、海藻、炮山甲、夏枯草、蜈蚣等。

2.2 治疗方法：采用人工周期疗法，用乳核速消胶囊按Ⅰ—Ⅱ—Ⅳ—Ⅲ号顺序进行周期治疗。治疗组：月经期（月经周期第 1~5 天）服用乳核速消Ⅰ号，促进子宫内膜坏死、脱落、出血；月经后期（月经周期第 6~14 天）服用乳核速消Ⅱ号，促进卵泡发育成熟；排卵期（月经周期第 15~19 天）服用乳核速消Ⅳ号，促进排卵；月经前期（月经周期第 20~30 天）服用乳核速消Ⅲ号，促进黄体形成并分泌黄体素。即从月经来潮第 1 天起服药至下次月经止，月经期不停药，每日口服 3 次，每次 5 粒，饭后 30 min 温水服下。对照组：口服陕西安康正大制药有限公司生产的纯中药制剂乳康片，每次 6 片，每日 3 次，饭后口服，30 天为 1 个疗程，经期不停服。全部病例连服 2 个疗程，观察疗效，治疗期间停止其他内外治法。服药期间嘱患者保持心情舒畅，避免过度劳累，忌服辛辣、油腻等刺激品。

3 治疗结果

3.1 疗效标准：按《中医病证诊断疗效标准》[1]判定疗效。

表 1　两组疗效比较

	n	治愈	好转	无效	总有效率 / %
治疗组	830	418	386	26	96.87*
对照组	148	58	66	24	83.78

注：*$P < 0.05$。

表2　830例不同类型乳腺增生病疗效

彩超分型	n	治愈	好转	无效	总有效率/%
单纯小叶增生型	423	251	166	6	98.58
囊性小叶增长型	272	134	129	9	96.69
腺性小叶增生型	135	33	91	11	91.85
合计	830	418	386	26	96.87

4 体会

乳腺增生病属中医"乳癖"范畴。历代医家多以为本病与肝、脾、肾、冲任密切相关，冲任失调为发病之本，肝气郁结、痰凝血瘀为发病之标，可见此类患者多属本虚标实证。现代研究表明，中医学的肾、天癸、冲任与现代医学下丘脑—垂体—卵巢的性腺轴对乳腺等靶器官的作用相类似，认为乳腺的正常生长发育直接受雌激素的影响和调节，周期性的激素分泌失调是乳腺增生病发病的主要原因，而排卵期黄体生成素和雌二醇分泌不足是导致本病发生的关键[2]。而且月经周期的不同阶段往往反映不同的病理过程[3]，排卵期多表现为肝郁乳痛，乳中结块明显；月经前期多表现为肝郁血瘀，乳房及少腹胀痛等证候加重；月经期若月经不畅则乳痛、痛经加剧，随经血畅通则肝郁血瘀证消失；月经后期则表现为肾虚、冲任不调等腰酸腿软症，而乳痛、乳胀减轻。发病同时伴有月经不调、心烦易怒等症。

中药人工周期疗法以乳腺增生病的不同病理过程为出发点，把疏肝理气、活血化瘀、补肾养血、化痰软坚、散结止痛贯穿于整个治疗过程。即经前疏肝活血为主，经后补肾养血为重，以顺应乳腺生理，调整乳腺增殖复旧规律，调节神经—内分泌紊乱，使阴阳达到动态平衡。本方中柴胡、郁金、香附等疏肝解郁；炮山甲、夏枯草、乳香、没药、三棱、莪术等活血通络，散结止痛；半夏、胆南星、白芥子、海藻、昆布等化痰软坚；鹿角霜、熟地黄、枸杞子、菟丝子等补肾调理冲任。临床和实验研究表明，中药活血祛瘀散结药能改善乳腺复旧不全而致慢性增生的病变过程，补肾调补冲任药能通过调整机体内源性激素水平，间接作用于靶器官——乳房，达到治疗乳腺增生的作用[4]。本组治疗 830 例疗效满意，说明使用乳核速消胶囊周期法治疗乳腺增生病，是切实可行的一种好方法，值得进一步研究。

参考文献

[1] 国家中医药管理局. 中医病证诊断疗效标准 [M]. 南京：南京大学出版社，1994：45.

[2] 沃兴德，楼丽华，李万里，等. 乳腺康对乳腺增生病患者垂体—性激素周期节律的影响 [J]. 中国中西医结合杂志，1996，16（10）：600.

[3] 钱丽旗，李杰，刘奇伦，等. 乳腺增生病病因学研究（附 363 例临床统计分析）[J]. 中国肿瘤临床与康复，1999，6（6）：23.

[4] 黄霖，潘朝明，罗崇谦，等. 健乳灵治疗乳腺增生病临床和实验研究 [J]. 中国中西医结合杂志，1999，19（6）：331.

中医药治疗卵巢早衰探讨

王淑斌，冯亚宏

（宁夏中医研究院）

卵巢早衰（POF）是指月经初潮年龄正常或青春期延迟、第二性征发育正常的女性，在40岁之前出现持续性闭经和性器官萎缩，并伴有卵泡刺激素（FSH）和黄体生成素（LH）升高、雌激素（E_2）降低的综合征[1]。卵巢早衰在一般人群中的发病率为1%~3%，在闭经患者中的发病率为2%~10%。

1. 西医对卵巢早衰的病因认识和治疗

西医学认为卵巢早衰是一种有多种病因的综合征，在大部分的病例中病因还不明确。但主要的原因有以下几点：遗传因素、药物、疾病因素、自身免疫因素、感染因素、医源性因素、特发因素、环境、心理因素。到目前为止，西医除了由明确自身免疫性疾病引起的卵巢抵抗综合征可以通过免疫抑制治疗获得肯定效果外，对大部分不明原因的特发性卵巢早衰来说，尚没有被证明确实有效的治疗措施来恢复或保护卵巢功能。所以，对于卵巢早衰的患者来说，最重要的治疗就是雌孕激素替代治疗缓解症状、预防远期并发症，同时进行心理治疗。而最新的临床研究表明，激素补充疗法会明显增高相关肿瘤如乳腺癌的发病率。最初，卵巢早衰被认为是不可逆的，因为早期的研究提出血清 FSH > 40 IU/L 就意味着始基卵泡缺失而可导致永久性不孕。这种卵巢功能永久丧失的说法在以后的报道中受到挑战。临床观察有约50%的POF患者会出现间歇性排卵现象，5% ~10%的患者在确诊后有间断的月经恢复甚至发生自然妊娠。

2．中医对卵巢早衰的病因病机分析和治疗

虽然中医古籍无"卵巢早衰"病名的记载，但该病症状与中医之"月水先闭""经水早断"诸症相吻合，应属"血枯闭经""经断前后诸证"等范畴。《素问·上古天真论》曰："女子七岁，肾气盛，齿更发长；二七而天癸至，任脉通，太冲脉盛，月事以时下，故有子；三七，肾气平均，故真牙生而长极；四七，筋骨坚，发长极，身体盛壮；五七，阳明脉衰，面始焦，发始堕；六七，三阳脉衰于上，面皆焦，发始白；七七，任脉虚，太冲脉衰少，天癸竭，地道不通，故形坏而无子也。""肾者主水，受五脏六腑之精而藏之，故五脏盛乃能泻。"这是女性生长发育、生殖与衰老的自然规律，多数妇女可以顺利渡过。但近年来卵巢早衰的发病率呈明显的上升趋势，故推断此病的发生、发展以及演变过程，必定与患者个体生活状态、生存环境有关，部分妇女由于体质、产育、疾病、营养、劳逸、社会环境、精神因素等方面的原因，机体不能适应调节这些变化，使得肾阴阳失衡而导致本病。《傅青主女科》云："经水出诸肾……肾气本虚，何能盈满而化经水外泄。"《医学正传》云："月经全借肾水施化，肾水既乏，则经血日以干涸。"肾藏精、主生殖，在月经产生的机理中肾气盛起主导和决定作用，肾气的盛衰直接关系到肾—天癸—冲任—胞宫生殖轴的功能状态。因此，天癸的"至"

与"竭"、冲任的"盛"与"通"、月经的"行"与"止"，无不以肾气盛衰为主宰。现代医家多认为肾虚为该病发生的主要病机[2]。《傅青主女科》提出年未至七七而经水先断者，并非血枯经闭，而是心、肝、脾之气郁："然则经水早断，似乎肾水衰涸，吾以为心、肝、脾气之郁者，盖以肾水之生，原不由于心、肝、脾，而肾水之化，实有关于心、肝、脾……倘心、肝、脾有一经之郁，则其气不能入于肾中，肾之气即郁而不宣矣。"心、肝、脾气之郁导致肾水生源不足，肾水渐亏，即使"肾气真足而无亏，尚有茹而难吐之势"，肾气郁而不宣，亦致经闭不行。肝肾同源，肝藏血，主升发、疏泄，性喜条达而恶抑郁，具有排泄月经功能，对月经有重要的调节作用。情志不舒，肝失疏泄，气郁化火，暗耗气血，气血不足，血海空虚，致经血非时先断，渐致卵巢早衰；肝失条达，肝气郁结，木克脾土，影响中焦升降纳运之功，精微不生，胞宫胞脉失养，肾精无所生，肾气无所化，天癸无所养，经血无源，渐生卵巢早衰。心主血脉，藏神，推动血液运行于周身，脾主运化，为气血生化之源、后天之本，为月经提供物质基础。《素问·阴阳别论》云："二阳之病发心脾，有不得隐曲，女子不月。"[3]现代社会女性精神压力大，积思在心，思虑过度伤心脾，运化失常，精血不生，不能滋肾填精、濡润冲任、下养胞脉，肾气日消，精血渐衰，月事不下。

根据月经产生主要是肾气、天癸、冲任、胞宫共同作用的理论依据，采用补肾为主的法则，模仿妇女月经周期的生理性改变，于不同阶段选用不同方药，以调整肾—天癸—冲任—胞宫之间的平衡，从而达到调经的目的。尤昭玲教授治疗卵巢早衰时重在益肾填精，养血活血，同时兼用理气疏肝、健脾宁心之药，自拟卵巢早衰方（熟地黄、黄精、牛膝、红花、石斛、香附、橘叶、莲肉、山药、百合、月季花、菟丝子、桑葚子、枸杞子、覆盆子、仙灵脾、巴戟天、益母草、甘草）。经后期（卵泡期）血海空虚，可加太子参、当归、白芍、女贞子等药以滋阴补肾，益气养血，促卵泡发育成熟；经间期（排卵期）重阴转阳，加用丹参、泽兰、仙茅、肉苁蓉等，以双补肾阴肾阳，活血通络，促卵泡排出；经前期（黄体期）血海充盈，加用西党参、肉苁蓉、补骨脂、鸡血藤等药，以温补肾阳，调经固冲，促进黄体发育；月经期血室正开，当用当归、川芎、红花、牛膝、赤芍、丹参、鸡血藤等药，以引血归经，活血调气，使月经应期来潮。

临床补肾常用女贞子、续断、桑寄生、菟丝子、杜仲，所选诸药同入肝肾经，都具有补益肝肾作用，但又各有所长。女贞子味甘、苦，性凉、质润降泄，归肝、肾经，兼入血分，功能补肝肾、滋阴血，为治肝肾阴虚之良药。与其他补肾药相比，女贞子不仅补肝肾、滋阴血，并入血分、达血海，血海充实，则经水自溢。续断、杜仲偏入肾经血分，走下，使补而不滞；桑寄生、菟丝子二药均味甘，性平，可平补肝肾。

"七情"因素引发女性之精神紧张、焦虑、抑郁等情绪波动，致情志不舒，肝失疏泄，气机郁结，郁久化火，暗耗气血，气血不足，不能荣肾、填精、滋润冲任、下养胞宫胞脉，故在补肾之时应不忘调肝。用生牡蛎配夏枯草以清泄肝火，取生牡蛎入肝经而柔肝养阴，夏枯草清肝火、散郁结；并用绿萼梅疏肝解郁而无伤阴之弊；对于郁结日久，症见胸闷气短，偏于血郁者，则配以郁金。所用诸药均疏肝而不伤阴，此时不可多用柴胡，因卵巢早衰患者多呈阴血不足状态，恐其主升散，而妄动相火。

另外，卵巢早衰患者阴血（精血）匮乏，如库中无水，而饮食劳逸不当，均益暗耗阴血，故据患者的整体状况，适时用当归、白芍、阿胶珠以养血滋阴，结合舌脉适时加用血肉有情之品，如紫河车，以填精益肾，大补阴血，达到事半功倍之效。肾气充盛，肾阴阳平衡，患者阴血（精血）渐复，则可适当加入活血通经之品，如当归、川芎、红花、牛膝、赤芍、丹参、鸡血藤等药，引血归经，活血调气，使月经应期来潮。

综上所述，卵巢早衰的病因病机复杂，治疗难度较大。中药有多系统、多环节的整体调节作用，其本身不是激素，但具有明显的调动能力，特别是能提高卵巢对促性腺激素的反应性，进而恢复和改善卵巢功能。但中医对本病缺乏统一的诊断标准，证候分型不一，很难判定其疗效。故临床上应采取中西医结合的方法，辨因、辨病、辨证论治，或同时采用中西医结合手段进行治疗，则可获得较好的疗效。

总之，中医认为卵巢早衰的病机与肾的阴阳失衡有关。在治疗时应该时时注意以补肾为主，兼顾心脾，不忘调肝，总以调整机体整体阴阳平衡状态为目标，机体整体的阴阳平衡，则疾病向愈。

参考文献

[1] 乐杰. 妇产科学 [M]. 第 7 版. 北京：人民卫生出版社，2008：301.

[2] 贺爱华. 中医论治卵巢早衰 [J]. 吉林中医药，2007，27（7）：1-2.

[3] 李小芳. 浅议卵巢早衰从肝肾论治 [J]. 光明中医，2011，26（4）：640-641.

子宫内膜异位症的中药人工周期治疗

方旭红 [1]，杨海峰 [1]，王淑斌 [2]

（1. 浙江长兴县人民医院；2. 宁夏中医研究院）

子宫内膜异位症是指具有生长功能的子宫内膜出现在子宫腔被覆黏膜以外的身体其他部位而引起的疾病。它是一种雌激素依赖性疾病，卵巢是最常见的种植部位。在卵巢内分泌影响下，这些异位的子宫内膜组织亦呈周期性改变，其主要的临床表现是经期及经期前后下腹胀痛、肛门下坠，疼痛剧烈，进行性加剧；月经异常，经量甚少或量多；不孕和性交疼痛，盆腔包块以及受累器官部位出现错综复杂的相应症状，如血尿、便血等。

目前，子宫内膜异位症的治疗手段多仅能缓解症状，且复发率高。中医将本病定为血瘀证 [1]，临床上多用活血化瘀法治疗，取得了较好的疗效。

中医认为，异位的子宫内膜能够随着卵巢的周期性变化而产生出血，表现为月经；但这种月经没有出路，就成为瘀血，留滞在身体局部，并引起周围组织纤维化，此为"离经之血"。此外，宫内手术不当或剖宫产手术等也可造成医源性的瘀血内停而发病 [2]。胞宫气血有由经前充盈到经期泻溢、经后暂虚的过程。气血变化急骤，易受病邪的干扰，邪气阻滞气机，导致胞宫气血运行不畅，瘀阻冲

任、胞宫胞脉，经行不畅，"不通则痛"，可发展为痛经。瘀血阻
滞冲任，新血不得归经，或瘀伤脉络，亦可致月经过多、经期延长
或漏下。瘀阻冲任、胞宫，胞脉受阻，两精不能结合成孕，发为不
孕。瘀血积久成癥。因此，治疗上应抓住子宫内膜异位症瘀血这一
病机特点，结合妇女月经周期特点进行辨证论治。治法上，宗《内
经》"治病必求于本"的原则，血瘀者活血化瘀。在灵活运用辨证
论治的基础上，还要遵从通则不痛、久病多虚的原则，治疗中加入
益气活血化瘀之品。

根据生殖与肾气—天癸—冲任—胞宫之间的平衡理论，吸收现
代医学卵巢周期性变化对子宫、输卵管等功能的影响，以活血化瘀、
消癥止痛为治疗原则，采用中药人工周期——月经前、月经期、月
经后三阶段疗法。

经前期（经前 5~7 天）：冲任、胞宫气血偏实，异位的子宫内
膜呈增殖状态，瘀血已成，重点在"防"，以泻实为主，故采用活
血化瘀、行气散结之品。方药：熟地黄 12 g，赤芍 10 g，柴胡 6 g，
当归 12 g，桃仁 10 g，红花 6 g，制香附 12 g，郁金 12 g，三棱 10 g，
莪术 10 g。

经期（月经第 1~5 天）：异位的子宫内膜脱落出血，盆腔组织
呈瘀血状态，重点在"治"，针对痛、坠、胀等主症，运用活血化
瘀、散结消癥之品因势利导，以保证经水通畅。方药：炒蒲黄 15 g，
炒五灵脂（包）15 g，当归 10 g，益母草 15 g，赤芍 12 g，红花 6 g，
炙乳香 6 g，没药 6 g，肉桂（后下）3 g，花蕊石 15 g，葛根 12 g，
川牛膝 15 g，姜黄 12 g，延胡索 15 g。

经后期（月经第 6~14 天）：冲任气血亏虚，但异位内膜脱落
出血不能及时消散吸收，故重点在"固"，治宜攻补兼施，以补肾

活血为主，配以软坚散结之品，促使癥瘕积聚渐消缓散。方药：熟地黄 12 g，枸杞子 12 g，山茱萸 12 g，当归 12 g，丹参 12 g，红花 10 g，鸡血藤 15 g，莪术 10 g，炙山甲 5 g，制香附 12 g。

服用方法：连续服药 3 个月为 1 个疗程，一般治疗 2~3 个疗程。此中药人工周期疗法以建立正常月经周期为目的，抑制子宫内膜的增生、分泌和出血，吸收和消散异位内膜及结节粘连，修复周围组织纤维化而引起的瘢痕，从而使临床症状和体征得以改善。活血化瘀药不仅能促进局部血液（离经之血）的吸收，还可调整女性激素间的比例及生殖器局部的反应性，具有广泛的实际应用价值。

中药人工周期结合活血化瘀消癥的治疗以活血化瘀为核心，按照月经周期与气血亏盈状态，顺应调治，周期用药，经前期用药"专而猛"，经期用药"稳与度"，经后期用药"疏与养"，标本兼治，取得良好的疗效，并在临床实践中得到证明。根据肾中阴阳和冲任气血在月经周期中的消长变化，采用不同的治疗原则和方药来治疗，符合中医学的精神。另外，中药本身副作用小，较适合长期服用，有利于患者长时间坚持服药治疗。

参考文献

[1] 中国中西医结合学会妇产科专业委员会第三届学术会议. 子宫内膜异位中西医结合诊疗标准 [J]. 中西医结合杂志，1991，11（6）：376.

[2] 刘敏如，谭万信. 中医妇产科学 [M]. 北京：人民卫生出版社，2001.